W0253573

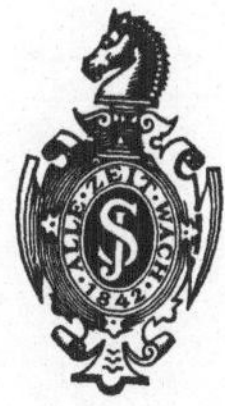
ALLEZEIT WACH
1842

Diagnostische und therapeutische Fortschritte in der Krebschirurgie

Herausgegeben von

F. Linder · G. Ott · H. Rudolph

Mit 69 Abbildungen

Springer-Verlag

Berlin · Heidelberg · New York 1971

ISBN-13: 978-3-540-05509-9 e-ISBN-13: 978-3-642-65248-6
DOI: 10.1007/978-3-642-65248-6

 Library of Congress Catalog Card Number 79-162 400.

Herrn Professor Dr. K.-H. Bauer zum 80. Geburtstag gewidmet

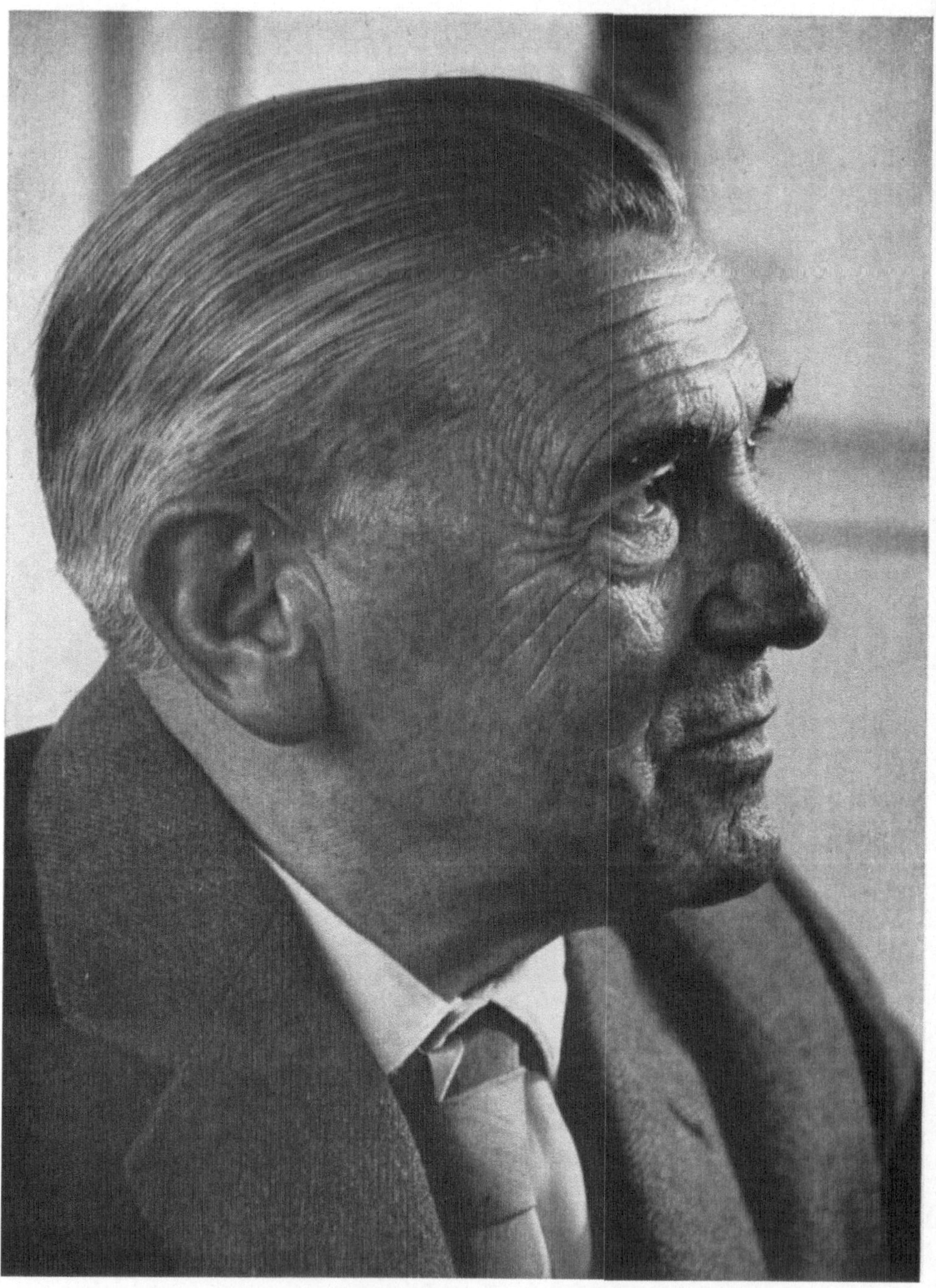

Glückwunschadresse am 26. September 1970 im Hörsaal der Chirurgischen Universitätsklinik Heidelberg

Lieber Bauer!

Deine Freunde und Schüler haben heute bewegt miterlebt, wie Dir soeben mit dem Schulterband die höchste Auszeichnung der Bundesrepublik verliehen wurde. Wir freuen uns mit Dir und sind einmal mehr stolz auf Dich.

Es spannt sich ein weiter Bogen zwischen diesem Hörsaal heute mit all seinen Erinnerungen (an Kolleg, täglichen Rapport, Antritts-Vorlesungen Deiner Schüler, auch an den erstaunlichen Juli-Nachmittag 1968) und jenem Bauernhof im fränkischen Schwärzdorf, in dem Du vor 80 Jahren genau in dieser 11. Stunde das Licht der Welt erblickt hast. Wie schön, daß dieser Musterbetrieb heute noch im alten Kleid, aber wohl arrondiert und vollautomatisiert Dein Eigen geblieben und auch Deinen zahlreichen Enkelkindern mehr als nur ein beliebtes Ferienziel ist. Dein Weg vom naturverbundenen Bauernbuben zum erfolgreichen akademischen Lehrer und weltbekannten Krebsforscher ist wiederholt beschrieben worden – zuletzt wohl am ausführlichsten beim 75. Geburtstag – und gerade einen solchen „Bahnhof“ hattest Du Dir dieses Mal verbeten. Aber nun haben uns die Ereignisse unterlaufen und so wird im folgenden auch einmal einem Ordinarius eine kleine antiautoritäre Chance gegeben.

Das amerikanische Hochschulsystem – bis vor kurzem noch das unbestrittene Vorbild bewährter Reform-Bestrebungen – kennt nur die Leistung an und analysiert die Wertigkeit eines akademischen Bürgers nach diesen 6 Parametern*:

1. Persönlichkeit
2. Praktisch-klinische Arbeit
3. Lehrtätigkeit
4. Wissenschaft und Forschung
5. Administrative Organisation
6. Engagement für die Universität

Deine erreichte Punktzahl wäre ungeheuer! Wenn ich mich an diese Gliederung halten darf, so müßte bei der

1. Persönlichkeit vor allem der beispielhafte Fleiß, der scharfe Intellekt, der unbeugsame Charakter und ausgesprochene Gerechtigkeitssinn hervorgehoben werden. Alle diese Merkmale wurden im Humanismus des Bamberger Gymnasiums früh geprägt und im Ersten Weltkrieg mit all dem einem Truppenarzt so sichtbaren Elend einschließlich einer eigenen Verwundung gehärtet. Dazu kam eine physische Konstitution,

---

* In Anlehnung an T. Caplow und R. J. McGee “Academic Marketing”

die – im Gegensatz zu Deinen meisten Mitarbeitern – nur wenig Schlaf und ganz kurze Erholungszeiten zur vollen Wiederherstellung Deiner Kräfte benötigte. Kein Wunder, diese Voraussetzungen ließen Dich den tätigen Alltag, erst recht aber Krisenzeiten wie die Jahre nach 1933 oder 1945 – letztlich bis auf den heutigen Tag – mit den vielen Belastungen und auch Widerwärtigkeiten ungebrochen überstehen.

2. Als Arzt und Operateur waren Dir bei Tausenden von Patienten außerordentliche Erfolge beschieden. Mehrere Operations-Verfahren hast Du inauguriert. Eine ganze Siegesallee reicht von der Hypophysen-Ausschaltung mit Koagulation und Isotopen zur sacro-abdominalen Rectum-Amputation oder von der zirkulären Craniotomie über die Modifikation des Perthes und Kruckenberg bis zur Doppelbolzung der Schenkelhals-Pseudarthrose. Immer war der geringste Eingriff mit dem kleinsten Risiko und dem maximalen Effekt für den Patienten das Ziel Deines chirurgischen Handelns. Es reichte noch vom Kopf über Abdomen und Thorax bis zu den Extremitäten, hielt aber trotzdem das Tor für den spezialistischen Wandel unter freilich starker Betonung einer zentripetalen Verbindung offen. Im Umgang mit Deinen Kranken waren Temperament und Wärme allein schon eine sehr gute Prämedikation und postoperative Nachbehandlung. So konnte es nicht überraschen, daß sich die Verehrung für den großen Arzt auch in einer überwältigenden Stimmenzahl bei der Wahl zum Heidelberger Stadtrat ausdrückte.

3. Als akademischer Lehrer warst Du dank Deiner sprühenden Rednergabe und Formulierungskunst bei den Studenten beiderlei Geschlechts von unwahrscheinlicher Durchschlagskraft. Viele Deiner Hörer hast Du für immer für die Chirurgie gewonnen und sie waren zusammen mit Deinen Assistenten, die Dich, den Verfemten des Dritten Reiches, gegen die Übergriffe der damaligen Potentaten im eigenen Hause schützten. So blieb Deine Klinik auch in den Zeiten des Niederganges eine Oase der Wissenschaftlichkeit, in der pathologisch-anatomische, genetisch-biologische und physiologisch-chemische Verbindungen unseres Faches mit den Nachbar-Disziplinen gepflegt wurden. Fünf chirurgische Ordinarien, alle südlich der Mainlinie, dazu noch einmal mindestens fünf Lehrstuhlinhaber in Spezial-Disziplinen (Anaesthesie, etc.) und über 50 Chefärzte sind neue Keimzentren Deiner Schule geworden.

4. Die Ernte Deiner wissenschaftlichen Arbeit ist übergroß. Unter den 300 Veröffentlichungen und 14 Monographien ragt Dein Lehrbuch der Chirurgie heraus, das Du von Deinem chirurgischen Großvater und Vater Garré und Stich übernommen, als Ein-Mann-Buch schließlich konzentriert und jetzt mit Deinen Schülern und Enkeln in seiner 18. Auflage erneut aktualisiert hast. In der Forschung genügte Dir niemals der Versuch im Laboratorium allein. Um so stärker war Dir das Massen-Experiment der Natur am Menschen Verpflichtung zur Analyse und

Synopsis, auf der sich Therapie und weiterschauende Prophylaxe aufbauten. So folgte z. B. aus der täglichen Beschäftigung mit dem Straßen-Unfall nicht nur die motorisierte Aktion zur vorgeschobenen Hilfeleistung am Verletzungsort, sondern auch die segensreiche Empfehlung der Geschwindigkeits-Begrenzung in geschlossenen Ortschaften, deren Einhaltung Dir selbst freilich nicht immer ganz leicht fiel. So entstand weiterhin Dein Hauptwerk, das Krebs-Problem (2. Auflage) aus einmaliger klinischer Sicht. Hierin hast Du vor allem die Bedeutung der exogenen Krebs-Noxen immer wieder herausgestellt und dem Staat schon frühzeitig für die Lebensmittel-Gesetze einen mahnenden Anstoß gegeben. Auf gleicher Linie liegt Deine beredte Anklage gegen das Bronchial-Carcinom als Krebs-Töter Nummer 1 mit Deinem wiederholten Appell an den Gesetzgeber. Was Moses durch die rituelle Beschneidung – freilich unbewußt – zur Verhütung der Genital-Carcinome getan und erreicht hat, möge auch Deinen Gefechten zur Entbenzpyrenisierung der inhalierten Luft im Interesse von Rauchern und Nichtrauchern beschieden sein. Der Themen-Katalog Deiner Publikationen läßt auch in den letzten 5 Jahren kein Rasten erkennen: Die zusätzliche Krebs-Therapie, die Fortentwicklung Deiner Mutations-Theorie, die Rehabilitation Krebs-Kranker, Krebs und Trauma oder die Strahlenschäden durch Thorotrast klingen erneut an und wurden erweitert. Die homologe Organ-Transplantation, zu deren Pionieren Du mit Deiner gelungenen Haut-Übertragung bei eineiigen Zwillingen seit dem Jahre 1927 gehörst, wurde zu einem eindrucksvollen Objekt Deines arzt-rechtlichen Scharfsinns.

5. Für Dein administratives Organisations-Talent spricht als Krönung Deines Lebenswerkes das Deutsche Krebsforschungs-Zentrum, das in atemberaubender Zeit die erste und nun die zweite endgültige Baustufe erreicht hat. Daß Du vordem auf gleichem Gebiet schon einmal geübt und der Österreichischen Krebs-Forschung aus den eingefrorenen Mitteln der Strebelwerke in Wels entscheidenden Auftrieb gegeben hattest, wissen nur wenige. Von dem hiesigen Super-Institut mit seinem geradezu tumorgleichen Wachstum erhoffen sich auch die benachbarten Kliniker eine weitere Vertiefung der bereits laufenden Kooperation, um nach Deiner Konzeption durch die wechselseitige Befruchtung von Klinik und Experiment den ständig steigenden Zahlen von Krebs-Kranken besser helfen und damit das Investment von Bund und Ländern auch vor der Öffentlichkeit voll rechtfertigen zu können.

6. Ebenso unvergeßlich, wenn auch nicht allen so sichtbar wie dieses Monument aus Stahl und Beton, werden Deine Verdienste um die Wiedereröffnung der Heidelberger Universität nach dem Zusammenbruch weiterleben. Viele denkwürdige Ereignisse jähren sich in diesen Tagen und Wochen zum 25. Male. Da ist zunächst die dreimalige Beschlagnahme dieser Klinik durch die Amerikaner, die Du ebensooft mit dem Argument

der Humanität erfolgreich abgewehrt hast. Die hieraus erwachsende Autorität läßt Dich als Dekan der Medizinischen Fakultät und ab 15. August 1945 als einstimmig gewählten Gründungs-Rektor die Reste der zertrümmerten Universität sammeln und im Glauben an die Zukunft der deutschen Jugend die Pforten der Ruperto Carola wieder öffnen. Hierzu war nicht nur der Widerstand der amerikanischen Militär-Regierung, sondern auch der sich neu konstituierenden deutschen Behörden zu überwinden, die in Erinnerung an die Weimarer Republik in den Hochschulen antidemokratische Gefahrenherde witterten. Leidenschaftlich argumentiertest Du, daß nach den unendlich harten Erlebnissen der Kriegsjahre die künftigen Studenten die lernbegierigsten und fleißigsten seit langem sein würden, denn Not sei noch immer die beste Lehrmeisterin gewesen. Deine damalige Prophezeiung ist eingetroffen, und wir erwarten mit bangem Herzen die „Gegenprobe" unserer Zeit.
Dein Rektorat war für Dich ein langes, langes Jahr in verzehrender Aktivität trotz eines bereits schwelenden, lebensbedrohenden Leidens, nach dessen schneller Rehabilitation in der Kliniks-Arbeit Du weitere Jahre – insgesamt 5 noch als Prorektor und Senator – der Universität gedient hast. Auch die Gründung des Collegium Akademicum und der Universitäts-Schwesternschule (mit anfänglicher Unterstützung der Rockefeller-Stiftung) fallen in diese Zeit. Der Historiker Fritz Ernst hat aus eigenem Erleben Deine führende Rolle beim Wiederaufbau der Universität festgehalten und erklärt Deine Erfolge durch die glückliche Verbindung von Geist und Tat, die sich auf ein besonders festes Fundament stützen konnte. Hierzu rechnete er die Gewöhnung des Chirurgen, rasch zu entscheiden, Wesentliches von Unwesentlichem zu trennen, sich nicht von scheinbarer Aussichtslosigkeit bedrängen oder von neuauftauchenden Schwierigkeiten verblüffen zu lassen. In den Entscheidungen jenes Jahres hieß nach den Worten des zitierten Geschichts-Schreibers die Universität „Karl-Heinrich-Bauer".
Und so bist Du geblieben und hast in dem folgenden Viertel-Jahrhundert bis auf den heutigen Tag eine überreiche Ernte einfahren können. Deine Schüler meinten, daß sie ihrer Freude und Dankbarkeit mit herzlichen Wünschen für die Zukunft am besten durch einen nicht minder harten Kopf aus zeitlosem Erz Ausdruck verleihen könnten. Er wurde von der holländischen Künstlerin Frau Sibylle Krosch geschaffen und soll heute Abend im heiteren Kreise Deiner chirurgischen Familie mit dem verehrten Original konfrontiert werden. Wir hoffen, daß danach die beiden Zwillingsbrüder noch viele Jahre ihre Freude aneinander haben werden. Auf Wiedersehen beim 85.!

F. Linder

Vorwort

Klinische Probleme des Krebses sind im Gegensatz zur experimentellen Krebsforschung seltener systematisch bearbeitet worden. Die Erfahrungen und Ergebnisse individueller Behandlungszentren sind für die meisten anstehenden Fragen nicht voll ausreichend. Es galt daher, Modelle für größere Arbeitskreise zu erstellen, die synoptisch mit gleicher Dokumentation und Auswertung die Grundlagen für kooperative klinische Analysen ermöglichen. Diese würden dann in kürzerer Zeit an einem größeren Krankengut verbindliche Aussagen erlauben. Die hier vorgelegten statistischen Analysen aus der Chirurgischen Universitätsklinik Heidelberg, die durch das Wirken von K. H. BAUER über eine besonders lange und ausgedehnte Tradition in der Krebsbehandlung verfügt, dienen letztlich dem Ziel, bei der unübersichtlichen Vielfalt angebotener Behandlungsvorschläge für Krebskranke eine Standardisierung der Diagnostik, Therapie und Rehabilitation in Abhängigkeit von der Geschwulstlokalisation und Tumorausbreitung zu erreichen.

F. LINDER

G. OTT

H. RUDOLPH

Inhaltsverzeichnis

Teil I: Vorträge am 26. September 1970

Teil II: Wissenschaftliche Arbeiten

Referenten- und Autorenverzeichnis

BECKER, W., Dr. med.
Orthopädische Klinik und Poliklinik der Universität Heidelberg
6900 Heidelberg-Schlierbach, Schlierbacher Landstraße 200a

BEDUHN, D., Priv.-Doz. Dr. med.
Chirurg. Universitätsklinik, Röntgenabteilung, 6900 Heidelberg, Kirschnerstr. 1

BERANECK, D., Dr. med.
Chirurg. Universitätsklinik, 6900 Heidelberg, Kirschnerstr. 1

BLEYL, U., Priv.-Doz. Dr. med.
Institut für allgem. Pathologie und Path. Anatomie, 6900 Heidelberg, Berliner Straße 5

BOKELMANN, D., Dr. med.
Chirurg. Universitätsklinik, 6900 Heidelberg, Kirschnerstr. 1

BRECHMANN, W., Dr. med.
Chirurg. Universitätsklinik, 6900 Heidelberg, Kirschnerstr. 1

CLORIUS, R., Dr. med.
Chirurg. Universitätsklinik, 6900 Heidelberg, Kirschnerstr. 1

DAUB, I., Dr. med.
Chirurg. Universitätsklinik, 6900 Heidelberg, Kirschnerstr. 1

DAUM, R., Priv.-Doz. Dr. med.
Chirurg. Universitätsklinik, Abt. für Kinderchirurgie, 6900 Heidelberg, Kirschnerstr. 1

DRÜNER, H. U., Dr. med.
Chirurg. Universitätsklinik, 6900 Heidelberg, Kirschnerstr. 1

ENCKE, A., Priv.-Doz. Dr. med.
Chirurg. Universitätsklinik, 6900 Heidelberg, Kirschnerstr. 1

FREY, B., Dr. med.
Chirurg. Universitätsklinik, 6900 Heidelberg, Kirschnerstr. 1

GRÖZINGER, K.-H., Priv.-Doz. Dr. med.
Abt. für Thorax-, Abdominal- und Kinderchirurgie am Zentrum für operative Medizin des Städt. Krankenhauses, 509 Leverkusen, Dhünnberg 60

GRUSS, J. D., Dr. med.
Chirurg. Universitätsklinik, 6900 Heidelberg, Kirschnerstr. 1

HENNINGSEN, B., Dr. med.
Chirurg. Universitätsklinik, 6900 Heidelberg, Kirschnerstr. 1

HISSEN, W., Dr. med.
Chirurg. Universitätsklinik, Abt. für spezielle Thoraxchirurgie, 6900 Heidelberg, Kirschnerstr. 1

HÖNIG, H., Dr. med.
Chirurg. Universitätsklinik, 6900 Heidelberg, Kirschnerstr. 1

HOFFMANN, G., Dr. med.
Chirurg. Universitätsklinik, 6900 Heidelberg, Kirschnerstr. 1

JUNGHANNS, K., Dr. med.
Chirurg. Universitätsklinik, 6900 Heidelberg, Kirschnerstr. 1

VAN KAICK, G., Dr. med.
Chirurg. Universitätsklinik, Röntgenabteilung, 6900 Heidelberg, Kirschnerstr. 1

KÖHLER, C.
Institut für Dokumentation, Information und Statistik. Deutsches Krebsforschungszentrum, 6900 Heidelberg, Berliner Str. 21–29

KREBS, H., Priv.-Doz. Dr. med.
Chirurg. Universitätsklinik, 6900 Heidelberg, Kirschnerstr. 1

LANG, H. J., Dr. med.
Chirurg. Universitätsklinik, 6900 Heidelberg, Kirschnerstr. 1

LEGE, W., Dr. med.
Chirurg. Universitätsklinik, 6900 Heidelberg, Kirschnerstr. 1

LINDER, F., Prof. Dr. Dr. h. c. Dr. h. c.
Chirurg. Universitätsklinik, 6900 Heidelberg, Kirschnerstr. 1

LOHÖLTER, H., Dr. med.
Chirurg. Universitätsklinik, Röntgenabteilung, 6900 Heidelberg, Kirschnerstr. 1

Maurer, C., Dr. med.
Chirurg. Universitätsklinik, Klinisch-Chemisches Labor, 6900 Heidelberg, Kirschnerstr. 1

Nuri, M., Dr. med.
Chirurg. Universitätsklinik, 6900 Heidelberg, Kirschnerstr. 1

Oellers, B., Dr. med.
Chirurg. Universitätsklinik, 6900 Heidelberg, Kirschnerstr. 1

Ott, G., Priv.-Doz. Dr. med.
Chirurg. Abt. des Ev. Krankenhauses, 5300 Bonn-Bad Godesberg, Waldstraße

Penzholz, H., Prof. Dr. med.
Chirurg. Universitätsklinik, Neurochirurg. Abt., 6900 Heidelberg, Kirschnerstr. 1

Pieper, M., Dr. med.
Chirurg. Universitätsklinik, Kinderchirurg. Abt., 6900 Heidelberg, Kirschnerstr. 1

Piotrowski, W., Priv.-Doz. Dr. med.
Chirurg. Universitätsklinik, Neurochirurgische Abteilung, 6900 Heidelberg, Kirschnerstr. 1

Röher, H.-D., Dr. med.
Chirurg. Universitätsklinik, 6900 Heidelberg, Kirschnerstr. 1

Roth, E., Priv.-Doz. Dr. med.
Chirurg. Universitätsklinik, 6900 Heidelberg, Kirschnerstr. 1

Rudolph, H., Dr. med.
Chirurg. Universitätsklinik, 6900 Heidelberg, Kirschnerstr. 1

Saggau, W., Dr. med.
Chirurg. Universitätsklinik, 6900 Heidelberg, Kirschnerstr. 1

Schmitz, W., Prof. Dr. med.
Chirurg. Universitätsklinik, Abt. für spezielle Thoraxchirurgie, 6900 Heidelberg, Kirschnerstr. 1

Schütze, U., Dr. med.
Chirurg. Universitätsklinik, 6900 Heidelberg, Kirschnerstr. 1

Schulz, R., Dr. med.
Chirurg. Universitätsklinik, 6900 Heidelberg, Kirschnerstr. 1

SCHULZ, U., Dr. med.
Chirurg. Universitätsklinik, Heidelberg, Kirschnerstr. 1

SUSEMIHL, D., Dr. med.
Chirurg. Universitätsklinik, 6900 Heidelberg, Kirschnerstr. 1

THIELE, R., Dr. med.
Chirurg. Universitätsklinik, 6900 Heidelberg, Kirschnerstr. 1

TREDE, M., Priv.-Doz. Dr. med.
Chirurg. Universitätsklinik, 6900 Heidelberg, Kirschnerstr. 1

VOGT-MOYKOPF, I., Priv.-Doz. Dr. med.
Chirurg. Universitätsklinik, 6900 Heidelberg, Kirschnerstr. 1

WAWERSIK, J., Priv.-Doz. Dr. med.
Chirurg. Universitätsklinik, Abt. für Anaesthesiologie, 6900 Heidelberg, Kirschnerstr. 1

WENZ, W., Prof. Dr. med.
Chirurg. Universitätsklinik, Röntgenabteilung, 6900 Heidelberg, Kirschnerstr. 1

WILLERT, H. G., Dr. med.
Orthopäd. Universitätsklinik, 6000 Frankfurt a. M.

ZEIDLER, D., Dr. med.
Chirurg. Universitätsklinik, 6900 Heidelberg, Kirschnerstr. 1

I

Vorträge, am 26. September 1970

Aufgaben und Ziele der klinischen Onkologie

Von

G. Ott

Experimentelle Krebsforschung und klinische Krebserfahrung sind nach den Worten von K. H. Bauer zwei Seiten derselben Münze. Nur beide Seiten zusammen zeigen den ganzen Wissensstand. Untrennbar ergänzen sie sich gegenseitig.

Nach den vorwiegend experimenteller Forschung gewidmeten Kongreßtagen darf ich einige Gedanken über den Standort der klinischen Onkologie in heutiger Zeit vortragen.

Die zunehmende Zahl krebskranker Menschen sind die Begründung dafür, daß wir auch die experimentelle Forschung so dringend brauchen. Eine Krebsforschung ohne Klinik ist aber gefährdet, nur für Labormodelle und nicht mehr für den Menschen gültige Fragen zu bearbeiten. Die experimentelle Onkologie muß daher weiterhin viele ihrer Fragestellungen aus der Klinik beziehen, zudem können ihre experimentellen Ergebnisse die entscheidende Prüfung oft erst am Patienten bestehen. Nur eine enge Durchflechtung der klinischen und experimentellen Onkologie gewährleistet, daß sich die Ergebnisse beider zum Heil der Kranken auswirken. Dazu bedarf es neben der personellen und organisatorischen auch einer räumlichen Koordination.

Wir sollten uns nicht durch die Hoffnung auf ein Zaubermittel gegen Krebs von den jetzt erreichbaren Erfolgen der Krebsbekämpfung abhalten lassen. In theoretischen Instituten wie dem Deutschen Krebsforschungszentrum wird unser Wissen über die Grundlagen der Krebsverhütung, von neuen Methoden der Diagnostik und Therapie, vor allem aber die Kenntnisse von der Kausalkette der Krebsentstehung verbessert. In solchen Großinstituten sollen sich einmal unsere Hoffnungen erfüllen, daß wir bei der bedeutendsten Krankheit unserer Zeit, dem Krebs obsiegen. Bislang zeigt sich aber noch kein hoffnungsvoller Silberstreifen am Horizont. Es ist daher unsere Aufgabe, die uns z. Z. gebotenen Möglichkeiten der Krebsbekämpfung auszuschöpfen und zu standardisieren.

Bei vielen Organtumoren könnten wir heute die Heilchancen wenigstens verdoppeln. Von 60 Millionen Einwohnern in der BRD werden etwa 18 Millionen an Krebs erkranken, 12 Millionen werden an Krebs sterben.

Es ist eine verpflichtende und lohnende Aufgabe unserer Gesundheitspolitik, für so viele Millionen Kranke die Heilchancen spürbar zu verbessern und für die Behandelten und Geheilten eine angemessen Rekonvaleszenz und Rehabilitation zu ermöglichen. Jeder 10. von uns hat einmal seine Heilung von einem Krebsleiden zu bewältigen. Zweifelsohne bleibt aber hier noch vieles zu tun.

Es muß eine *Standardisierung der Krebsbekämpfung* geschaffen werden. Damit könnten wir markante Verbesserungen der Heilchancen für Krebskranke garantieren. Was haben wir unter einer standardisierten Krebsbekämpfung zu verstehen? – Wir verstehen darunter die personell, institutionell und organisatorisch gewährleistete Frühdiagnostik, die optimale Behandlung und Rezidivbehandlung dieser Patienten, ergänzt durch eine angemessene nachgehende Fürsorge und Rekonvaleszenzzeit und eventuell erforderliche berufliche Rehabilitation. Eine solche Standardisierung hat aber vielfältige Voraussetzungen. Ihre Aufgaben sind nur zum Teil von Ärzten zu realisieren. Hierfür müssen erste Organisationsmodelle erarbeitet werden. Es bedarf der Mithilfe zahlreicher Institutionen, der Gesetzgebung, der Versicherungsträger, der Publizistik und anderer. In einem solchen vielfältigen Funktionskreis werden gleichzeitig, unter Berücksichtigung wirtschaftlicher Gesichtspunkte, die vier Ansatzpunkte jeder Krebsbekämpfung erfolgversprechend ausgebaut.

Diese 4 Ansatzpunkte der Krebsbekämpfung sind neben der Krebsverhütung:

1. Die Krebsfrüherkennung,
2. Die Ermittlung und Festlegung der Krebsbehandlungsfolge mit optimalen Heilchancen,
3. Die nachgehende Fürsorge und bestmögliche Rezidivbehandlung für Geheilte und Krebskranke,
4. Die medizinische und soziale Rehabilitation des Krebsgeheilten und palliativ behandelten Krebskranken.

Jede dieser 4 Fronten der Krebsbekämpfung ist verbesserungsfähig und garantiert für Millionen Menschen bessere Heilchance, lebenswürdige Lebensverlängerung und Leidensminderung.

Hier kann nicht Stückwerk helfen, hierzu bedarf es einer umfassenden gesundheitspolitischen Konzeption. Erst in einem geschlossenen Funktionskreis, welcher eine qualifizierte Vorsorge und Frühdiagnostik, die erfolgversprechendste Behandlungsfolge und Palliativbehandlung garantiert, und welche zudem eine ausreichende Rekonvaleszenz und, soweit erforderlich, eine sinnvolle Rehabilitation gewährleistet, werden die uns zu Gebote stehenden Möglichkeiten der Krebsbekämpfung in notwendiger und sinnvoller Weise ausgeschöpft.

Will man aber eine solche Standardisierung der Krebsbekämpfung realisieren, dann müssen zunächst klinisch-onkologische Zentren geschaffen werden.

Die zunehmende Häufigkeit der Krebserkrankungen, die Forderung nach einer verbesserten Vorsorge und Früherkennung, die Probleme der Nachsorge und Rehabilitation solcher Patienten, die Notwendigkeit standardisierte Behandlungsrichtlinien für verschiedene Organtumoren bei verschiedenen Ausbreitungsgraden zu erarbeiten und eine sinnvolle Ergänzung der klinischen mit der experimentellen Krebsforschung zu gewährleisten u. a. zwingen zur Zentralisation. Hier stellt sich uns in besonderem Maße das Problem einer sinnvollen Integration der spezialisierten Ärzte bei der Behandlung von Krebskranken.

Die Spezialisierung in medizinische Fachdisziplinen hat sich vor allem in den letzten 2 Dezennien in rasantem Tempo entwickelt. Die Neugliederung richtet sich nicht nur in der Chirurgie überwiegend nach topographischen Gesichtspunkten. Hier hat die klinische Onkologie eine Sonderstellung, sie kann nicht organgebunden sein, Krebserkrankungen betreffen alle Organe.

Empfehlenswert für klinisch-onkologische Zentren sind nicht isolierte Krebskliniken, wie sich auch isolierte Krebsvorsorgestellen unwirtschaftlich und wenig effektiv erwiesen haben.

Solche Zentren sollten auch nicht an kleineren Krankenhäusern ohne entsprechende räumliche, instrumentelle, labortechnische Ausrüstung und personelle Besetzung mit erfahrenen Spezialisten delegiert werden. Hierzu empfehlen sich nach dem Departement-System Arbeitskreise von erfahrenen Spezialisten im Bereich der bestehenden und neugeplanten Großkliniken.

Wir haben vor mehreren Jahren an den Heidelberger Kliniken einen solchen Arbeitskreis von Chirurgen, Internisten, Strahlentherapeuten, Pädiatern, klinischen Pharmakologen und Orthopäden gegründet. Wir alle: Patient, Arzt und Student sind heute überzeugt, daß eine sinnvolle Therapieplanung beim Krebspatienten nicht mehr fachgebunden, sondern in den meisten Fällen nur kooperativ und standardisiert bewältigt werden kann, wenn man den vielen Krebskranken die bestmöglichen Heilchancen garantieren möchte.

Nachdem wir bei den ersten Fällen die Erfolge unseres Zusammenwirkens ablesen konnten, haben wir uns zusammengesetzt und anhand der international gültigen Klassifizierung für die Lokalisation, die Stadienausbreitung nach dem TNM-System und einer international gültigen Histologieklassifizierung eine gemeinsame Therapiewertung in Angriff genommen. Für jeden Organtumor müssen erst noch die Indikation für die Operation, eine Strahlentherapie und die zytostatische Behandlung verbindlich festgelegt werden. Die Vorarbeiten hierzu sind inzwischen abgeschlossen. Wir hoffen, bald diese gemeinsam erarbeiteten Behandlungsrichtlinien vorlegen zu können. Ist es nicht erschreckend, daß wir beispielsweise trotz 70 Jahre Strahlentherapie beim Brustkrebs nicht sagen können, ob die Vor- oder Nachbestrahlung etwas nützt. Es muß der Willkürlichkeit der Ansichten aufgrund reproduzierbarer ärztlicher Erfahrung ein Ende gesetzt werden. Die Grundlagen dazu können nicht einzelne Kliniken, sondern für die meisten Geschwulstformen nur größere Arbeitskreise vieler Behandlungszentren bringen, wie sie sich an der Heidelberger Klinik bereits in größerer Zahl konstituiert haben. In solchen Zentren ist die Standardisierung und Verbesserung der Behandlung, der Rekonvaleszenz, der Rehabilitation und des Krankheitsverlaufes aber auch der Frühdiagnostik und der Vorsorgeuntersuchungen möglich. Eine Verbesserung der Heilchancen sind damit eine zwingende Folge. In solchen klinisch-onkologischen Zentren kann auch eine qualifizierte, weil zentralisierte Vorsorge in Zusammenarbeit mit den Hausärzten gewährleistet werden. In diesen Zentren kann die notwendige teure apparative labortechnische Ausrüstung und personelle Besetzung mit Spezialisten gewährleistet werden. Solche klinisch-onkologische Zentren sind unentbehrliche Partner der experimentellen Krebsforschung. Sie sind zugleich die Garanten für eine synoptische qualifizierte Ausbildungsmöglichkeit für Medizinstudenten; sie haben bislang nur wenig Möglichkeiten, sich über diese zahlenmäßig wichtigste Krankheit unserer Zeit ein einheitliches und praxisbezogenes Wissen anzueignen.

Alles bleibt Stückwerk, wenn nicht die Öffentlichkeit durch Mittel und Gesetze das Fundament liefert. Für die Standardisierung der Krebsbekämpfung ist in den kommenden Jahren noch viel zu tun.

Die Wertigkeit der Angiographie bei der abdominalen Tumordiagnostik

Von

W. WENZ, D. BEDUHN, J. WAWERSIK, G. VAN KAICK u. H. LOHÖLTER

Die Einführung nicht resorbierbarer Kontrastsubstanzen führte innerhalb weniger Jahre nach der Entdeckung der Röntgenstrahlen zu einer revolutionären Umwandlung der gastrointestinalen Tumordiagnostik. Lokalisation, Ausdehnung und nicht selten auch Hinweise auf Gut- oder Bösartigkeit einer Neubildung waren durch Prallfüllung und raffinierte Schleimhauttechnik möglich geworden.

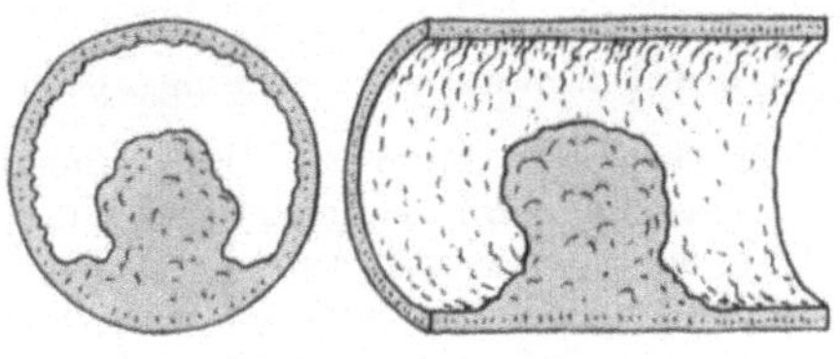

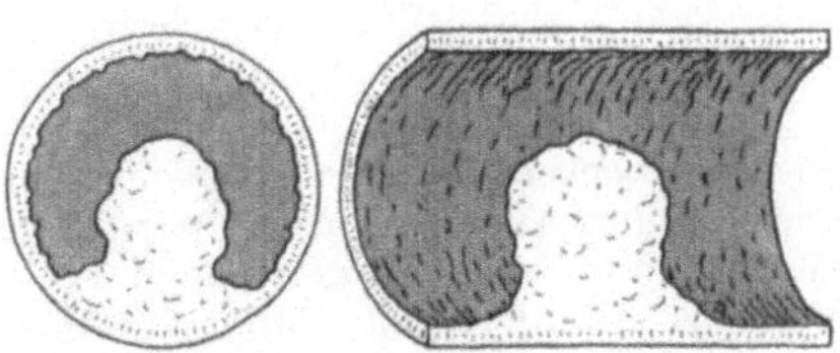

Abb. 1. Tumordarstellung im Magen-Darmtrakt: Direkte Kontrastanfärbung des Tumors bei der Angiographie. Kontrastmittelaussparung während der Bariummahlzeit

Die Vorherrschaft der konventionellen Röntgenuntersuchung bei der Tumorsuche im Bauchraum ist in den letzten Jahren durch Endoskopie, aber auch durch nuklearmedizinische Methoden erschüttert worden. Während sich letztere vorwiegend zur Darstellung von Leber und Milz eignen, erlaubt die Endoskopie die direkte Besichtigung und Gewebsentnahme innerhalb des Magen-Darmtraktes, ist aber z. Z. noch auf dessen Anfangs- und Endabschnitt begrenzt. Für die Angiographie ist Indikationsgebiet der Wahl das Gefäßsystem, die von diesem versorgten Wände der Hohlorgane und die parenchymatösen Organe, insbesondere deren Innenstruktur (Abb. 1).

Zählen wir zu den konventionellen Röntgenuntersuchungen des Abdomens Leeraufnahme, Kontrastmahlzeit und -einlauf, Cholegraphie und Ausscheidungsurogramm, so läßt sich zwar aus der geschickten Kombination der einzelnen Techniken ein Tumor in abdomine bereits weitgehend differentialdiagnostisch einengen, offen bleibt jedoch nicht selten die Organzugehörigkeit, seine wahre Ausdehnung, sichere Hinweise auf die Malignität und mögliche Metastasen.

Hier vermag die Angiographie in vielen Fällen entscheidend weiterzuhelfen. Als Gefäßbahnen bieten sich – neben der Aorta und ihren Ästen – die Pfortader und die Venen an. Die Diagnostik der intestinalen Lymphgefäße spielt noch keine praktische Rolle, da deren routinemäßige Darstellung bisher nicht möglich ist.

Technik abdominaler Angiographie

Die *Bauchaorta* läßt sich entweder durch Direktpunktion oder über einen Katheter darstellen. Im einen Fall wird die Aorta durch Punktion von links lumbal her in Höhe des 12. BWK mit Kontrastmittel gefüllt. Bei der Kathetertechnik wird nach Seldinger der Katheter percutan entweder über die A. femoralis oder die Brachialis eingeführt, wobei – nach entsprechender Krümmung der Katheterspitze – alle Aortenäste sondiert werden können (selektive Arteriographie). Innerhalb größerer Gefäße lassen sich kleinere Zweige, wie die A. gastrica sin. oder die A. gastroduodenalis, selektiv kontrastieren (superselektive Technik).

Zur Darstellung der *Pfortader* sind 3 Methoden gebräuchlich: Punktion der Milz von der linken lateralen Thoraxwand her (Splenoportographie) oder unter Sicht des Auges während einer Laparoskopie (laparoskopische Splenoportographie). Indirekt kommt die Pfortader in der venösen Phase einer Coeliacographie oder selektiven Milzarteriographie zur Darstellung (Arterio-Portographie). Beim Neugeborenen wird Kontrastmittel in die Vena umbilicalis injiziert. Beim Erwachsenen kann dieses Gefäß operativ desobliteriert werden (umbilicale Portographie).

Die *Veno- bzw. Cavographie* ist für die Diagnostik intraabdominaler oder retroperitonealer Tumoren weniger häufig angewandt worden, in bestimmten Fällen erlaubt sie allerdings – entweder durch Injektion von Kontrastmittel in die Beckenvenen der Leistenregion oder aber durch selektive, retrograde Venographie mittels eines Katheters – wertvolle diagnostische Aussagen.

Die Technik der genannten *Methoden* ist inzwischen längst standardisiert; sie können praktisch in jedem Lebensalter vorgenommen werden, sind allerdings bei Kindern unter 2 Jahren im allgemeinen technisch schwierig, so daß man eine Gefäßfreilegung nicht immer vermeiden kann. Die Komplikationsquote ist beim Geübten mit weniger als 1% ernster Komplikationen so niedrig, daß ein solches Risiko dem Patienten zugemutet werden darf. Gefürchtet sind allerdings auch heute noch mit weitem Abstand thromboembolische Komplikationen.

Indikation und technisches Vorgehen

Die Indikation zur Angiographie bei der intraabdominellen Tumorsuche ist dann gegeben, wenn klinische, endoskopische oder konventionell-röntgenologische Untersuchungen beim Nachweis eines vermuteten Neoplasmas versagt haben oder aber Zweifel an der exakten Lokalisation oder Ausdehnung geäußert werden. Kontraindikationen bestehen nur dann, wenn Störungen der Blutgerinnung nachgewiesen worden sind. Auch kann die Katheteruntersuchung von der Femoralarterie her durch Veränderungen an der Beckenarterie so sehr erschwert sein, daß ein Vorgehen über die Brachialis oder mit Hilfe der subdiaphragmalen Aortographie notwendig wird. Erhöhte Vorsicht gilt bei pulsierenden Tumoren, um Perforationen beim Aneurysma zu verhindern.

Die Angiographie kann erst dann durchgeführt werden, wenn Kontrastreste vorangegangener Bariumbreiuntersuchungen verschwunden sind. Vor der Kontrastdarstellung der Gefäße empfielt sich die Luftaufblähung der Hohlorgane durch Einnahme einer Brausetablette, im Falle des Colons durch die übliche Lufteinblasung über ein Darmrohr.

Die Entscheidung ob Übersichtsaortographie oder gezielte Arteriographie ist im Einzelfall nicht immer leicht. Wir halten es jedoch für überflüssig, in jedem Falle einer Tumorsuche zuerst mit der Aortographie zu beginnen und dann die selektive Arteriographie anzuschließen. Läßt sich die Geschwulst klinisch einem bestimmten Organ zuordnen (Leber, Milz, Magen usw.), sollte man sofort gezielt mit der Coeliacographie beginnen und erst bei negativem Ergebnis – oder wenn sich ein Pankreasneoplasma darstellt – die nächste Etage – also Mesenterica sup. – und erst dann die untere Mesenterialarterie sondieren und darstellen.

In der überwiegenden Mehrzahl der Fälle deuten klinische Hinweise wenigstens grob in eine bestimmte Richtung, so daß nicht selten auf die wenig aussagefähige Aortographie und damit auf unnötige Kontrastmittelapplikationen verzichtet werden kann.

Angiographische Pathomorphologie der Tumoren

Die Angiographie vermag vor allem jene Geschwülste zu entlarven, die sich durch ihren *Gefäßreichtum* verraten (Abb. 2 u. 3).

Das Angiogramm jener direkt zur Darstellung kommenden Tumoren kann durch arterielle und capilläre Hypervascularisation, abnorme Gefäßbildungen oder a.-v.-Shunts mit vorzeitiger venöser Kontrastierung geprägt sein. Frische Gefäßarrosionen mit Hämorrhagien lassen Kontrastpfützen entstehen. Ist die unspezifische Entzündungsreaktion am Rande des Tumors stark ausgeprägt mit einer deutlichen Hyperämie, so tritt auch die Randzone angiographisch in Erscheinung. Korkzieherartig gewundene Gefäße mit Kalibersprüngen werden als typisch für eine maligne Neubildung betrachtet. Die unterschiedliche Reaktion der Tumorgefäße auf vasopressive Substanzen kann besonders beim Nierentumor eine zusätzliche diagnostische Hilfe bedeuten. Differentialdianostisch sind bei der „Tumoranfärbung“ die Hypervascularisation der lokalisierten Entzündung zu bedenken (CHAVEZ et al., 1967), sowie anatomische Varianten (z. B. Nebenmilz) und Besonderheiten der Kontrastmittelverteilung wie z. B. die Fundusanfärbung des Magens unter dem Bild eines Tumors (Abb. 4 u. 5).

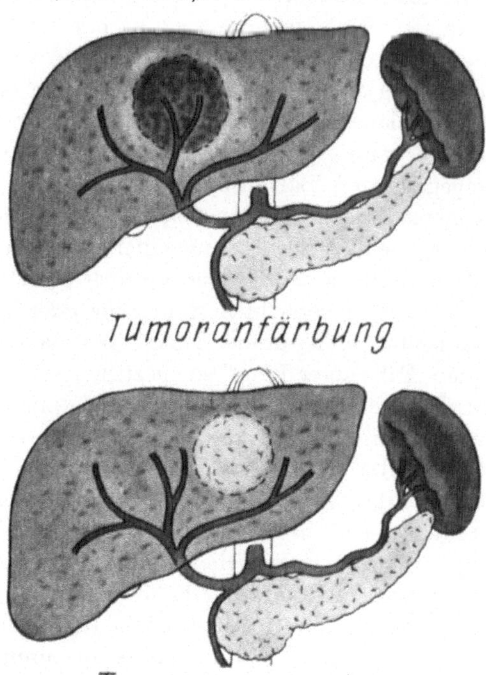

Abb. 2. Schematische Darstellung des angiographischen Tumornachweises direkt

Cystische Gebilde mit *fehlender Vascularisation* lassen bei genügender Größe eine Parenchymaussparung entstehen, vorausgesetzt, daß es zu einer genügenden Kontrastierung in der Parenchymphase kommt. In Niere und Milz, deren Parenchym am kontrastreichsten zur Darstellung kommt, sind sie daher auch am besten zu beurteilen. Größere Tumoren mit zentralnekrotischem Zerfall oder älterer Einblutung erzeugen ebenfalls avasculäre Areale, die als Defekte in der Parenchymphase sichtbar werden. Die runde, glatt begrenzte Aussparung wird meist als Cyste angesehen; der „Parenchymzwickel“ am Rande gilt als Hinweis für die Benignität des Prozesses.

Leider zeigt der größere Teil der Geschwülste *keine deutlichen Unterschiede in der Vascularisation* gegenüber dem umgebenden Gewebe, so daß eine wahrnehmbare Kontrastdifferenz nicht zustande kommen kann. Es mag der Vergleich erlaubt sein: Man sucht ein Bündel Heu im Heuhaufen!

Jene Geschwülste können daher nur indirekt an „ihren Früchten" erkannt werden – der Expansion und Infiltration!

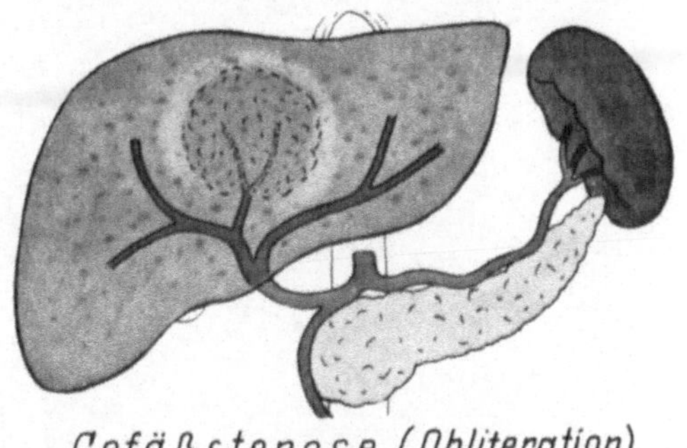

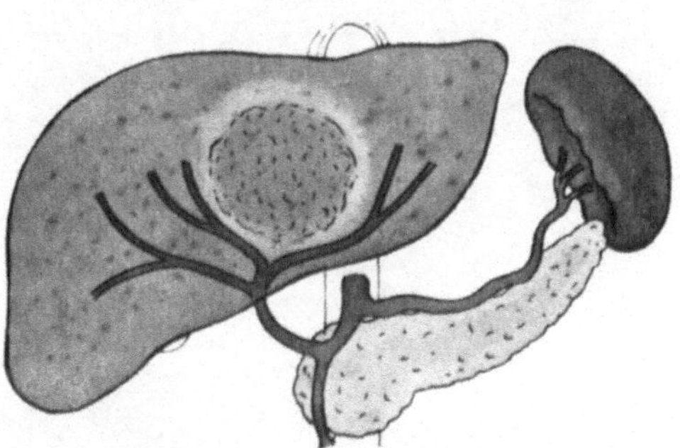

Abb. 3. Schematische Darstellung des angiographischen Tumornachweises durch indirekte Hinweise

So entstehen durch den *raumfordernden Prozeß* Gefäßverlagerungen, d. h. bogige Abdrängung, Spreizung, Streckung und dichteres Zusammenrücken von Gefäßbündeln. Eine genaue Kenntnis der Anatomie und vor allem der Variationsbreite des Normalen ist Voraussetzung, um bei diesen mittelbaren Tumorzeichen eine treffende diagnostische Aussage machen zu können. Liegen nur Zeichen der Verdrängung vor, so ist ein annäherndes Urteil über die Dignität des Tumors nicht möglich und auch die Bestimmung der Organlokalisation oft schwierig (Abb. 7).

Die *Infiltration* – Kriterium der malignen Neubildung – kann zu einer Durchsetzung der Gefäßwand führen. Der Tumor bricht selbst in das

Gefäßlumen ein oder durch die Läsion der Intima erfolgt die Bildung wandadhärenter Thromben oder einer vollständigen thrombotischen Obliteration. Als typisch sind daher kurzstreckige arterielle oder venöse Gefäßstenosen bzw. Verschlüsse im mutmaßlichen Tumorbereich anzusehen, wobei die arteriellen Stenosen meist eine auffällig unregelmäßige – wie angenagte – Wandbegrenzung zeigen (Abb. 6).

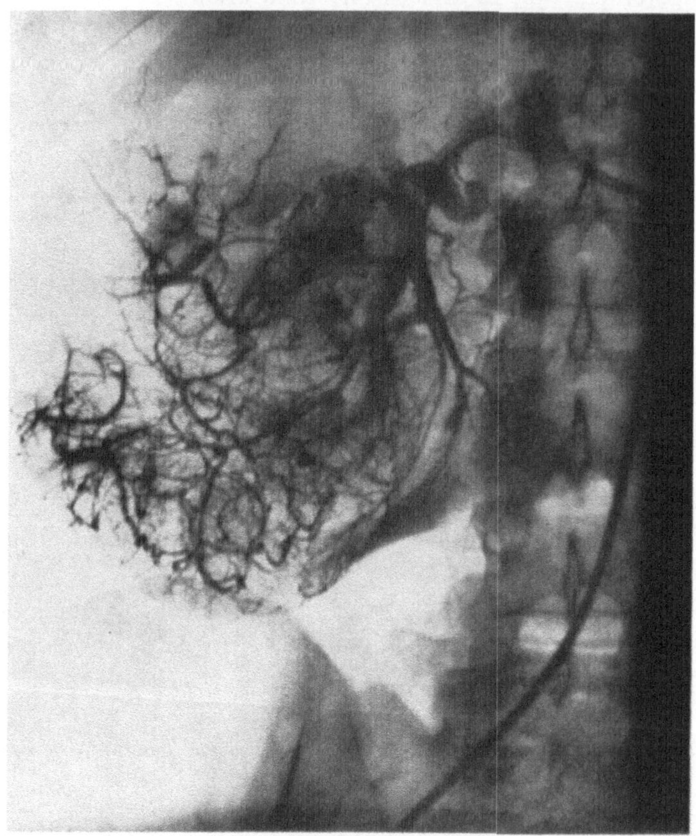

Abb. 4. Hypernephrom rechts: Typische Tumorhinweise mit Gefäßneubildung, -deformierung und arteriovenösen Kurzschlüssen

Es ist unschwer einzusehen, daß der Angiologe *nicht jede Gefäßstenose im Bauchraum als tumorbedingt* ausgeben kann. Den wenigen – durch Geschwülste hervorgerufenen – Gefäßveränderung steht das Heer der arteriosklerotischen Gefäßprozesse gegenüber. Meist finden sich dann allerdings an mehreren anderen Stellen außerhalb des verdächtigen Tumorgebiets gleiche sklerotische Gefäßalterationen. Auch die seltenere

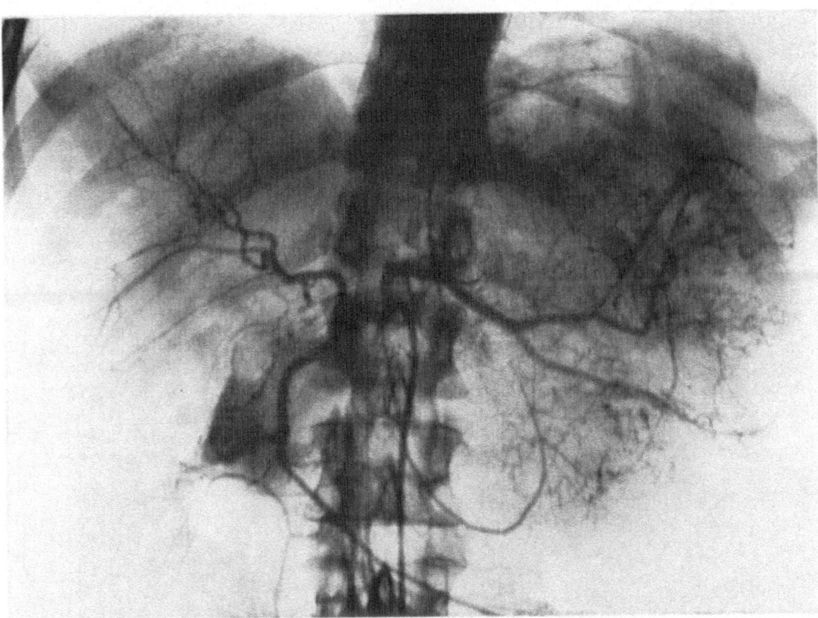

Abb. 5. Coeliacographie: Darstellung einer isolierten Cylindrommetastase des li. Leberlappens. Kontrastiert sind die re. Leberarterie mit der Gastroduodenalis und die li. Leberarterie mit der cranial ziehenden li.seitigen Zwerchfellarterie

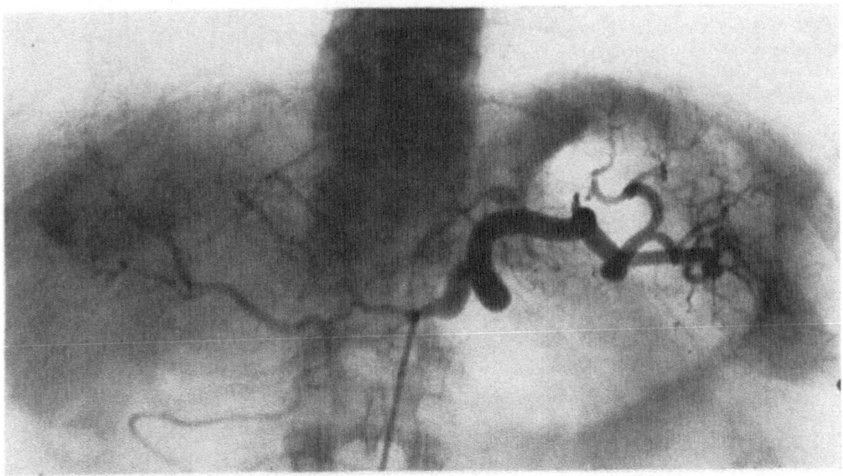

Abb. 6. Coeliacographie: Hochgradige Stenosierung der Hepatica communis, Gastroduodenalis und des Anfangsteiles der Lienalis bei Pankreaskopf-Carcinom

Angiitis ist in der Regel durch den generalisierten Befall gekennzeichnet. Eine weitere Differentialdiagnose zur tumorbedingten Gefäßstenose ist der zunächst extravasal gelegene Entzündungsherd, der auf benachbarte

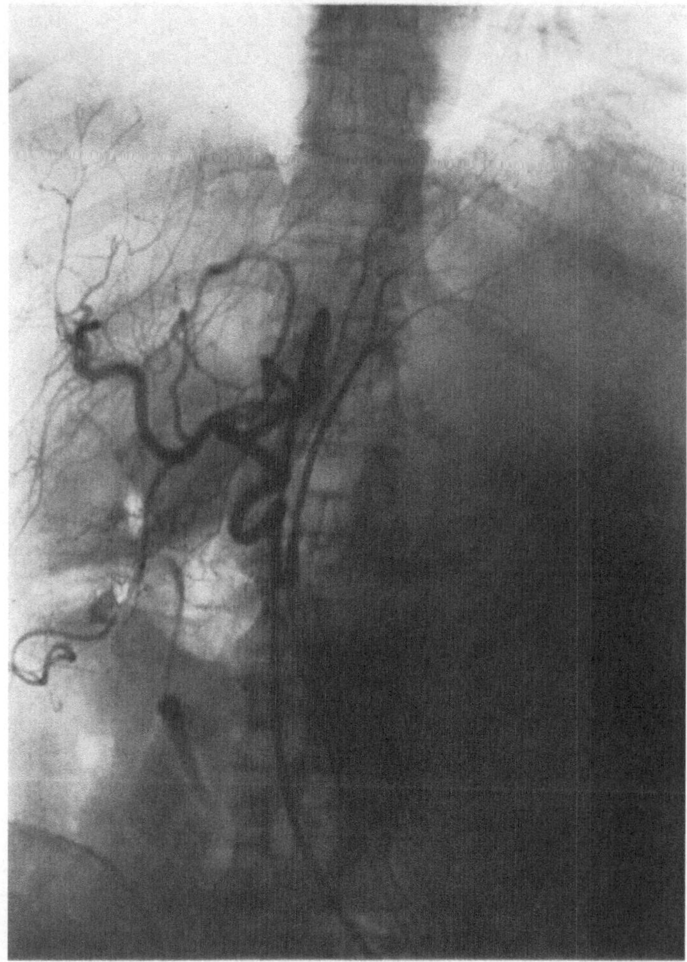

Abb. 7. Coeliacographie: Abdrängung des Truncus coeliacus durch eine riesige maligne Milzcyste, deren Identität durch exzessive Spreizung der Milzarterienäste ermöglicht wurde. Die malignen Veränderungen waren erst histologisch festgestellt worden!

Gefäße übergreifen und zur thrombotischen Obliteration führen kann – man denke an die Pankreatitis. Als letztes sei noch der Gefäßspasmus als Reaktion auf die Kontrastmittelinjektion genannt.

Eine Gefäßinfiltration ist jedoch nur dann möglich, wenn der Tumor sich in der Nähe der angiographisch erkennbaren Hauptgefäße ausbreitet. So gibt es begreiflicherweise „*stumme Zonen*“, meist peripher gelegen, z. B. im linken Leberlappen, in denen sich ein Tumor lange Zeit – auch im Angiogramm – verbergen kann.

Ein großer Tumor ist auch mit der Hand zu diagnostizieren! So muß die Angiographie sich vor allem in der *Frühdiagnostik* von Tumoren bewähren bzw. in der Diagnostik solcher Geschwülste, die bislang meist nicht präoperativ zu erkennen waren, wie z. B. Leber- und Pankreasneubildungen. Das „Auflösungsvermögen“ des Angiogramms wird in der Regel um 2 cm Tumorgröße angegeben (Boijsen et al., 1968). Entscheidende Faktoren sind dabei die Anfärbbarkeit der Geschwulst sowie ihre Lokalisation und Beziehung zur Umgebung – und nicht zuletzt das Auge des Betrachters.

In einer sehr ausführlichen Arbeit über arteriographische Tumordiagnostik haben Morino et al. (1967) auf die Weitstellung der zuführenden Arterien aufmerksam gemacht. Sie betrifft nicht nur die Organarterie, sondern ist auch bei Übergreifen der Geschwulst am Nachbarorgan zu beobachten. Erklärt wird die Dilatation durch vermehrten Blutzufluß infolge des erhöhten Tumorstoffwechsels und arterio-venöse Kurzschlußverbindungen.

Das Phänomen der Tumoranfärbung wird von den gleichen Autoren durch Gefäßneubildung und Shunts im Capillarbereich erklärt, Aussparungen innerhalb dieser Kontrastansammlungen sind als Nekroseherde anzusprechen und sind z. B. im Phäochromocytom nahezu regelmäßig anzutreffen.

Lagergren et al. (1958) haben nachweisen können, daß die Hypervascularisation nicht nur bei Neubildungen vorkommt, sondern auch bei chronisch-entzündlichen Prozessen beobachtet wird. Als histologisches Substrat findet sich Granulationsgewebe, das neben Rundzelleninfiltraten dichte Capillargebiete aufweist. Die weitgestellten Capillaren können selbst schlecht vascularisierte Carcinome durch Kontrastmittelanreicherung in der Umgebung im Angiogramm zur direkten Darstellung bringen. Auch bei Lebertumoren wurde inzwischen auf dieses Phänomen aufmerksam gemacht. Wir selbst konnten bei einem stark kontrastierten Gallengangscarcinom histologisch den Nachweis einer Tumoreinblutung in die Gallengänge erbringen (Wenz, van Kaick u. Wegener, 1971).

Geringere diagnostische Bedeutung innerhalb der angiographischen Tumordiagnostik haben hämodynamische Veränderungen, die nach Morino et al. (1967) infolge des größeren Blutbedarfs in der arteriellen Phase zu einer schnelleren Gefäßanfärbung, in der capillären Phase durch frühzeitiges Sichtbarwerden der Venen und schließlich unter dem Symptom des „pooling“ zur verlangsamten Kontrastentleerung Anlaß geben können.

Wertigkeit der angiographischen Tumorzeichen

Praktisch alle bisher erwähnten angiographischen Symptome, die zur Tumordiagnostik herangezogen werden, können auch – einzeln oder in Kombination mit anderen Zeichen – bei chronisch-entzündlichen Veränderungen vorkommen, weshalb gerade an der Bauchspeicheldrüse die Differenzierung zwischen chronischer Pankreatitis und Carcinom so außerordentlich schwierig ist.

Es muß deshalb ganz unzweideutig festgestellt werden: *es gibt kein den malignen Tumor beweisendes angiographisches Zeichen!* Nur die Kombination mehrerer Symptome im Zusammenhang mit anderen klinischen, endoskopischen und konventionell-röntgenologischen Veränderungen erlaubt in vielen Fällen die so schwerwiegende Diagnose eines Malignoms.

Tabellarisch angeordnet ergibt sich folgende Reihenfolge in der Wertigkeit einzelner angiographischer Hinweise für die Geschwulstdiagnostik:

Neubildung abnormer Gefäße
Gefäßverschluß, -stenose, -abdrängung
Tumoranfärbung
arterio-venöse Kurzschlüsse
Weitstellung zuführender Arterien.

Über die detaillierte Veränderung hinaus ist der Nachweis einer Geschwulstinfiltration in benachbarte Gewebe oder Organe oder die Darstellung von Metastasen beweisend für den bösartigen Charakter eines Tumors.

Damit ist zum Ausdruck gebracht, daß die angiographische Tumordiagnose nur eine Wahrscheinlichkeitsdiagnose sein kann und daß sie nie – auch nicht beim „typischen" Hypernephrom – die histologische Untersuchung zu ersetzen vermag.

Diagnostische Treffsicherheit der abdominalen Angiographie

Die Frage nach der diagnostischen Treffsicherheit wird unter den zahlreichen Arbeiten zur Angiographie im Bauchraum nur von ganz wenigen Autoren (Nebesar u. Pollard, 1967; u. a.) und dazu meist am Beispiel eines einzigen Organs geprüft. Wir haben deshalb unser eigenes Krankengut ausgewertet und folgende Resultate vorzuweisen:

Einer prospektiven Studie mit Analyse von *2771 konsekutiven stationären Patienten* der Chirurgischen Univ. Klinik Heidelberg (1. 8. bis 15. 12. 1969) ist zu entnehmen, daß 66% aller Kranken in irgendeiner Form einer Röntgenuntersuchung zugeführt worden sind (Wenz u. Wawersik, 1970). Konventionelle Röntgenuntersuchungen dominieren,

Angiographien wurden in 14% dieser Stichprobe durchgeführt, darunter insgesamt 51 abdominelle Angiographien. Diese Untersuchung wird demnach im Vergleich zu konventionellen Röntgenmethoden bei Abdominalerkrankungen relativ selten angewandt (Abb. 8).

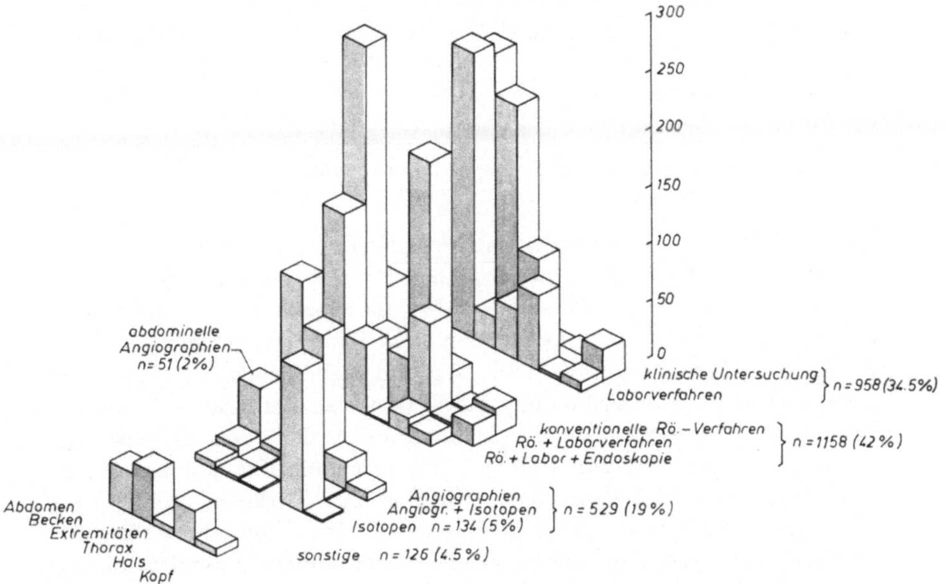

Abb. 8. Häufigkeitsverteilung diagnostischer Maßnahmen bei 2771 stationären, konsekutiven Patienten der Chirurgischen Univ.-Klinik Heidelberg (1. 8.–15. 12. 1969)

Unsere abdominellen Arteriographien betreffen ein gemischtes Kollektiv bestehend aus Tumoren, Entzündungen und Gefäßverschlüssen. Sie führten 30 mal zu einer richtigen positiven, 8 mal zu einer richtigen negativen Diagnose (Tab. 1). In 7 Fällen war die angiographische Diagnose fraglich; bei positiver Interpretation wären 2 Befunde falsch positiv gewesen. Daraus resultiert eine Sensibilität von 90%. Die Wahrscheinlichkeit, einen tatsächlich Kranken als solchen zu entdecken, ist demnach relativ hoch.

Diesem Ergebnis sei eine retrospektive Analyse gegenübergestellt, die sich auf ein Ausgangskrankengut von *2385 abdominalen Angiographien* stützt. Unter diesen wurde bei 559 Patienten die Angiographie unter der klinischen Verdachtsdiagnose eines Tumors vorgenommen. In 263 Fällen liegt eine histologische Sicherung der Diagnose vor. Die Auswertung dieser diagnostisch gesicherten Fälle zeigt, daß die Sensibilität, d. h. die Wahrscheinlichkeit eines richtig positiven Befundes in der

Tabelle 1. *Beziehung zwischen angiographischem Befund und Krankheit in einem gemischten Kollektiv (s. Abb. 8). Anteil der fraglichen Befunde in Klammern*

angiographischer Befund	Krankheit pos.	neg.	Summe
pos.	35 (5)	4 (2)	39
neg.	4	8	12
Summe	39 (5)	12 (2)	51 (7)

Spezifität: 0,67; Sensibilität: 0,90; Fehler I: 0,10; Fehler II: 0,33

gleichen Größenordnung liegt wie in dem vorher zitierten gemischten Kollektiv, sofern auch hier die fraglichen Befunde positiv gedeutet werden. Unter dieser Voraussetzung ist aber die Spezifität, d. h. die Sicherheit für den Ausschluß der tatsächlich nicht Kranken (Fehler II = 0,43) gering. Selbst wenn fragliche Befunde grundsätzlich negativ interpretiert würden, beträgt das Risiko eines falsch positiven Befundes bei abdominalen Tumoren 21% (Tab. 2). Daraus ergibt sich, daß die viscerale Angiographie besser geeignet ist, bei hinreichendem Krankheitsverdacht einen Tumor nachzuweisen. Sie ist aber weniger wirksam, wenn es bei unsicheren klinischen Verdachtsmomenten darauf ankommt, die tatsächlich nicht Kranken auszuschließen oder anders ausgedrückt; gerade beim Tumorverdacht im Bereich des Abdomens besteht im eigenen Krankengut die Tendenz, angiographischen Symptomen eine übertrieben große Bedeutung in der Geschwulstdiagnostik zuzuordnen.

Tabelle 2. *Beziehung zwischen angiographischem Befund und Krankheit bei 263 abdominellen Tumoren der Röntgenabteilung der Chirurgischen Univ.-Klinik Heidelberg. Anteil der fraglichen Befunde in Klammern*

angiographischer Befund	Krankheit pos.	neg.	Summe
pos.	186 (26)	20 (10)	206
neg.	30	27	57
Summe	216 (26)	47 (10)	263 (36)

Spezifität: 0,57; Sensibilität: 0,86; Fehler I: 0,14; Fehler II: 0,43

Daraus ergeben sich sehr eindeutige Schlußfolgerungen: Unsere künftigen Bemühungen müssen darauf gerichtet sein, die Zahl der Fehldiagnosen weiter zu verringern; als Hilfen stehen hier die elektronische

Bildauswertung, die Subtraktion, Farbsubtraktion und die sogen. Pharmakoradiographie zur Verfügung. Zum anderen gilt es für jedes Angiogramm strenge Kriterien anzulegen, um die Tumordiagnostik auf eine noch festere Basis zu stellen.

Ähnliches gilt für die Darstellung der Pfortader in allen Fällen portaler Hypertension, aber auch bei Tumoren der Bauchspeicheldrüse oder der Leber. Außerdem erlaubt die intralienale Druckmessung im Anschluß an die Milzpunktion zusätzlich die zweifelsfreie Objektivierung eines erhöhten Druckes im Pfortadersystem.

Die angiographische Darstellung der unteren Hohlvene und der Beckenvenen ist relativ selten bei der Tumorsuche notwendig (von Keiser u. Müller, 1963); bei retroperitonealen Geschwülsten allerdings ist sie zusammen mit der Lymphographie eine wertvolle diagnostische Hilfe. Zahlenmäßig spielen diese Untersuchungen gemessen an den abdominalen Arteriographien kaum eine Rolle.

Zusammenfassung

Darstellung einer angiographischen Pathomorphologie der Abdominaltumoren und kritische Bewertung der für die Tumordiagnose wesentlichen Kriterien wie Gefäßneubildung, Gefäßverschluß, -stenose, -abdrängung, Tumoranfärbung, arterio-venöse Kurzschlußverbindung. Anhand eines Krankengutes von 559 Patienten die wegen des klinischen Verdachtes auf einen Abdominaltumor angiographiert wurden, werden 268 Fälle gesicherter oder histologisch ausgeschlossener Tumordiagnose ausgewertet. Eine sichere Tumordiagnose im Sinne eines sicher positiven oder sicher negativen Befundes konnte in 70% erstellt werden. Die Sensibilität, d. h. die Wahrscheinlichkeit, einen tatsächlich Tumorkranken als solchen zu erkennen, lag unter Hereinnahme der Verdachtsdiagnosen bei 90%. Im Gegensatz dazu ist die Spezifität, d. h. die Sicherheit für den Ausschluß der tatsächlich nicht Kranken (Fehler II = 0,43) gering. Die Analyse zeigt demnach, daß im eigenen Krankengut die Tendenz bestand, angiographischen Zeichen eine übertrieben starke Bedeutung in Richtung einer Tumordiagnose zuzuordnen.

Literatur

Bert, J. M., Lamarque, J.-L., Balmes, J.-L., Ginestié, J.-F.: La place de l'artériographie sélective dans l'identification des tumeurs digestives abdominales. Ann. Radiol. **11**, 788–791 (1968).

Boijsen, E., Erman, C.-A., Lundh, G.: Selective splanchnic angiography. Advanc. Surg. **3**, 13–74 (1968).

Bookstein, J. J., Reuter, R. S., Martel, W.: Angiographic evaluation of pancreatic carcinoma. Radiology **93**, 757–764 (1969).

Brinsfield, D., Bland, J. W., Sybers, R. G.: Aortography in children with abdominal masses. J. Pediat. **73**, 203–211 (1968).

Bücheler, E., Düx, A., Thurn, P.: Die Röntgendiagnostik der primären retroperitonealen Tumoren. Fortschr. Röntgenstr. **107**, 735–747 (1967).

Cornier, J. M., Hernandez, C., Kieny, R., Natali, J.: Aortographie abdominale. Paris: Masson & Cie. 1966.

den Herder, B. A.: Arteriography in the study of tumours. Ned. T. Geneesk. **107**, 1620–1625 (1963).

Keiser, D. von, Müller, H.: Die Cavographie und Phlebographie der Venae iliacae in der Diagnostik maligner Tumoren und deren Metastasen. Fortschr. Med. **81**, 847–852 (1963).

Nebesar, R. A., Pollard, J. J.: A critical evaluation of selective celiac superior mesenteric angiography in the diagnosis of pancreatic diseases, particularly malignant tumor: facts and "artefacts". Radiology **89**, 1017–1027 (1967).

Olsson, O.: Die Frühdiagnose von Tumoren mit Hilfe der Angiographie. Fortschr. Röntgenstr., Beih. 73–74 (1965).

Sammons, B. P., Neal, M. P., Armstrong, R. H., Hager, H. G.: Ten years experience with celiac and upper abdominal superior mesenteric arteriography. Amer. J. Roentgenol. **101**, 345–360 (1967).

Tasaka, A.: Selective Angiography. Tokyo: Igaku Shoin Ltd. 1967.

Wenz, W., Beduhn, D., Roth, F.-J., van Kaick, G., Czembirek, H.: Abdominale Angiographie: Technik, Pathomorphologie, Indikationen. Röntgenpraxis **23**, 97–124 (1970).

–, Kaick, G. van, Wegener, H., Kritisches zur angiographischen Tumordiagnostik. Fortschr. Röntgenstr. Im Druck (1971).

Endoskopie maligner Erkrankungen des Gastrointestinaltrakts*

Von

K. JUNGHANNS, D. BOKELMANN u. H. U. DRÜNER

Bis zur Mitte des letzten Jahrhunderts beschränkte sich die endoskopische Beurteilung des oberen Magen-Darmtrakts auf die Betrachtung der Zunge, die als Spiegel der Magenschleimhaut angesehen wurde. Die Beurteilung des Rectums mit dem tastenden Finger, dem „verlängerten Auge des Chirurgen", ist hingegen ein seit undenklichen Zeiten geübtes Untersuchungsverfahren.

Erste endoskopische Versuche beschränkten sich hier auf die Einstellung des Rectum mit Specula und ermöglichten so bereits frühzeitig Diagnose und Behandlung von Hämorrhoiden, rectalen Polypen und Carcinomen.

BOZZINI in Frankfurt beschrieb 1807 erstmals einen Apparat zur Spiegelung von Körperhöhlen, in diesem Falle der Blase. Die erste endoskopische Untersuchung des Magens ohne Eröffnung der Bauchhöhle geht auf KUSSMAUL zurück, der bei einem Schwertschlucker ein verlängertes Désormeaux Cystoskop einführte und damit bereits vor über 100 Jahren die Magenschleimhaut betrachten konnte. Über die semiflexiblen Instrumente mit Gelenken und Spiegeln oder Linsen entwickelte sich das starre Rohr der Anfangszeit zum heute verwendeten vollflexiblen Endoskop.

Diagnostische Möglichkeiten

Die modernen Glasfaserinstrumente erlauben es uns, den auf der Abbildung schwarz gezeichneten Bereich des Gastrointestinaltraktes in fast allen Fällen voll einzusehen und zu beurteilen (Abb. 1). Die weitere Entwicklung hat uns in letzter Zeit auch die hier grau skizzierten Partien des Duodenum und Colon ascendens und transversum sichtbar gemacht. Die Endoskopie des Magens und Darms ist aber nicht nur auf die präoperative Ösophago-Gastroskopie und Rectoskopie beschränkt, sondern man kann durch intraoperative Untersuchungsverfahren, wie Gallenwegsendoskopie, Coloskopie oder Gastroskopie einen unklaren Palpationsbefund durch die direkte Betrachtung verifizieren. Neuere Entwicklungen dünnster Glasfaserinstrumente rücken auch die Beurteilung des Pankreas-

---

* Diese Untersuchung wurde ermöglicht durch die Unterstützung der Stiftung für Krebs- und Scharlachforschung (Strebelstiftung) Mannheim.

ganges und der kleinen Lebergänge in den Bereich der endoskopischen Möglichkeiten. Versuche von OTTENJANN u. STADELMANN konnten zeigen, daß es gelingt, den gesamten Intestinaltrakt beim Lebenden von der Zahnreihe bis zum Anus auf einen Faden von durchschnittlich 164 cm Länge aufzufädeln. Es bietet sich dadurch vielleicht einmal die Möglichkeit der kontinuierlichen Endoskopie vom Ösophagus bis zum Rectum mit einem Instrument.

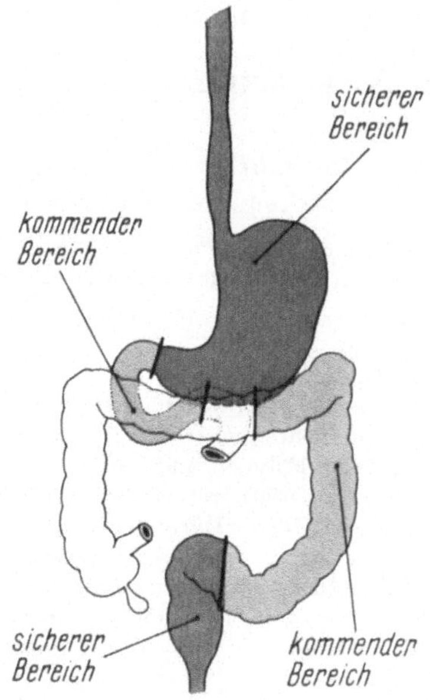

Abb. 1. Die einsehbaren Bezirke des Gastrointestinaltraktes

Die photographische Dokumentation ist für Archivierung und späteren Vergleich ebenso wichtig wie für Lehrzwecke, für die sich auch die Fernsehübertragung vom Endoskop auf Bildschirm oder Leinwand anbietet.

Diagnostische Kriterien

Der wichtigste Bereich und sozusagen das Ziel aller endoskopisch-diagnostischen Maßnahmen im Rahmen der Chirurgie bleibt die Bestätigung oder der Ausschluß eines malignen Geschehens. Das Hauptindikationsgebiet ist der unklare Röntgenbefund oder der klinische, aber röntgenologisch nicht bestätigte Tumorverdacht (Tab. 1). Dabei ist die Abgrenzung gegen die Norm der erste Schritt, der zweite die Differenzierung gegenüber gutartigen Erkrankungen. Form, Farbe und Funktionszustand des Gastrointestinaltraktes können durch ein krankhaftes

Geschehen verändert werden. Voraussetzung zur Beurteilung ist die Kenntnis der optischen Kriterien und technischen Möglichkeiten der verwendeten Instrumente und Lichtquellen. Beleuchtungsintensität, Farbtemperatur, Auflösungsvermögen und Abbildungsmaßstab können Farbe, Größe und Form der zu beurteilenden Abschnitte des Magen-Darmtrakts erheblich verändern.

Tabelle 1. *Indikationen zur Endoskopie*

1. unklarer Röntgenbefund
2. unklare Beschwerden bei negativem Röntgenbefund
3. Polypen
4. Ulcera
5. Operationsplanung bei unklaren Tumorgrenzen

Tabelle 2. *Endoskopische Beurteilungskriterien*

	normal	maligne
Schleimhaut-oberfläche	glatt gleichmäßig weich spiegelnd frei von Ablagerungen fortlaufende Falten blutet nicht bei Berührung	rauh höckrig derb blutunterlaufen mit Fibrinauflagerungen Faltenabbrüche Blutung bei Berührung pathologische Gefäßzeichnung
Farbe	blaßrot	weißlich grau
Funktion	glatt und gleichmäßig einschnürende Peristaltik	Peristaltikabbrüche Peristaltikverlust
Form	organentsprechend volle Entfaltung bei Luftinsufflation Beweglichkeit	atypische Organform oder Lage unvollständige Entfaltbarkeit Starre

Die endoskopischen Unterscheidungskriterien zwischen einer normalen und maligne veränderten Schleimhaut sind für Ösophagus, Magen und Rectum ähnlich und können der Tabelle 2 entnommen werden. Die Abgrenzungsschwierigkeiten entstehen erst beim Versuch, pathologische Veränderungen wie Entzündungen, Ulcera und Polypen von malignen Vorgängen zu differenzieren. Hier bietet sich neben der Inspektion auch die Palpation mit der Probeexcisionszange und die Biopsie an, wobei nur eine positive Excision, d. h. ein maligner Befund diagnostisch bedeutungsvoll ist. Die diagnostische Sicherheit beim Ausschluß oder Verifizierung maligner Erkrankungen stieg durch Anwendung der Endoskopie und Biopsie im Anschluß an die Röntgenuntersuchung auf 95–97% im einsehbaren Bereich des Gastrointestinaltraktes.

In unserem eigenen Krankengut steht die Tumordiagnostik oder deren Ausschluß, wie die hohe Zahl negativer Befunde zeigt, im Vordergrund (Tab. 3). Fragliche röntgenologisch festgestellte Aussparungen im operierten Magen stellen ein weiteres großes Untersuchungskontingent in unserem chirurgischen Krankengut. Häufig ist es hier schwierig, ein beginnendes Carcinom im B II-Magen von einem Hofmeister-Defekt zu differenzieren.

Tabelle 3. *Gastroskopische Diagnosen bei 1069 Untersuchungen 1964–1970*

Ohne pathologischen Befund	428
Carcinom	371
Ulcus	214
Polypen	16
Hämorrhagische Gastritis	7
Verschiedenes	33
	1069

Beurteilungsfehler und Komplikationen

Eine gute Kontrolle des Endoskopiebefundes bietet sich dem Chirurgen durch den Vergleich mit dem Operationspräparat. Es kann dadurch sowohl der optische Gesamteindruck des Organs, wie auch der Lokalbefund einer selbstkritischen Prüfung unterzogen werden. Die Lokalisation wird häufig durch fehlende Orientierung im Organ falsch beurteilt. Der ungenau eingeschätzte Abstand zwischen Instrumentenspitze und Befund oder nicht erkannte Tangentialsicht können zu einer falschen Größenvorstellung führen. Beleuchtungsveränderungen durch fehlerhafte Instrumenteneinstellung oder unklaren Wandabstand führen zu Fehleinschätzungen der Farben. Bei zu geringem Wandabstand leuchtet auch eine intakte Schleimhaut weiß auf.

Komplikationen nach endoskopischen Untersuchungen sind extrem selten und werden bei der Gastroskopie mit einem Todesfall auf über 20000 Untersuchungen angegeben. Es können z. B. Quetschungen der Ösophaguswand bei langdauernder Untersuchung vorkommen. Durch Würgen oder Erbrechen bei eingeführtem Instrument kann ein Mallory-Weiss-Syndrom entstehen. Dies wird durch die bei uns übliche Narkoseuntersuchung ausgeschaltet. Perforationen sind meist auf ein Tumorgeschehen im perforierten Bereich zurückzuführen. Bei 3 eigenen Fällen mit Perforationen durch einen Tumor im Bereich der Kardia konnte noch in gleicher Narkose eine Resektion erfolgreich durchgeführt werden. Entscheidend für den späteren Ausgang ist hier das frühzeitige Erkennen der Komplikationen. Schwerwiegende Blutungen nach Probeexcisionen sind wegen der geringen Größe der verwendeten Zangen extrem selten. Von uns wurde diese Komplikation noch nicht beobachtet.

Zukünftige Entwicklungen

Wie bereits erwähnt wurde, kann die Gastroskopie inzwischen auch auf das Duodenum ausgedehnt werden, wodurch es in Zukunft möglich sein wird, auch die Papille endoskopisch zu beurteilen. Japanische Autoren berichteten bereits über diagnostizierte Frühcarcinome der Papille.

Auch die Coloskopie ist bereits realisierbar und wird mit zunehmender Erfahrung der Untersucher in den Rahmen der allgemeinen Colonuntersuchungen aufgenommen werden können und sicher in Zukunft auch noch das gesamte Colon transversum und ascendens einschließen. Durch zunehmende Erfahrung mit dünnsten Endoskopen wird es auch möglich werden, den Pankreasgang und die Gallengänge einzusehen. Die bisherige Verwendung dieser Instrumente beschränkte sich auf die Ureteren und den Durasack. Die bedeutendste Möglichkeit und wichtigste Rolle der Endoskopie liegt aber auf dem Gebiet der Frühdiagnostik des Magen-, Rectum- und Colonkrebses. Die zunehmende Zahl der Instrumente macht es möglich, den Kreis der untersuchten Patienten stetig zu erweitern, so daß auch die Indikation immer breiter gestellt werden kann. Eine Idealvorstellung wäre die gastroskopische Untersuchung der gesamten magencarcinomgefährdeten Altersgruppe, da es nur so möglich sein wird, die fast unverändert schlechten Ergebnisse der Magenkrebschirurgie zu verbessern. Auch bei der Endoskopie des Rectum und Colon ist mit einer erheblichen Vermehrung der Untersuchungen durch Verwendung einfacherer Instrumente zu rechnen. Auch auf diesem Gebiet kann die Zeit der diagnostischen Unsicherheit nach dem ersten Auftreten von Beschwerden erheblich verkürzt werden. In Japan zeigen sich bereits heute die Ergebnisse in der Form verbesserter 5-Jahresheilungsraten beim Magencarcinom durch die breitgestreute und frühzeitige Anwendung der Endoskopie. Wir hoffen, daß bei uns in gleicher Weise in einer nicht allzufernen Zukunft die Fortschritte der Diagnostik die Erfolge der Therapie verbessern werden.

Literatur

Chrysospathis, P.: Gastric camera: additional tool to improve diagnostic accuracy for lesions of the stomach. Surgery **54**, 292 (1962).

Henning, N., Keilhack, H.: Die gezielte Farbenphotographie in der Magenhöhle. Dtsch. med. Wschr. **39**, 1392 (1938).

HIRSCHOWITZ, B. J.: Photography through the fiber gastroscope. Amer. J. dig. Dis. **8**, 389 (1963).

JUNGHANNS, K., KOLIG, G.: Diagnostic Results of Combined Gastroscopic Examinations using semiflexible Instruments and the Fiberscope with Gastrocamera. Endoscopy of the Digestive System. Basel: Karger 1969.

KILLIAN, G.: Zur Geschichte der Oesophago- und Gastroskopie. Dtsch. Z. Chir. **58**, 499 (1901).

KOLIG, G., JUNGHANNS, K.: Diagnostische Ergebnisse der Gastrocamera mit Fibroskop bei chirurgischen Magenerkrankungen. Fortschr. der Endoskopie I. Stuttgart: Schattauer-Verlag 1969.

KUHLMANN, H., SÜDHOF, H.: Anleitung für die endoskopische und bioptische Untersuchung von Speiseröhre, Magen, Leber, Niere. Stuttgart: Schattauer 1966.

LANGE, F., MELTZING: Die Photographie des Mageninneren. Münch. med. Wschr. **45**, 1 (1898).

OFNER, H.: Gastroduodenoskopie und farbphotographische Dokumentation mit dem Fiberscope. Gastroenterologia (Basel) **107**, 51 (1967).

OTTENJANN, R.: Die Endoskopie des operierten Magens. In: BOEKER, W.: Speiseröhre – Magen. Stuttgart: Thieme 1967.

SCHINDLER, R.: Die Photographie der Magenschleimhaut. Münch. med. Wschr. **39**, 1560 (1932).

Die operative Behandlung des Magenkrebses

Von

M. TREDE u. K. JUNGHANNS

Der Magenkrebs steht nach Häufigkeit und Virulenz in unserem Krebs-Krankengut an 1. Stelle. In den letzten 30 Jahren (1940–69) wurden 3037 Patienten zur Behandlung eines Magencarcinoms in die Heidelberger Klinik stationär aufgenommen.

Fast jeder Zehnte mußte ohne Eingriff wieder nach Hause entlassen werden. Fernmetastasen, Ausdehnung des Tumors, Herzinsuffizienz ergaben von vornherein eine hoffnungslose Situation. Bei weiteren 19% stellt sich die Inoperabilität erst nach Eröffnung der Bauchhöhle heraus – es bleibt bei der Probelaparotomie.

Die mechanische Passagebehinderung zwingt bei 27% zur Umgehung der Geschwulst durch Witzelfistel, Gastroenterostomie oder Pertubation.

So bleiben also nur noch 1366 Kranke – weniger als die Hälfte –, bei denen die einzig erfolgversprechende Therapie, nämlich die Resektion im Gesunden, noch Anwendung finden kann (Abb. 1).

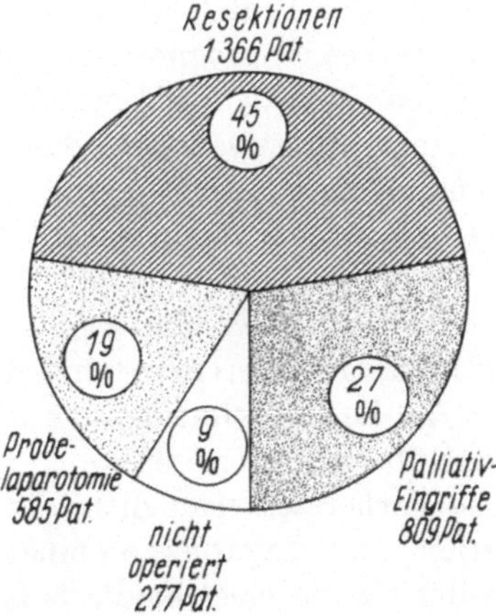

Abb. 1. Aufschlüsselung der 3037 Patienten mit Magencarcinom nach Therapieverfahren (Heidelberg 1940–1969)

Deprimierend ist die Tatsache, daß sich an dieser Resektionsquote von 45% im Laufe der drei beobachteten Dekaden nichts Entscheidendes ändert. Trotz aller Bemühungen auf dem Gebiet der Krebsaufklärung steigt die Resektionsquote nur um $7^1/_2$% an. Ist der Magenkrebs erst einmal entdeckt, so kommt für 55% der Betroffenen jede Hilfe zu spät. Dies steht in Zusammenhang mit der bekannten Tatsache, daß eine kurze präoperative Krankheitsdauer keineswegs eine bessere Prognose im Hinblick auf Resektionsquote und 5-Jahresüberlebensziffer garantiert, als eine längere Anamnese.

Von der Frühdiagnostik (d. h. Erkennung des Krebses sofort *nach* Auftreten der ersten Symptome) können wir die Lösung des Problems also nicht erwarten. Mit umso größerem Interesse verfolgen wir die neueren japanischen Versuche durch Gastroskopie, Cytologie und vor allem durch Röntgenreihenuntersuchung in das Vorfeld der Früherfassung (d. h. Erkennung *vor* Auftreten irgendwelcher Symptome) einzudringen. Die Durchleuchtung von $1^1/_2$ Millionen Menschen pro Jahr ergibt eine Ausbeute von etwa 0,17–0,3% Magencarcinome. Ein Drittel dieser Patienten ist beschwerdefrei – 26% tragen sogenannte Frühcarcinome und die 5-Jahresheilziffer dieser Krebsform schwankt in Japan zwischen 89 und 93,4% (NIKAIDO, 1970; HAYASHIDA, 1970).

Aber kehren wir zurück zu den Heidelberger Zahlen, um zunächst der Frage nachzugehen, welche Faktoren auf den Verlauf und somit auf die Prognose des Magenkrebses Einfluß üben. *Geschlecht und Alter* spielen eine gewisse Rolle: Männer überwiegen auch in unserem Krankengut mit 2:1, zeigen aber eine niedrigere 5-Jahresüberlebensquote. Bei 486 „Über-70-Jährigen" beträgt die Resektionsquote nur noch 28%. Von den Operierten dieser Altersgruppe (Resektion, Palliativeingriff und Probelaparotomie) erreichen nur 19 (5,3%) die 5-Jahresgrenze.

Die *Ausdehnung* des Krebses ist prognostisch nicht so wesentlich wie seine *Lokalisation*, wenn man von den seltenen, ganz kleinen Tumoren absieht, die natürlich einen günstigeren Verlauf versprechen. Demgegenüber verschlechtern sich die Aussichten, je mehr sich der Geschwulstsitz dem Mageneingang nähert oder wenn er gar den gesamten Magen einnimmt.

Aufschlußreich ist der *histologische* Typ des Tumors. Die Prognose ist am schlechtesten für den undifferenzierten Scirrhus und günstiger für das Adenocarcinom. Am besten schneiden die malignen Polypen ab: Ein Viertel der Patienten überlebt hier 5 Jahre.

Eine ebenso deutliche Vorhersage ermöglicht die Analyse des *Lymphknotenbefalls*. Kein Patient mit Lymphknotenmetastasen entlang der Aorta oder im Bereich der Cardia erreicht die 5-Jahresgrenze. Lymphknotenbefall im Bereich der kleinen Kurvatur ist prognostisch ungünstiger als solcher entlang der großen Kurvatur, da der Weg zur Leberpforte oder zum Tripus Halleri vom kleinen Omentum nicht mehr weit ist. – Jeder 5. Patient ohne nachweisbare Lymphknotenmetastasen erlebt dagegen die 5-Jahresgrenze.

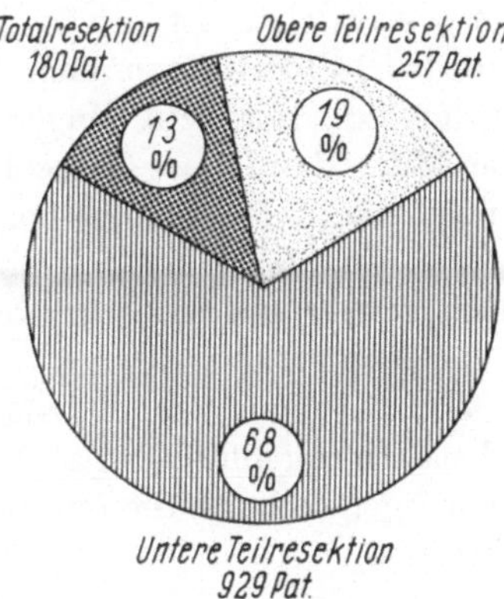

Abb. 2. Aufschlüsselung der Resektionsverfahren bei 1366 Patienten mit einem operablen Magenkrebs

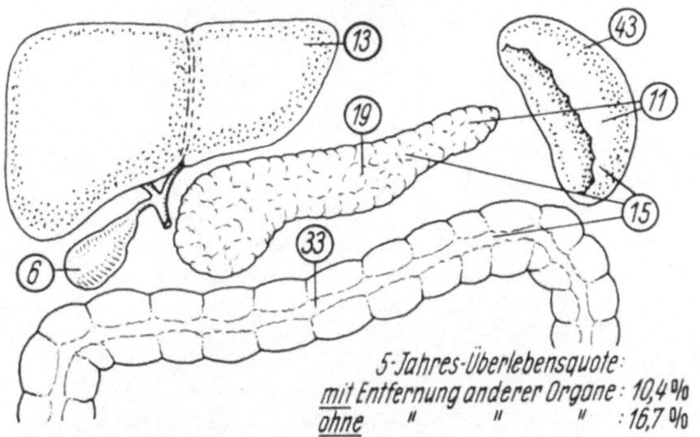

Abb. 3. Häufigkeit der Entfernung einer oder mehrerer anderer Organe bei 140 Magenkrebs-Operierten

Eine Aufschlüsselung der angewandten *Resektionsverfahren* zeigt Abbildung 2. In der Regel wird der aboral gelegene Magenkrebs durch eine mehr oder weniger subtotale Resektion nach Billroth II, unter Mitnahme des großen und kleinen Omentums sowie der A. gastrica sinistra bis zu ihrem Ursprung, angegangen (untere Magenteilresektion). Nur 6mal bei ganz kleinen, distalen Tumoren scheint eine B I-Resektion zu genügen.

Bei 19% wird wegen cardianahem Sitz der Geschwulst eine obere Teilresektion durchgeführt. Hier erfolgt die Wiederherstellung der Kontinuität durch Ösophago-Antrostomie.

Die Indikation zur Gastrektomie wird 18mal nach dem Grundsatz K. H. Bauers gestellt, daß die totale Resektion des Magens nur dann gerechtfertigt sei, wenn die radikale Ausrottung des Tumors durch einen kleineren Eingriff nicht gewährleistet ist.

In diesem Sinne wird bei 140 Patienten auch die Mitentfernung einer oder mehrerer Organe en bloc mit dem Magen erforderlich (Abb. 3). Am häufigsten ist die Milz, dann das Quercolon und das Pankreas betroffen. Natürlich liegt die 5-Jahresüberlebensquote für das Gros dieser Patienten niedriger. Für den Einzelfall aber wiegt diese Chance um so mehr, als es sich immer um ein sehr fortgeschrittenes Leiden handelt.

Abbildung 4 zeigt ein Carcinom im B II-Magen, das Quercolon, Jejunum und den Duodenalstumpf infiltriert hat. Da keine Lymphknoten- oder Fernmetastasen vorliegen, scheint die en-bloc-Resektion der befallenen Organe gerechtfertigt.

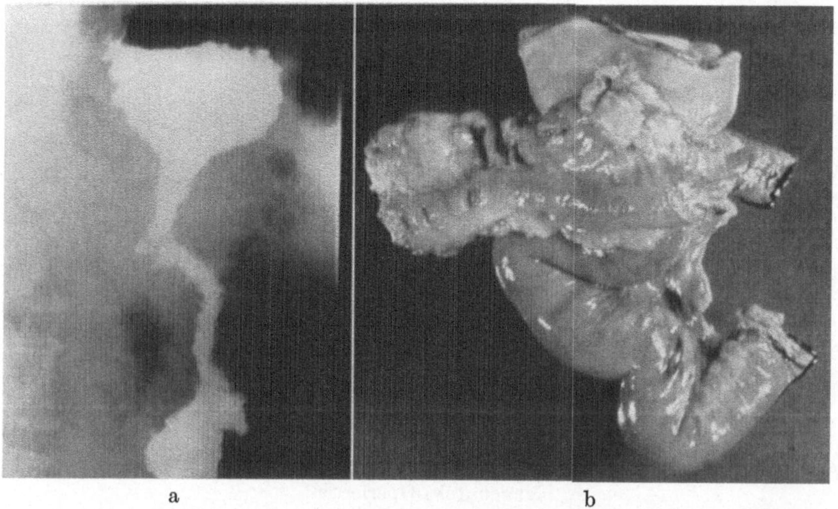

a b

Abb. 4a u. b. 67jähr. Patient mit Carcinom im B II-Magen. a Magendarmpassage demonstriert die Anastomosenstenose. b Das Operationspräparat mit einem Großteil des Restmagens, des Quercolons, sowie der proximalen Jejunumschlinge

Abbildung 5 zeigt schematisch die Wiederherstellung durch Fundo-Jejunostomie mit Rouxscher Anastomose sowie die Röntgenkontrolle des nun beschwerdefreien und wieder arbeitsfähigen Patienten ein Jahr nach dem Eingriff.

Die *Ergebnisse* aller Resektionsverfahren in 3 Dekaden unterteilt, demonstriert Abbildung 6. Trotz einem allgemeinen Rückgang der Erkrankung sind die Operationsziffern praktisch gleich geblieben. Unter *postoperativer Letalität* sind alle Todesfälle zusammengefaßt, die noch während des Klinikaufenthalts – und sei es auch viele Wochen nach dem Eingriff – eintreten. Obgleich die Zahl der größeren Eingriffe im Laufe der Jahre um ein Vielfaches zugenommen hat, fällt diese Rate von 31,5% im ersten Beobachtungsabschnitt auf 17% in der letzten Dekade ab. Den allgemeinen Fortschritten der Chirurgie – Bluttransfusionen, Antibiotica, moderne Anaesthesie – ist diese günstige Entwicklung in erster Linie zuzuschreiben.

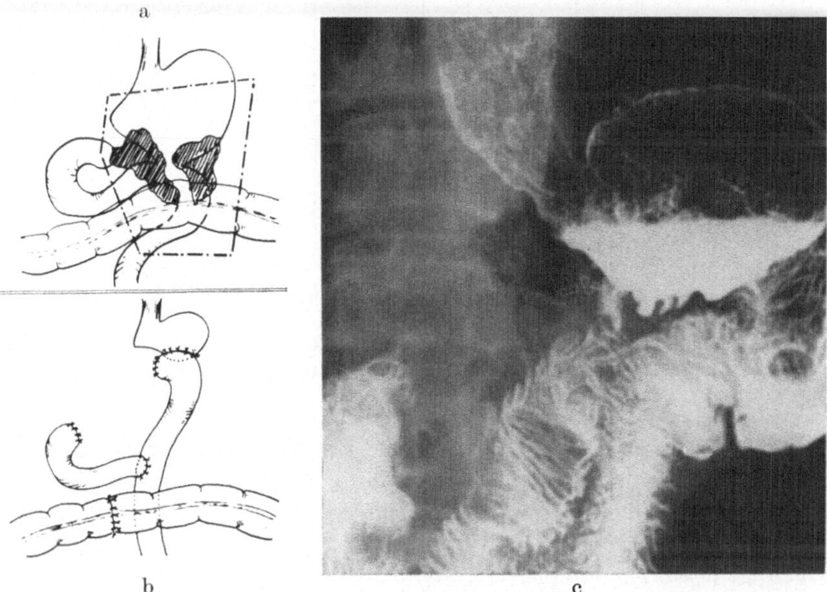

Abb. 5a–c. Derselbe Patient wie Abb. 4. a Schematische Darstellung der Ausdehnung des Tumors. b Wiederherstellung der Kontinuität des Digestionstraktes nach en bloc-Resektion von Magen, Colon transversum, proximaler Jejunumschlinge und Duodenalstumpf. c Freie Magendarmpassage 1 Jahr postoperativ

Die *5-Jahresüberlebensquote* dagegen hat sich kaum geändert. Sie umfaßt alle Patienten, die 5 Jahre und länger nach dem Eingriff noch am Leben sind. Aus dieser Berechnung ausgeschlossen sind lediglich 136 Patienten des Gesamtkollektivs, deren weiteres Schicksal unbekannt ist. Außerdem wurden 118 Patienten der Gruppe 1960–1969 ausgeklammert, die zwar noch leben, deren Eingriff aber weniger als 5 Jahre zurückliegt.

Betrachten wir allein die 925 Patienten mit unterer Teilresektion, so stellt sich ebenfalls ein Abfall der postoperativen Letalität von 29% auf 12,6% (im letzten Jahr: 10%) heraus. Die 5-Jahresgrenze erreicht etwa jeder 4. Patient.

Ein Vergleich derselben Ergebnisse bei der Gastrektomie wird durch den Fehler der kleinen Zahl erschwert. Im ersten Beobachtungsabschnitt wird dieser Eingriff überhaupt nur 5mal durchgeführt. Heute liegt die Klinik-Letalität knapp unter 30%, die 5-Jahresüberlebensquote um 10%.

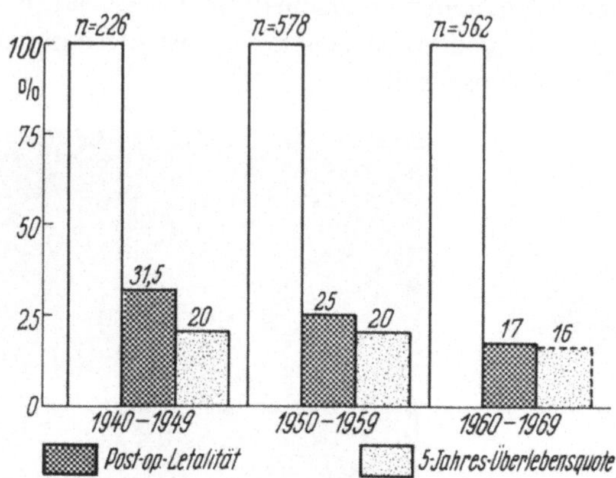

Abb. 6. Postoperative Letalität und 5-Jahresüberlebensquote bei 1366 Patienten mit reseziertem Magenkrebs

Ist das Ergebnis nun besser, wenn sich die Analyse allein auf die radikal resezierten Carcinome beschränkt? Es handelt sich hierbei um 626 Fälle, bei denen die histologische Untersuchung des Präparats tumorfreie Resektionsflächen und fehlenden Lymphknotenbefall bescheinigt (Tab. 1).

Tabelle 1. *Ergebnisse bei 626 Magenresektionen, bei denen die Radikalität des Eingriffs histologisch bestätigt werden konnte*

Op.-Verfahren	Anzahl	Postoperativ gestorben	5-Jahres-überlebensquote
Untere Teilresektion	423	13,5%	32,8%
Obere Teilresektion	128	25,0%	23,5%
Gastrektomie	75	28,0%	20,0%
	626	17,4%	29,5%

Die 5-Jahresüberlebensquote fällt tatsächlich günstiger aus. Wenn der Erfolg dennoch bescheiden ist, so mag das daran liegen, daß die Histologie als Maßstab der Radikalität ihre Grenzen hat.

Die Bekämpfung des Magenkrebses wird sich in Zukunft immer mehr auf drei Angriffsspitzen verteilen müssen:

1. Eine optimale *operative Radikalität;* daß ihr Grenzen gesetzt sind, hat diese Studie gezeigt.
2. Die *Krebsfrüherfassung;* es gilt zu prüfen, ob das eingangs erwähnte japanische Experiment nicht doch nachahmenswert sei.
3. Die *Krebsprophylaxe* im Sinne von K. H. Bauer, wobei wir gerade erst beginnen, cancerogene Noxen der Umwelt zu erkennen und auszuschalten.

Zusammenfassung

Es wird über die Erfahrungen der Heidelberger Chirurgischen Klinik mit der Behandlung des Magenkrebses bei 3037 Patienten in den Jahren 1940–1970 berichtet. Die Resektionsquote betrug 45%. Unter den Faktoren, die Einfluß auf die Prognose des Magenkrebses ausüben, werden Geschlecht, Alter, Ausdehnung, Lokalisation und Histologie des Tumors sowie Lymphknotenbefall besprochen. Bei 68% der 1366 Resezierten wurde eine untere, bei 19% eine obere Teilresektion durchgeführt. Bei 13% der Patienten wurde der gesamte Magen entfernt. Die postoperative Letalität aller Resektionsverfahren sank von 31,5% (1940–1949) auf 17% (1960–1969) und im letzten Jahr 10% ab.

Die 5-Jahresüberlebensquote blieb jedoch konstant um 20%. Diese letzte Ziffer liegt günstiger (32,8 bei der unteren Teilresektion), wenn die Radikalität des Eingriffs histologisch bestätigt werden konnte.

Literatur

Bauer, K. H.: Das Krebsproblem. 2. Aufl. Berlin-Göttingen-Heidelberg: Springer 1963.

Blalock, J., Ochsner, A.: Carcinoma of the stomach. Ann. Surg. **145**, 726 (1957).

Gütgemann, A., Schreiber, H. W., Bernhard, A.: Erfahrungen mit der totalen Gastrektomie. Langenbecks Arch. klin. Chir. **303**, 73 (1963b).

Häring, R., Franke, H.: Gastrektomie und Cardiaresektion beim Magenkarzinom. Stuttgart: Thieme 1970.

Hayashida, T., Kidokoro, T.: Endresults of early gastric carcinoma. Abstracts, 4th World Congress of Gastroenterology, S. 279. Kopenhagen 1970.

Hegemann, G., Schaudig, H.: Ergebnisse bei der Behandlung des Magenkrebses. Dtsch. med. Wschr. **91**, 336 (1966).

Holle, F.: Spezielle Magenchirurgie. Berlin-Heidelberg-New York: Springer 1968.

Nikaido, N.: Early Diagnosis of Stomach Cancer by the mass-survey. Abstracts, 4th World Congress of Gastroenterology, S. 274. Kopenhagen 1970.

Schwaiger, M., van Lessen, H.: Grundsätzliches zur Therapie des Magenkarzinoms. Münch. med. Wschr. **108**, 297 (1966).

Spath, F., Cesnik, H.: Ergebnisse der chirurgischen Behandlung des Magenkrebses. Langenbecks Arch. klin. Chir. **299**, 461 (1962a).

Schilddrüsenkrebs

Von

H. Rudolph, H.-D. Röher, D. Bokelmann u. B. Oellers

Weniger als 1% aller Carcinome gehen primär von der Schilddrüse aus (Statistisches Bundesamt, 1967).

Im nationalen und internationalen Schrifttum existieren zahlreiche verschiedene Einteilungen der malignen Schilddrüsentumoren (Beregi et al., 1967). Diese Einteilungen genügen entweder nur den Anforderungen des Pathologen oder denen des Klinikers.

Die Klassifikation der UICC (Tab. 1) beansprucht internationale Gültigkeit (UICC, 1969). Sie ist jedoch mehr eine Aufzählung histologisch deskriptiver Befunde und als solche ohne Bezug zum klinischen Verhalten dieser Tumoren.

Tabelle 1. *Klassifikation der malignen Schilddrüsentumoren nach Vorschlag der UICC (Union internationale contre le cancer)*

1. Folliculäres (alveoläres) Adenocarcinom
2. Alveoläres Adenocarcinom (Langhans)
3. Sklerosierendes Adenocarcinom
4. Papilläres Adenocarcinom
5. Riesenzellcarcinom
6. Kleinzelliges Carcinom
7. Onkocytäres (Hürthle) Carcinom
8. Sarkom

Es muß Aufgabe der Kliniker sein, diese internationale Einteilung durch entsprechende Änderungen für die klinische Arbeit brauchbar zu gestalten.

Wir haben daher in Zusammenarbeit mit dem Pathologischen Institut der Universität Heidelberg versucht[1], mit einer die wesentlichen Gesichtspunkte berücksichtigenden Klassifikation (Tab. 2) sowohl dem Kliniker als auch dem Pathologen gerecht zu werden (Bokelmann et al., 1970). Diese Einteilung gibt dem Pathologen die Möglichkeit, die ver-

[1] Patholog. Institut der Universität Heidelberg (Dir.: Professor Dr. W. Doerr).

schiedenen histomorphologischen Einzelheiten eines Tumors einzuordnen.

Tabelle 2. *Klassifikation der Schilddrüsencarcinome*

A. Differenzierte epitheliale Tumoren
1. metastasierendes Adenom
2. papillär wachsendes Adenocarcinom
   a) malignes Papillom (WEGELIN)
   b) cystopapilläres Adenom
   c) papilläres Carcinom
3. folliculär wachsendes Adenocarcinom
   a) Hürthle-Zelltumor/Onkocytom
   b) wuchernde Struma LANGHANS
   c) folliculäres Carcinom

B. Undifferenzierte epitheliale Tumoren
1. solides (medulläres) Carcinom
2. anaplastisches Carcinom
   a) riesenzelliges
   b) kleinzelliges
   c) polymorphzelliges

Für den Kliniker besitzen davon allein 4 Hauptgruppen Bedeutung:

1. Das papilläre Carcinom,
2. das folliculäre Carcinom,
3. das solide Carcinom und
4. das anaplastische Carcinom.

Jede dieser 4 Gruppen besitzt gruppenspezifische Eigenschaften hinsichtlich ihres histologischen Bildes, der Metastasierungsneigung, der Reaktion auf bestimmte Behandlungsformen und der Prognose.

Die Einteilung in diese 4 Gruppen wurde von WOOLNER 1961 erstmals vorgeschlagen.

Das papilläre Carcinom ist gut differenziert und oft schwer vom normalen Schilddrüsengewebe zu unterscheiden. Obwohl diese Tumorform häufiger bei jugendlichen Patienten beobachtet wird, zeigt sie oft ein langsames Wachstum. Regionäre Lymphknotenmetastasen im Halsbereich treten oft frühzeitig auf. Fernmetastasen finden sich spät und befallen dann bevorzugt die Lunge.

Diese Tumoren speichern Jod, unterliegen dem Regelkreis – Hypophyse–Schilddrüse–Körperperipherie – und lassen sich dementsprechend in ihrem Wachstum durch Schilddrüsenhormongaben hemmen. Aus diesen spezifischen Eigenschaften ergibt sich zwangsläufig ihre Behandlung:

Beim Befall eines oder beider Schilddrüsenseitenlappen ist die Thyreoidektomie die Therapie der Wahl. Beim Nachweis cervicaler Lymphknotenmetastasen muß die uni- oder bilaterale Neck-dissection angeschlossen werden.

Szintigraphisch nachgewiesenes Restschilddrüsengewebe muß durch eine Radiojod-Therapie völlig ausgeschaltet werden, damit potentielle Absiedlungen oder Rezidivgewebe von vornherein über den Regelkreis durch Schilddrüsenhormongaben supprimiert werden können.

Die 2. Gruppe der Schilddrüsen-Carcinome bilden die ebenfalls gut differenzierten folliculären Carcinome. Diese Tumoren finden sich häufiger bei älteren Menschen. Spezifisch für dieses Carcinom ist, daß der Primärtumor oft nur in einem Seitenlappen nachweisbar und relativ noch sehr klein ist, wenn bereits Fernmetastasen in Lunge, Wirbelknochen oder Plattenknochen nachweisbar sind. Tumor und Metastasen speichern fast stets Jod.

Ein Primärtumor ohne Nachweis von Metastasen erfordert die Thyreoidektomie. Selbst beim Nachweis von Fernmetastasen ist dieser radikale Eingriff noch sinnvoll, da die gut jodspeichernden Metastasen einer Radiojod-Therapie und über den Regelkreis der supprimierenden Behandlung mit Schilddrüsenhormon zugänglich sind.

Ausschlaggebend ist jedoch die totale Ausschaltung des gesamten Schilddrüsengewebes durch „Stahl und Strahl", da selbst kleinste Reste gesunden Schilddrüsenparenchyms den überwiegenden Anteil der zugeführten Jod-Isotopen aufnehmen und so eine wirkungsvolle Behandlung der Metastasen unmöglich machen.

Die 3. Gruppe der Schilddrüsen-Carcinome bilden die soliden Carcinome. Diese Geschwülste sind durch eine wenig differenzierte histologische Struktur gekennzeichnet. Sie wachsen infiltrierend und durchbrechen meist frühzeitig die Schilddrüsenkapsel. Sie bleiben jedoch erstaunlich lange gut abgrenzbar. Ihre Metastasen setzen sie im Vergleich mit dem folliculären Carcinom relativ spät, meist in Mediastinum und Lunge.

Bei gut abgegrenzten Tumoren, auch mit Kapseldurchbruch, ist die Thyreoidektomie die Therapie der Wahl. Lokale Metastasen sollten entfernt werden. Leider nehmen sowohl der Primärtumor als auch die Metastasen kein Radiojod auf. Postoperative Schilddrüsenhormongaben haben lediglich einen Substitutionseffekt, jedoch keine Suppressionswirkung auf den Tumor.

Dagegen sollte postoperativ in jedem Fall eine Telekobalt-Bestrahlung angeschlossen werden.

Die 4. Gruppe, die anaplastischen Carcinome, zeigen wie die Schilddrüsen-Sarkome, in ihrem histologischen Bild keine Beziehung zum normalen Schilddrüsengewebe.

Sie wachsen rasch und infiltrierend und setzen meist ebenso schnell Fernmetastasen. Tumor und Metastasen speichern kein Jod und sind durch Schilddrüsenhormongaben nicht zu beeinflussen.

Daraus leitet sich auch zwangsläufig die Therapie ab: Bei Tumoren ohne Kapseldurchbruch und ohne Metastasen die Thyreoidektomie, bei Infiltration und Penetration des Tumors in die Halsorgane die fakultative Palliativresektion und Nachbestrahlung mit Telekobalt. Schilddrüsenhormongaben sind lediglich zur Substitution des fehlenden Schilddrüsengewebes erforderlich, haben jedoch weder im positiven noch im negativen Sinne eine Wirkung auf das Tumorwachstum.

Bei einer jährlichen Operationsfrequenz von über 300 Schilddrüsen-Operationen an dieser Klinik sehen wir etwa 16- bis 18mal, also in rund 6% der Fälle, ein Schilddrüsencarcinom.

Von 1955–1970 wurden insgesamt 128 Patienten mit einem Schilddrüsenkrebs operiert.

Die Auswertung der Operationsergebnisse bei 79 operierten Patienten der Jahre 1955–1966 (Tab. 3) ergab, daß bei den gut differenzierten Formen der papillären und folliculären Carcinome die Prognose gut und die 5-Jahres-Überlebenszeit hoch ist. Mit zunehmender Entdifferenzierung wird die Prognose jedoch deutlich schlechter. So lebten von unseren 14 Patienten mit einem soliden Carcinom nur 3 Patienten länger als 5 Jahre. Bei den anaplastischen Carcinomen ist die Prognose ebenfalls schlecht. Nur 2 von 15 Patienten überlebten 8 und 10 Jahre die Operation. In beiden Fällen handelte es sich um gut abgegrenzte kleine Tumoren ohne Metastasen.

Tabelle 3. *Überlebenszeiten von 79 operierten Patienten mit Schilddrüsen-Carcinom (1955–1966)*

Patienten	Diagnose	Überlebenszeit bis 6 Mon.	1 Jahr	2 Jahre	5 Jahre
26	Papilläres Carcinom	—	1	3	22
24	Folliculäres Carcinom	8	—	1	15
14	Solides Carcinom	5	1	5	3
15	Anaplastisches Carcinom	11	—	2	2
79	Insgesamt	24	2	11	42

Zusammenfassend muß noch einmal betont werden, daß Fortschritte in Diagnostik und Therapie nur durch Erkenntnisse aus einem größeren Krankengut erreicht werden können. Dies ist durch eine Team-Arbeit von Chirurgen, Internisten, Radiologen und Pathologen in einer Schilddrüsen-Beratungsstelle, wie sie in Heidelberg eingerichtet wurde, möglich.

Ebenso wichtig ist, daß verschiedene Kliniken des In- oder Auslandes miteinander arbeiten. Die Grundlagen für diese gemeinsame Arbeit sind:

1. Eine einheitliche Definition und Klassifikation der Tumoren nach ihrem klinischen und histologischen Bild.
2. Eine einheitliche Erfassung des Tumorstadiums nach dem TNM-System der UICC.

Literatur

BEREGI, E., JANKOVICS, R. BRASCH, Z.: Malignant Tumours of the Thyroid Gland. Akademiai Kiado, Budapest 1967.

BOKELMANN, D., DÖRR, D., LINDER, F., OELLERS, B., RÖHER, H. D., RUDOLPH, H., TRUMM, F. A.: Zur Pathologie und Therapie der Struma maligna. Dtsch. med. Wschr. **95**, 666–671 (1970).

Statistisches Bundesamt Wiesbaden: Bevölkerung und Kultur Reihe 7 Gesundheitswesen. Stuttgart: Kohlhammer 1967.

UICC-Symposion: Thyroid Cancer Monograph Series, Vol. 12. Berlin-Heidelberg-New York: Springer 1969.

WOOLNER, L. B., BEAHRS, O. H., BLACK, B. M., MCCONNATTEY, W. M., KEATING, F. R.: Classification and prognosis of thyroid carcinoma. Amer. J. Surg **102**, 354 (1961).

Fortschritte in der Diagnostik und Operationsindikation des Bronchial-Carcinoms *

Von

I. VOGT-MOYKOPF u. D. ZEIDLER

Der Vergleich der standardisierten Krebssterbeziffern der Chirurgischen Universitätsklinik Heidelberg von 1952–1961 (K. H. BAUER u. OTT) und der Erhebungen des Statistischen Bundesamtes bis 1966 zeigt weiterhin eine ständige absolute Zunahme des Bronchialcarcinoms besonders beim Mann als dessen häufigster Organkrebs. Dadurch wird die Bedeutung einer frühzeitigen Erkennung des Bronchialcarcinoms nachdrücklich unterstützt.

Diagnostik

Allgemeine Frühdiagnostik. Eine Verzögerung der Diagnose kann durch den Kranken und den Arzt hervorgerufen werden. Eine Gemeinschaftsuntersuchung an 15 Kliniken in Baden-Württemberg und 2 in Hamburg konnte erfreulicherweise von 1966–1968 einen deutlichen Rückgang der Diagnoseverzögerung gegenüber den vorangegangenen Zeitabschnitten nachweisen (DOLD). Fast 40% aller Männer und 41% aller Frauen begaben sich ohne Verzögerung bei Auftreten der ersten Symptomatik in ärztliche Behandlung. Innerhalb des ersten $^{1}/_{4}$-Jahres folgten weitere 51% der Männer und 46% der Frauen.

Die vom Arzt bewirkte Verzögerungszeit bis zur Einweisung in die Klinik nach der ersten Konsultation zeigte bei beiden Geschlechtern eine direkte Klinikeinweisung in rund 14%. Am Ende des 1. Monats waren weit über die Hälfte und am Ende des 2. Monats fast $^{3}/_{4}$ aller Patienten stationär aufgenommen. Im Vergleich dazu dauerte es bei 50% der Kranken der Chirurgischen Universitätsklinik Heidelberg bis 1958 (1555 Fälle von Bronchialcarcinom der Jahre 1943–1958) $7^{1}/_{2}$ Monate von der ersten Konsultation bis zur Diagnose in der Klinik (SPOHN, DAUM u. BENZ). Dieser Fortschritt ist also beträchtlich und läßt sich überall im Schrifttum feststellen. Wo ist die Ursache der Verkürzung der Diagnosezeit zu suchen?

* Mit Unterstützung des Badischen Landesverbandes zur Bekämpfung des Krebses, Karlsruhe.

Eine Abhängigkeit von den verschiedenen Altersgruppen der Carcinomträger ließ sich bisher nicht nachweisen. Ebenso ließ sich von der genannten Arbeitsgruppe des „Deutschen Zentralausschusses für Krebsbekämpfung und Krebsforschung" unter Berücksichtigung statistischer Berechnungen eine Indolenz einer bestimmten Bevölkerungsgruppe mit Verharmlosung der Symptomatik (z.B. Landbevölkerung) und eine erschwerte ärztliche Versorgung (Landpraxen) nicht nachweisen. Ist aber von seiten der Patienten keine Verzögerungszeit vorhanden, so findet sich von seiten des Arztes häufig eine längere Verzögerungszeit, da der erstbehandelnde Arzt verständlicherweise erst einen Therapieversuch unternimmt (DOLD).

Die Aufklärung des nicht spezialisierten Arztes, das „Darandenken" bei Vorliegen von Beschwerden, die auf eine Lungenerkrankung hinweisen, hat sicher zum Rückgang der Verzögerungszeit beigetragen. Trotz der Vielzahl der Symptome gibt es keinen spezifischen Hinweis (Tab. 1). Darüber hinaus haben die Spektren inhalierter Carcinogene für die Diagnose bei bestimmten Berufsgruppen nach K. H. BAUER – Berufsanamnese! – auch eine große Bedeutung.

Tabelle 1. *Symptome des Bronchial-Carcinoms*

1. Husten (trockener Reizhusten, auch Auswurf)	>70%
2. Fieber (rezidivierende Retentions-Pneumonie)	
3. Hämoptoe	
4. Gewichtsverlust	
5. Abgeschlagenheit	
6. BSG-Beschleunigung	90%
7. Brustschmerz	
8. Dyspnoe (Stridor)	
9. Trommelschlegelfinger	
10. Paraneoplastisches Syndrom: Sensible Neuropathien, Encephalomyelopathien, Osteoarthropathien, Endokrinologische Ausfalls-Symptomatik, Elektrolyt-Verschiebungen u.a.	

Die Röntgen-Reihenuntersuchung hat ebenfalls zur Früherfassung symptomloser Bronchialcarcinome beigetragen und bietet bis heute die alleinige rationelle Möglichkeit zur Früherfassung. Die Röntgen-Reihenuntersuchung sollte bei Personen über 50 Jahre in mindest jährlichem Abstand durchgeführt werden mit Aufnahmen in 2 Ebenen, da Tumorverschattungen hinter dem Herzen, vor allem auf der linken Seite im a.p.-Bild leicht übersehen werden können.

Spezielle Diagnostik. Den heutigen Stand der präoperativen Diagnostik des Bronchialcarcinoms ergibt die Tabelle 2. Der Untersuchungsgang soll möglichst rasch die histologisch gesicherte Diagnose ohne allzu große subjektive Belastung für den einzelnen Patienten bringen und gleichzeitig eine Aussage über die Operabilität des Tumors ermöglichen. Hierbei nehmen eine zentrale Stellung die Bronchoskopie, die cytologischen Untersuchungen und die Mediastinoskopie ein.

Tabelle 2. *Diagnostik des Bronchial-Carcinoms*

1. Klinische Untersuchung und physikalischer Befund
2. Durchleuchtung und Röntgenaufnahme in 2 Ebenen
3. Tomographie
4. Bronchoskopie
5. Bronchographie
6. Cytologische Sputum-Untersuchung
7. Mediastinoskopie
8. Diagnostischer Pneumothorax und Thorakoskopie
9. Tumorpunktion
10. Angiographie
11. Probethorakotomie

Die *Bronchoskopie* ist heute eine weitgehend gefahrlose Untersuchung (Tab. 3). Nur sehr selten kommt es zu ernsten Komplikationen. Wir bevorzugen die Untersuchung in Narkose, um gegebenenfalls die Mediastinoskopie aus Gründen der Rationalität für den Kranken anschließen zu können. Entsprechend der Häufigkeit des Bronchialcarcinoms führt unter über 2000 Bronchoskopien von 1960–1969 an der Chirurgischen Universitätsklinik in Heidelberg die Erfassung von Bronchialtumoren (1356 Untersuchungen) mit 66%. Hiervon konnte in 57% (770 Patienten)

Tabelle 3. *Komplikationen bei 2038 Bronchoskopien und 805 Bronchographien*

	2038 Bronchoskopien Anzahl	%	805 Bronchographien Anzahl	%
Temperaturanstieg bis 39°	—	—	44	5,5
Klinisch manifeste Bronchopneumonien (Temp. über 39°)	—	—	10	1,2
Respiratorische Komplikationen	24	1,2	7	0,9
Kontrastmittelunverträglichkeit	—	—	12	1,5
Krämpfe (Unverträglichkeit und Überdosierung des Lokalanaestheticums)	—	—	2	0,25
Blutung	26	1,3	—	—
Gewebeemphysem	4	0,2	—	—
Psychogener Kollaps	—	—	4	0,5
Exitus	—	—	1	0,1

die eindeutige Diagnose eines Carcinoms mit dem Bronchoskop gestellt werden. Dabei konnte in 64% eine histologisch gesicherte Diagnose durch Probeexcision erreicht werden. Die Zahl der positiv ausfallenden Biopsien steht offensichtlich in Abhängigkeit vom Sitz des Tumors im Bronchialbaum. Die am leichtesten zugänglichen Bronchialabschnitte (Trachea, Stammbronchien und Unterlappen) ergeben die häufigsten positiven histologischen Ergebnisse. Weitere Ursachen einer Probeexcision mit negativem histologischen Ergebnis zeigt Tabelle 4.

Tabelle 4. *Ursachen der negativen Probeexcision bei der Bronchoskopie*

1. Technische Schwierigkeiten
2. Peripheres Tumorwachstum
3. Submukös verlaufendes Tumorwachstum oder Bronchuskompression durch Lymphknotenmetastasen
4. Sekundär entzündliche Veränderungen, die einen Tumor vortäuschen.
5. Gewebsentnahme aus Tumornekrosen
6. Komplikationen, die zum vorzeitigen Abbruch zwingen: Blutungen, respiratorische und zirkulatorische Insuffizienz
7. Mangelnde Erfahrung

Auch bei peripherem Sitz eines Bronchialcarcinoms muß stets eine Bronchoskopie durchgeführt werden. Einbrüche tumoröser Lymphknoten (Metastasen) in den zentralen Bereich des Bronchialbaumes können leicht übersehen werden. Sie können auch einer noch so subtilen Röntgenuntersuchung entgehen.

Unter den cytologischen Untersuchungen hat sich in den letzten Jahren das Schwergewicht zunehmend auf die *cytologische Sputumuntersuchung* verlagert. Die Treffsicherheit erhöht sich mit der Anzahl der Untersuchungen und Einsendungen (Grunze). Einen nicht geringen Anteil bei den positiven Ergebnissen trägt die Erfahrung des Untersuchers. Im Schrifttum schwankt daher die Zahl der positiven Ausbeute beim Bronchialcarcinom zwischen 65 und 90%. Die falsch-positiven Ergebnisse liegen in erfahrener Hand unter 3%.

Leider ist diese ohne Zweifel bedeutsame Cytologie bisher für Reihenuntersuchungen Gesunder nicht geeignet. Inwieweit hier einmal automatisierte Auswertungen, zumindest als Vorauswertungen, einspringen können, ist noch völlig offen.

Operationsindikation

Die Übersicht der Untersuchungsmethoden (Tab. 2) dienen nicht nur der Diagnostik, sondern speziell auch der Beurteilung der Operabilität des Bronchialcarcinoms, das trifft besonders für die Mediastinoskopie zu. Diese Untersuchung bedeutet einen großen Fortschritt in der Suche nach Lymphknotenmetastasen im Thorax um den Kranken eine unnötige Eröffnung des Thorax zu ersparen. Abgesehen von der subjektiven Belastung bedeutet die Probethorakotomie beim Carcinomkranken im höheren Alter immer noch ein Risiko von rund 10%.

Mit der Mediastinoskopie lassen sich praktisch die wichtigsten Lymphknotenstationen des oberen Mediastinums mühelos untersuchen. In der Beurteilung der Operabilität des Bronchialcarcinoms ist es in letzter Zeit mit dieser Methode zu unterschiedlichen Meinungen gekommen. Auf der einen Seite (MAASSEN, SCHÜLKE, u.a.) wird bei Befall der paratrachealen Lymphknotengruppe der gleichen oder Gegenseite in keinem Fall mehr eine Thorakotomie durchgeführt. Mit diesem Vorgehen konnte die Rate der Probethorakotomien (Tab. 5) vereinzelt bis zur 3%-Grenze gesenkt werden (REYNDERS, SPECHT). Andere Autoren lehnen die Mediastinoskopie zur Beurteilung der Operabilität praktisch ab (CONRAD u. SCHULTE) und versuchen wenn möglich in jedem Fall die Resektion zu erzwingen.

Tabelle 5. *Rückgang der Probethorakotomie seit Einführung der Mediastinoskopie*

Ohne Mediastinoskopie	*Mit* Mediastinoskopie	
?	13 %	AEBERHARD u. AKOVBIANTZ 1965
?	13 %	BERGH, RYDBERG 1964
21–38%	6 %	DELARUE u. STRASBERG 1966
?	9 %	MAASSEN 1968
?	10 %	NACHBUR u. WÄLTI 1968
?	6,6%	PEARSON 1968
40%	6 %	REYNDERS 1964
35–40%	3,3%	SPECHT 1968
25%	10 %	*eigenes* Krankengut 1969

In der Beurteilung der Operabilität beim Bronchialcarcinom mit Hilfe der Mediastinoskopie richten wir uns nach:

1. dem Zelltyp des Tumors,
2. der Lage der tumor-durchsetzten Lymphknoten im Mediastinum,
3. dem Alter des Patienten (biologisches Alter) und
4. dem Palpationsbefund.

Zu 1. Beim kleinzelligen Bronchialcarcinom mit der bekannt schlechten Prognose führen wir auch bei diskretem Befall der paratrachealen Lymphknotenkette (Serienbiopsien aus verschiedenen Höhen) sowohl der Tumor- als auch der Gegenseite keine Probethorakotomie mehr durch. Die Bestrahlung bietet hier bei nicht eröffnetem Thorax die gleichen oder sogar besseren Überlebenschancen (VIETEN).

Zu 2. Bei anderen Zelltypen des Bronchialcarcinoms stellen wir bei jüngeren Patienten, bei tumorseitigem Befall der paratrachealen Lymphknoten und der Bifurkation, noch die Indikation zur Probethorakotomie. Hier bietet die erweiterte Resektion immer noch eine reelle Chance (LINDER u. Mitarb.: 12% Überlebensquote). Nicht thorakotomiert wird dagegen bei Befall der paratrachealen Lymphknotenkette der Gegenseite.

Zu 3. Stellen bei Patienten in der 6. und 7. Lebensdekade die erhobenen Allgemeinbefunde (Herz, Kreislauf- und Lungenfunktion) ein stark vergrößertes Risiko dar (sog. Grenzfälle), die eine Entscheidung schwierig werden lassen, so verzichten wir bei positivem Lymphknotenbefall im Mediastinum stets auf eine Resektion.

Zu 4. Inoperabel gelten auch alle die Fälle, bei denen der tastende Finger das Mediastinum von unbeweglichen Lymphknotenpaketen ausgemauert vorfindet. Auch bei nicht zu sichernder histologischer Diagnose (Blutungsneigung!) entscheidet hier der Tastbefund.

Mit diesem Vorgehen, das wir seit 1966 konsequent durchführen, konnten wir unsere Rate der Probethorakotomien von 25% (Zeitraum von 1960–1965) bis auf 10% senken.

Zusammenfassend läßt sich feststellen, daß heute eine histologisch gesicherte Diagnose beim Bronchialcarcinom in 80–85% der Kranken möglich ist. Leider muß jedoch abschließend nach diesem erfreulichen Aspekt für die Entwicklung der Frühdiagnostik und Selektion der Kranken für eine operative Behandlung – die Resektion ist derzeit immer noch die beste Heilchance – festgestellt werden, daß eine ins Gewicht fallende Besserung der therapeutischen Langzeitergebnisse noch nicht erreicht wurde. Lediglich bei den früherfaßten peripheren Carcinomen (Rundherde) scheint die 5-Jahresüberlebensquote besser zu werden.

Literatur

AEBERHARD, P., AKOVBIANTZ, A.: Bericht über 230 Mediastinoskopien. Helv. chir. Acta **32**, 205–210 (1965).

AKOVBIANTZ, A., AEBERHARD, P.: Die Mediastinoskopie in der Operabilitäts-Beurteilung des Oesophagus-Carcinoms. Schweiz. med. Wschr. **95**, 168–170 (1965).

BAUER, K. H.: Das Krebsproblem. 2. Aufl. Berlin-Göttingen-Heidelberg: Springer 1963.

— OTT, G.: Über die Krebsgefährdung des heutigen Menschen. Materia Medica Nordmark **XVII**, 261–312 (1965).

BERNDT, H.: Behandlungsergebnisse bei zufällig entdecktem und symptomlosen Bronchialkarzinom. Dtsch. med. Wschr. **94**, 1559 (1969).

BERGH, N. P.: Mediastinal exploration by the technique of Carlens. Dis. Chest **46**, 399–410 (1964).

BUCHBERGER, R., JENNY, R. H.: Ergebnisse der chirurgischen Behandlung des Bronchialkarzinoms. Med. Klin. **60**, 629–33 (1965).

DELARUE, N. C., STRASBERG, ST. M.: The rational of intensive preoperative investigation in bronchogenic carcinoma. J. thorac. cardiovasc. Surg. **51**, 391 (1966).

DOLD, U.: Der Stand der Frühdiagnostik beim Bronchialkarzinom (Koordinierungsprogramm des Deutschen Zentralausschusses für Krebsbekämpfung und Krebsforschung e.V.). Dtsch. med. Wschr. **95**, 53–59 (1970).

FREISE, G., SCHÜLER, W.: Probeexcision mit Probepunktion beim Bronchialkarzinom. Münch. med. Wschr. **19**, 947 (1965).

GRUNZE, H.: Der derzeitige Stand der Zytodiagnostik bei Erkrankungen des Thorax. Dtsch. med. Wschr. **91**, 1476–1483 (1966).

GUSINDE, R. E., DISSMANN, E., EGLAUER, E.: Die Bedeutung der zytologischen Sputumuntersuchung für die Früherfassung des Bronchialkarzinoms. Dtsch. med. Wschr. **93**, 1994–1999 (1968).

KONRAD, R. M., SCHULTE, H. D.: Die Aussagefähigkeit der Mediastinoskopie zur Beurteilung der Operabilität des Bronchuscarcinoms. Dtsch. med. Wschr. **94**, 368–372 (1969).

LINDER, F.: Diagnose und Therapie des Bronchialkarzinoms (Regensburger Jahrbuch der ärztlichen Fortbildung). Regensbg. Jb. ärztl. Fortbild. **XII**, 188–195 (1964).

— Klinik und Therapie des Bronchialkarzinoms. Wien. klin. Wschr. **77**, 659–662 (1965).

— JAGDSCHIAN, V.: Rundherde der Lungen. Langenbecks Arch. klin. Chir. **292**, 371 (1959).

— VOGT-MOYKOPF, I.: Die chirurgische Behandlung des Bronchialkarzinoms. Dtsch. med. Wschr. **92**, 1193–1194 (1967).

MASSEN, W.: Ergebnisse und Bedeutung der Mediastinoskopie und anderer thoraxbioptischer Verfahren. Berlin-Heidelberg-New York: Springer 1967.

— Die Bedeutung der Mediastinoskopie nach CARLENS für die Operabilitäts-Beurteilung des Bronchialkarzinoms. Thoraxchirurgie **11**, 619–629 (1964).

— Mediastinale Endoskopie und Biopsie. Chir. Praxis **12**, 347–362 (1968).

NACHBUR, B.: Was leistet die Mediastinoskopie in der Beurteilung des Bronchus-Carcinoms? Thoraxchirurgie **16**, 455–459 (1968).

OTT, G., DAUM, R.: Lungenkrebs bei Frauen. Langenbecks Arch. klin. Chir. **310**, 93–106 (1965).

RINK, H.: Der Lungenkrebs. Klinik, Praxis und Problematik. Stuttgart: Schattauer 1965.

SPECHT, G.: Erweiterte Mediastinoskopie. Thoraxchirurgie **13**, 401–407 (1965).

— Über die erweiterte Mediastinoskopie. Dtsch. med. Wschr. **92**, 2358–2361 (1967).

— Ergebnisse der Mediastinoskopie. Rhein. westf. Vereinig. für Tbc und Lungenheilkunde Düsseldorf 1968. Mitt. Dienst Ges. Bekämpfg. Krebskrankh. Nordrhein-Westf. **5**, 152–156 (1968).

SPOHN, K., DAUM, R., BENZ, K.: Das Bronchialkarzinom. Langenbecks Arch. klin. Chir. **294**, 740–777 (1960).

VIETEN, H., GÜNTHER, D.: Die Strahlenbehandlung des Bronchialkarzinoms. Dtsch. med. Wschr. **94**, 1593–99 (1969).

Tumoren des Herzens

Von

W. Hissen, F. Linder u. W. Schmitz

Primäre Tumoren des Herzens und des Pericards sind selten. Nur etwa 600 Fälle, zumeist Einzelbeobachtungen, sind beschrieben worden. Dieses Ausmaß an Literatur im Verhältnis zu dem ungewöhnlichen Vorkommen der Herztumoren und damit ihrer relativen Unwichtigkeit als Ursache einer klinisch manifesten Herzerkrankung hat nach Friedberg (1966) folgende Gründe:

1. Die klinische Symptomatologie der Herztumoren täuscht oft das Vorliegen gewöhnlicher Formen von Herzerkrankungen vor.
2. Die Unsicherheit hinsichtlich der Pathogenese cardialer Myxome und Rhabdomyome.
3. Die Suche nach verbesserten diagnostischen Möglichkeiten cardialer Tumoren zu Lebenszeiten der betroffenen Patienten.
4. Die immer größer werdenden Möglichkeiten der chirurgischen Entfernung und damit Heilung von bestimmten Formen der Herztumoren.

Die Angaben über die Häufigkeit von primären und sekundären Herztumoren bewegen sich in weiten Grenzen. Nach Willis (1957) sind Herz und Pericard in 5–11% Sitz irgendeines malignen Tumors des befallenen Gesamtorganismus. Primärtumoren des Herzens wurden bei etwa 12000 Autopsien in etwa 0,05% gefunden (Lymburner, 1934).

Die Angaben über das Vorkommen sekundärer (maligner) Tumoren schwanken zwischen 1% und 3,9% vom Gesamt-Obduktionsmaterial bis hin zu 15–21% der an malignen Prozessen verstorbenen Patienten (Bisel et al., 1953; Prichard, 1951; Scott u. Garvin, 1939; Young u. Goldman, 1954). Nach Prichard (1951) treten metastatische Geschwülste des Herzens und des Pericards etwa 20–40mal häufiger als primäre Tumoren auf; Mamma-Carcinom, Lymphosarkom, Melanosarkom und Lungen-Carcinom führen in dieser Reihenfolge die Liste der von dem Autor beschriebenen metastasierenden Primärtumoren an, das rechte Herz ist etwas häufiger als das linke von den metastatischen Prozessen befallen.

Klassifizierung der Herztumoren

I. Primäre Tumoren

A) Benigne Tumoren
Myxome
Rhabdomyome
Andere seltene Formen wie Fibrome, Lipome, Angiome, Teratome

B) Maligne Tumoren
Sarkome verschiedener Zelltypen
Andere seltene Formen wie Mesotheliome des Pericards

II. Sekundäre (maligne) Tumoren

1. Carcinom oder Sarkom durch direkte Invasion
2. Carcinom oder Sarkom durch Metastasierung
3. Maligne Systemerkrankung mit Herzbeteiligung wie Morbus Hodgkin, Lymphosarkom oder Leukämie

Bei den Primärtumoren handelt es sich in über 50% der beobachteten Fälle um ein Myxom (Griffiths, 1965; Niedermeyer et al., 1969; Spencer, 1969; Weldon u. Zuidema, 1967). Diese Tumoren finden sich fast ausschließlich in den Herzvorhöfen und befallen in etwa 75% der beobachteten Fälle den linken und in 25% den rechten Vorhof. Ein Herzkammermyxom ist selten. Als zweitgrößte Tumorgruppe folgen die Sarkome, die zumeist vom rechten Atrium ausgehen und verschiedene Zellformen (Spindelzell-Sa., Rundzell-Sa.) aufweisen können (Kander u. Müller, 1968). Alle anderen Tumoren wie Angiome, Fibrome (Björk et al., 1967; Kay, 1968), Lipome, Teratome und Rhabdomyome sind extrem selten; letztere sind relativ häufiger in der pädiatrischen Altersgruppe zu beobachten (Kulkarni, 1969) und oft mit Mißbildungen anderer Organe oder generalisierten Veränderungen wie tuberöse Hirnsklerose vergesellschaftet. Nach Doerr oder Schiebler (1963) ist auch heute die Frage nach Natur und Pathogenese des Rhabdomyoms seit dem erstmals 1862 von v. Recklinghausen beschriebenen derartigen Tumor (1862), noch nicht eindeutig beantwortet. Dasselbe gilt nicht mehr für die Myxome, die durch licht- und elektronenmikroskopische, sowie histochemische Untersuchungen als echte Neoplasmen endocardialen Zellursprungs charakterisiert werden können (Fine et al., 1968; Friedberg, 1966).

Die klinische Symptomatologie der Herztumoren ist abhängig von Lokalisation und Ausdehnung. Die meisten Herztumoren sind asymptomatisch und werden autoptisch als Zufallsbefund entdeckt. Oft wird auch eine metastatische Herzbeteiligung durch die Symptomatik der primären Tumors überschattet. Andere intracardial gelegene Tumoren täuschen

Symptome der Mitralstenose oder die von konstriktiver Pericarditis vor. Myocardiale Neubildungen können zu Herzrhythmusstörungen führen (Björk et al., 1967). 45% der im linken Vorhof gelegenen Myxome embolisieren nach Bigelow et al. (1969), ein plötzlicher Tod durch Herzversagen aufgrund eines Kugelventilmechanismus soll in etwa $^1/_3$ der beschriebenen Myxome und Fibrome beobachtet worden sein (Friedberg, 1966).

Diese variable und zumeist uncharakteristische Symptomatologie weist auf die diagnostischen Schwierigkeiten bei der Erkennung von Herztumoren hin. Als beste Methode zur Erkennung intracardialer Geschwülste darf heute wohl die Angiocardiographie angesehen werden (Bayer et al., 1954), die bei Verdacht auf Bestehen eines Tumors über die Arteria pulmonalis durchgeführt werden sollte, da eine transseptale oder retrograde linksseitige Angiographie die Gefahr der Embolisierung in sich birgt (Weldon u. Zuidema, 1967). Peripher entfernte Embolien sollten immer histologisch untersucht werden, da es sich hierbei um abgesprengte Tumorteile handeln kann. Die konventionelle röntgenologische Untersuchung vermag wertvolle Hinweise zu geben, wenn es sich um größere Tumoren handelt, die die Herzkonturen verändern.

Die Behandlung sekundärer (maligner) Herztumoren wird symptomatisch sein und reicht von Pericard-Parazentese über Strahlenbehandlung bis zur Verabreichung von Cytostatica.

Da unter den primären Tumoren das benigne Myxom am häufigsten vorkommt, ist die operative Entfernung der Geschwulst unter Zuhilfenahme des extracorporalen Kreislaufes und damit die Heilung des Patienten möglich (Prichard, 1951). Die operative Letalität des intracardial gelegenen Myxoms beträgt nach Spencer (1969) 10–15%. Andere Tumoren wie Teratome, Fibrome und Lipome können auch durch Operation entfernt und somit die Patienten geheilt werden (Björk et al., 1967). Aber auch bei cardialen Sarkomen, die eine relativ geringe Malignität und Progressivität aufweisen und deren Metastasierung nicht besonders häufig ist, erscheint der Versuch einer operativen Behandlung als gerechtfertigt.

Im Folgenden soll über 2 eigene Fälle operativer Behandlung von Herztumoren berichtet werden.

Fall 1: E. M., weiblich, 51 Jahre: Aus der Anamnese ist eine Nephritis mit 12 Jahren und eine Eklampsie mit 36 Jahren während der 2. von insgesamt 3 Schwangerschaften zu erwähnen. Beide Erkrankungen seien folgenlos überstanden worden. Seit 8 Jahren vor der jetzigen Aufnahme litt die Patientin unter Bein-Ödemen, seit 4 Jahren unter Belastungs-Dyspnoe, seit 2 Jahren wurden Orthopnoe, starke Bein-Ödeme und Leberschwellung beobachtet. Die klinische Untersuchung bei der Aufnahme ergab eine deutliche venöse Einflußbehinderung mit Venenerweiterung und Lebervergrößerung um 4 Qf, peripheren Ödemen, sowie Ascites, Cyanose der Lippen und Acren. RR 120/85 mmHg. Auskultatorisch fand sich ein leises, frühsystolisches Decrescendo-Geräusch, außerdem ein protodiastolisches Geräusch. Die Laborwerte waren insgesamt unauffällig, das EKG zeigte einen Sinusrhythmus bei indifferentem Lagetyp und allgemeiner Niedervoltage. Die röntgenologische Thorax-Übersichtsaufnahme erbrachte eine beidseitige Verbreiterung des Herzens, der rechte Vorhof war nach rechts prominent. Im rechtsseitig durchgeführten Angiocardiogramm wurde eine Erweiterung der Hohlvenen und des rechten Vorhofes beobachtet mit einer etwa faustgroßen, z. T. unscharf begrenzten Aussparung in demselben (Abb. 1) (Cardiologische Abteilung der Medizinischen

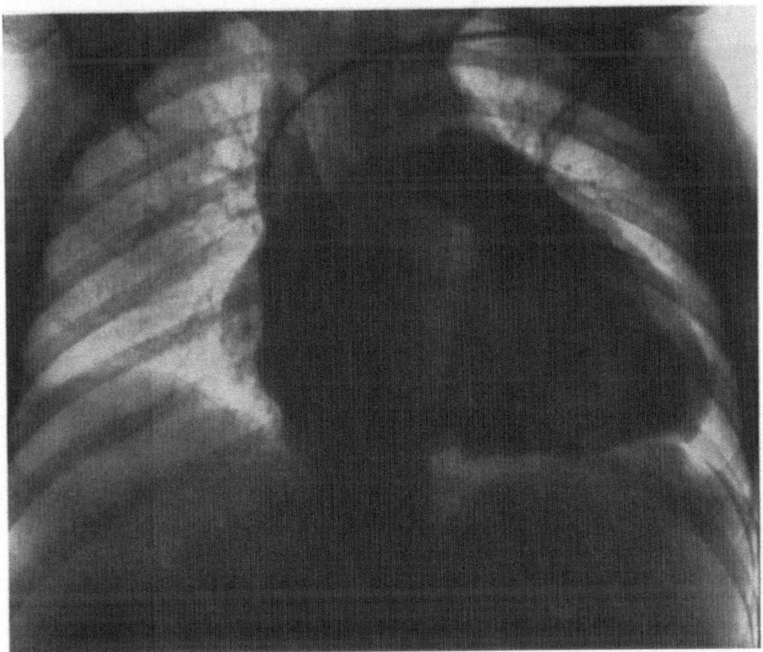

Abb. 1. Myxom des rechten Vorhofes einer 51 jährigen Patientin. Das Angicardiogramm zeigt die etwa faustgroße Aussparung im erweiterten rechten Vorhof mit fraglicher Protrusion in die rechte Kammer

Universitäts-Klinik, Heidelberg, Vorstand: Professor Dr. H. H. WOLTER †). Unter der angiographischen Diagnose eines faustgroßen Tumors im Bereich des rechten Vorhofes mit fraglicher Protrusion in die rechte Kammer wurde die Patientin mit Hilfe des extracorporalen Kreislaufes operiert. Es fand sich ein brüchiges, gallertiges, von der Gegend des Foramen ovale ausgehendes, breitbasiges, mandarinengroßes, tumuröses Gebilde, das sich zum Teil in die rechte Kammer hineinprojektiert hatte. Der Tumor ließ sich entfernen, wenn auch wahrscheinlich nicht radikal. Die histologische Untersuchung des Operationspräparates (Pathologisches Institut der Universität Heidelberg, Direktor: Professor Dr. W. DOERR) ergab das typische Bild eines Myxoms (Abb. 2).

Der postoperative Verlauf war, der lang bestehenden präoperativen Rechts-Herz-Insuffizienz entsprechend, prolongiert. Der Patientin geht es jetzt ($4^1/_2$ Jahre nach der Operation) gut. Sie ist beschwerdefrei. Für ein Tumor-Rezidiv liegt klinisch kein Verdacht vor.

Fall 2: E. S., männlich, 33 Jahre: Aus der Anamnese sind keine besonderen Vorerkrankungen zu erfahren. 9 Monate vor der jetzigen Aufnahme bemerkte der Patient erstmals Schmerzen in der linken Thoraxseite, die atemunabhängig und mit zunehmender Atemnot und Leistungsminderung verbunden waren. Eine Gewichtsabnahme beobachtete der Patient nicht. Es kam zu Temperaturanstieg bis zu

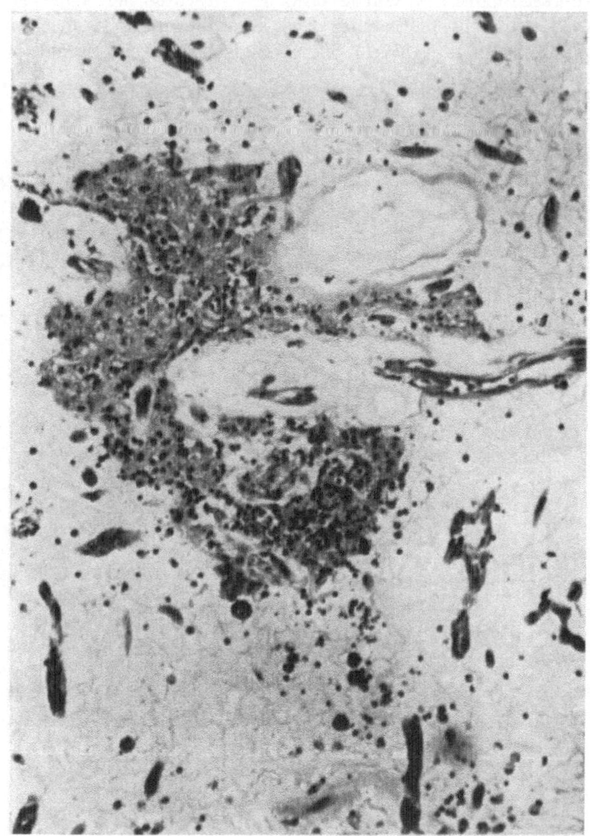

Abb. 2. Myxom des rechten Herzvorhofes. Paraffin, PAS, Photogramm, Vergrößerung 1:420. In Bildmitte ein Capillarfeld mit Proliferationsnestern. Die Grundsubstanz ist schlecht anfärbbar, reich an sauren Mucopolysacchariden. Die in Bildmitte gelegene Zellansammlung repräsentiert eine „bunte Population" von: Endothelzellen, Adventitialzellen, Monocyten, Leuko- und Lymphocyten. Schleimgewebsähnliche Metamorphose

39,7 Grad ohne Husten oder Auswurf. Zunächst Behandlung unter dem Verdacht auf Rippenfellentzündung. In den folgenden Monaten beobachtete der Patient ein häufiger werdendes Herzklopfen, besonders nach körperlichen Belastungen, trotzdem arbeitete er weiter. 4 Monate vor der Aufnahme erlitt er einen Ohnmachtsanfall. Die danach durchgeführte eingehende Untersuchung ergab eine linksseitige Herzvergrößerung, die dann der weiteren diagnostischen Abklärung zugeführt wurde. Bei der ersten stationären Aufnahme vor 2 Monaten (Stadt Stuttgart, Katharinen-Hospital, Medizinische Klinik, Direktor: Professor Dr. SPANG) fanden sich keine manifesten Zeichen einer Herzinsuffizienz, aber eine perkutorisch feststellbare Herzvergrößerung nach links und auskultatorisch ein uncharakteristisches Systolikum über der Herzbasis bei RR 125/75 mmHg, regelmäßigem Puls 96/min. Röntgenologisch wurde die Herzverbreiterung nach links wiederum bestätigt. Der Vergleich mit der 2 Monate zuvor gemachten Aufnahme zeigte eine Zunahme der Vergrößerung. Im EKG fand sich ein Sinusrhythmus bei Rechts-Typ mit deutlicher Erregungsrückbildungsstörung. Die Laborbefunde waren unauffällig, die Senkung normal, der Antistreptolysintiter war auf 500 TE erhöht. In der Annahme einer

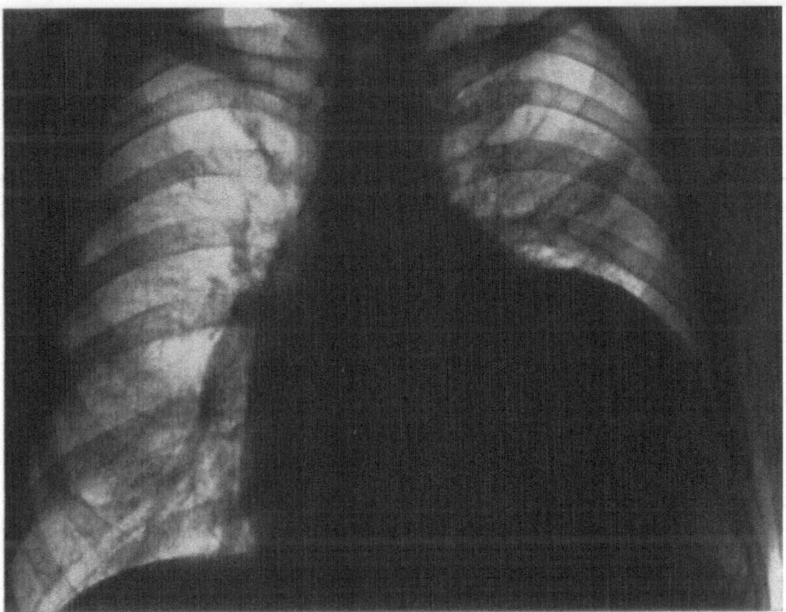

Abb. 3. Malignes, vom Epicard ausgehendes Mesothelium. Thoraxübersicht a. p.

Myocarditis wurde der Patient mit Digitalis-Präparaten, Antibiotica, Cortison-Derivaten und Diuretica behandelt. Trotzdem war eine weitere Größenzunahme des Herzens und Verschlimmerung der Beschwerden zu beobachten, so daß eine rechtsseitige Angiocardiographie (Katharinen-Hospital, Stuttgart) durchgeführt wurde, die eine deutliche Abdrängung des rechten Ventrikels nach vorn und eine Nichtdarstellung des größten Anteils des Herzschattens ergab. Unter der Diagnose eines cardialen Tumors wurde eine direkte Punktion durchgeführt, die histologische Untersuchung des Materials ergab das Vorliegen eines malignen Mesotheliums

Der Patient wurde daraufhin zur Probe-Thorakotomie in die Chirurgische Universitäts-Klinik Heidelberg überwiesen. Der klinische Befund, die Labordaten und das EKG entsprachen den oben genannten Befunden. Die Spirometrie ergab eine Einschränkung der Vitalkapazität auf 30% des Sollwertes. Die Senkung war mit 34/55 beschleunigt. Die Thorax-Übersichtsaufnahme zeigte den Tumor deutlich (Abb. 3). Die linksseitige Thorakotomie erbrachte einen kindskopfgroßen, mit Pericard überzogenen Tumor, der in das Myocard der linken Kammer und die linke

Lunge invasiv eingewachsen war. Der bröckelige, gallertige Tumor wurde soweit wie möglich ausgeräumt. Der Patient überstand den Eingriff, er starb aber am 4. postoperativen Tag unter dem Zeichen des kombinierten Herzversagens. Die pathologisch-anatomischen Untersuchungen (Pathologisches Institut der Universität Heidelberg, Direktor: Professor Dr. W. Doerr) ergaben neben den schon oben genannten Befunden eine tumorige Umwachsung der Coronar-Arterien und Durchsetzung der linken Kammerwand; außerdem durch den Tumor bedingte Strangulation der großen Gefäße, Metastasen wurden nicht gefunden. Histologisch handelte es sich um ein spindelzelliges, differenziertes Mesotheliom des Epicards.

Zusammenfassung

Herztumoren sind selten und diagnostisch schwer erfaßbar. Über 50% der primären Herztumoren sind benigne, damit ist die Aussicht auf Heilung und operative Entfernung groß. Nach kurzer Darstellung der Pathologie und Klinik der Herztumoren wird aus dem eigenen Krankengut über die Entfernung eines Vorhof-Myxoms und über die Operation eines vom Epicard ausgehenden malignen Mesothelioms berichtet, das auf den linken Ventrikel übergegriffen hatte.

Literatur

Bayer, O., Loogen, F., Vieten, H., Willmann, K. H., Wolter, H. H.: Der Wert des Herzkatheterismus und die Angiokardiographie bei der Diagnostik intra- und extracardialer Tumoren. Dtsch. med. Wschr. **79**, 619 (1954).

Bigelow, J. C., Herr, R. H., Starr, A.: Atrial myxoma. Surgery **65**, 247 (1969).

Bisel, H. F., Wroblewski, F., LaDue, J. S.: J. Amer. med. Ass. **153**, 712 (1953).

Björk, V. O., Dahlgren, S., Ruhde, U., Zetterquist, P.: Fibroma in the interventricular septum of the heart. Scand. J. thorac. cardiovasc. Surg. **1**, 191 (1967).

Doerr, W., Schiebler, T. H.: Pathologische Anatomie des Reizleitungssystems. In: Bargmann, W., Doerr, W.: Das Herz des Menschen. Stuttgart: Thieme 1963.

Crafoord, C. K.: Henry Ford Hospital International Symposion on Cardiovascular Surgery. Studies in Physiology, Diagnosis and techniques, 202. Ed. by Lam, C. R. Philadelphia: Saunders Comp. 1955.

Fine, G., Morales, A., Horn, R. C.: Cardiac myxoma. A morphologic and histogenetic appraisal. Cancer (Amst.) **22**, 1156 (1968).

Friedberg, C. K.: Diseases of the heart. Philadelphia: Saunders Comp. 1966

Griffiths, G. C.: A review of primary tumors of the heart. Prog. cardiovasc. Dis. **7**, 465 (1965).

Kauder, H., Müller, S.: Angioblastisches Sarkom des Herzens. Thoraxchirurgie **16**, 214 (1968).

Kay, J. J.: Successful excision of an intramural fibroma of the right ventricle and ventricular septum. J. cardiovasc. Surg. (Torino) **9**, 434 (1968).

Kulkarni, M. G.: Intrapericardial teratoma. Ann. Thorac. Surg. **7**, 30 (1969).

Lymburner, R. M.: Tumors of the heart. Histopathological and clinical studies of four primary and fifty-two secondary tumors of the heart. Canad. med. Ass. J. **30**, 368 (1934).

Mahaim, J.: Les tumeurs et Les Polypes de Coeur; Etude Anatomo-clinique. Paris: Mason et Cie 1945.

NIEDERMEYER, W., NORDMANN, K. J., SCHAEFER, J., SCHWARZKOPF, H. J., SEDLMEYER, I.: Zur Diagnostik von Tumoren des rechten Herzens. Dtsch. med. Wschr. **94**, 542 (1969).

PRICHARD, R. W.: Tumors of the heart. Review of the subject and report of one hundred and fifty cases. Arch. Pathol. **51**, 98 (1951).

VON RECKLINGHAUSEN, F.: Ein Herz von einem Neugeborenen. Mschr. Geburtsh., Gynäk. **20**, 1 (1862).

SCOTT, R. W., GARVIN, C. F.: Tumors of the heart and pericardium. Amer. Heart J. **17**, 431 (1939).

SPENCER, F. C.: Tumors of the heart. Surgery of the Chest by J. H. GIBBON, D. C. SABISTON and F. C. SPENCER. Philadelphia: Saunders Comp. 1969.

WELDON, C. S., ZUIDEMA, G. D.: Tumors of the heart. Cardiac Surgery, ed. by NORMAN, J. C. London: Butterworth 1967.

WILLIS, R. A.: The spread of tumors in the human body. London: Butterworth 1952.

YOUNG, J. M., GOLDMAN, I. R.: Tumor metastasis to the heart. Circulation **9**, 220 (1954).

Krebschirurgie im Kindesalter

Von

R. Daum, M. Pieper u. U. Schütze

Der Krebs ist keineswegs, wie allen hinreichend bekannt ist, an eine bestimmte Altersklasse gebunden. Aus einer Zusammenstellung in „Clinical Cancer Epidemiology" und einer Berechnung des Statistischen Bundesamtes Wiesbaden geht hervor (Tab. 1), daß im Jahre 1967 in der Bundesrepublik Deutschland 1102 Kinder unter 15 Jahren an Krebs oder einer anderen bösartigen Neubildung verstarben. Unter den Todesursachen im Kindesalter rangieren die bösartigen Geschwülste an 4. Stelle.

Tabelle 1. *Todesursachen bei Kindern unter 15 Jahren in der BRD 1967*

	männlich	weiblich	insgesamt
1. Angeborene Mißbildungen	2480	2011	4491
2. Unfälle	2733	1420	4153
3. Erkrankungen der Atmungsorgane	990	736	1726
4. Bösartige Neubildungen	617	485	1102

Aus der Fülle der verschiedenen Variationsmöglichkeiten (Tab. 2) in Form und Lokalisation lassen Sie mich im Rahmen dieses Kurzreferates 2 Formen herausgreifen, die für das Kindesalter typisch sind und an denen die Problematik der Krebschirurgie bzw. Krebsbehandlung stellvertretend für die übrigen Formen evident wird: das Adenosarkom der Niere und das Neuroblastom.

Das Adenosarkom der Niere ist histologisch, pathogenetisch und nomenklatorisch eine interessante und merkwürdige Geschwulst. Der Tumor wird häufig nach Birsch-Hirschfeld, im angelsächsischen Sprachraum vorwiegend nach Wilms benannt. Aus begreiflichen Gründen läßt uns in Heidelberg der genius loci an dem Namen Wilms-Tumor festhalten.

Während die Pathogenese weitgehend bekannt ist, herrschen bezüglich der Behandlungsmethoden recht verschiedene Auffassungen. Behandlung und Prognose werden entscheidend beeinflußt von der Tat-

Tabelle 2. *Maligne Tumoren im Kindesalter. Chirurgische Universitäts-Klinik Heidelberg, Januar 1943 bis August 1970*

Weichteil-Sarkome		53
Neuroblastome		42
Wilms-Tumoren		60
Knochen-Sarkome, davon Ewing-Sarkome	(13)	57
Schilddrüsen-Tumoren		7
Maligne Teratome		11
NNR-Carcinom		5
Leber-Carcinom		3
Lymphogranulomatose		7
Maligne Melanome		3
Rest		22
Gesamt		270

sache, daß der Wilms-Tumor meist erst manifest wird, wenn er eine erhebliche Größenzunahme erfahren hat. Schmerzen fehlen fast immer, eine Hämaturie ist selten. Die Diagnose ist aus dem i.v.-Pyelogramm aus einer Verziehung und Verdrängung des Hohlraumsystems relativ leicht zu stellen. Die Behandlung sollte ohne Zeitverlust innerhalb von 24 Std nach Diagnosestellung einsetzen. Die extraperitoneale Freilegung durch Flankenschnitt sollte der Vergangenheit angehören. Bei dem Eingriff ist eine weite Freilegung des Tumors erforderlich mit der Möglichkeit, primär die Nierenvene zu unterbinden, um einer intraoperativen Metastasierung vorzubeugen und um die paraaortalen Lymphknoten von der Bifurkation bis zum Zwerchfell auszuräumen. Die quere Laparotomie von jenseits der Mittellinie bis in den Flankenbereich hat sich allgemein durchgesetzt. Neben der chirurgischen Behandlung haben die Cytostatica und die Bestrahlung ihren festen Platz eingenommen.

In den Jahren 1943-1970 wurden an unserer Klinik 60 Kinder mit einem Wilms-Tumor behandelt, das sind mit 22,2% mehr als $^1/_5$ der kindlichen Tumoren. Auffallend ist die Tatsache, daß der Wilms-Tumor in den meisten Fällen im Säuglings- und frühen Kindesalter manifest wird (Abb. 1). Im eigenen Krankengut traten 50 Tumoren (83,3%) bis zum 6. Lebensjahr in Erscheinung, ein Gipfel liegt zwischen dem 2. und 3. Lebensjahr. Von 60 Kindern (Tab. 3) erwiesen sich 6 wegen eines extrem schlechten Allgemeinzustandes bei der Diagnosestellung als inoperabel. 54 Kinder konnten einer Operation unterzogen werden, von denen jedoch 8 Patienten wegen ausgedehnter Metastasen inoperabel waren. In den letzten 8 Jahren konnten sämtliche Tumoren exstirpiert werden, dank der besseren Anaesthesie und dank des bereits erwähnten übersichtlichen transperitonealen Zugangs.

Tabelle 3. *Wilms-Tumor – Operabilität*

Primär inoperable Patienten:		6
Operierte Patienten:		54
davon sekundär inoperable Patienten:	8	
Gesamt		60

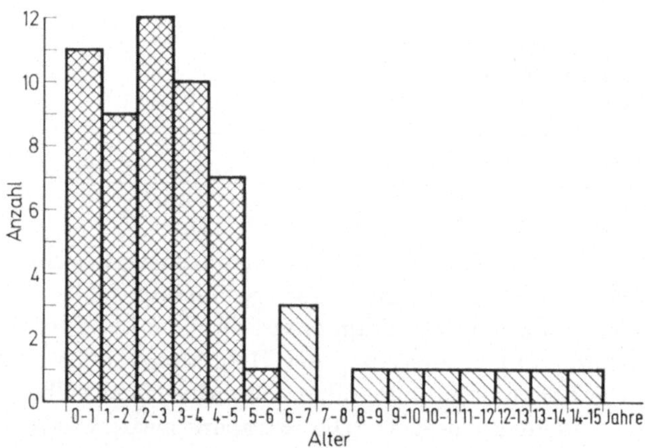

Abb. 1. Wilmstumor. Alter und Häufigkeit (60 Fälle)

Die Therapie kann nur in einer radikalen Entfernung unter Mitnahme der Lymphknoten bestehen. Zusätzlich werden in den letzten Jahren Cytostatica eingesetzt, wie das Actinomycin-D, und eine frühzeitige postoperative Bestrahlungsbehandlung eingeleitet, wobei die Ansichten hinsichtlich dieser Zusatzbehandlung in der Literatur erheblich divergieren. Wir geben seit 1962 (Abb. 2) der kombinierten Behandlung – Operation, Verabreichung von Actinomycin-D und Radiatio – den Vorrang. Die Ergebnisse haben gezeigt, daß diese Therapie sich günstig auf die Überlebensquote auswirkt. Von 60 Kindern starben insgesamt 36 = 63,3%. 75% der letalen Ausgänge fielen in das 1. postoperative Jahr, 96% starben innerhalb der ersten 20 Monate nach dem Eingriff. Es wird deshalb allgemein in der Literatur beim Wilms-Tumor die 2-Jahresüberlebensziffer als Heilziffer angenommen. Wenn wir danach im eigenen Krankengut die Heilziffer festlegen (Abb. 3) kommen wir seit 1962, d. h. seit Einführung der kombinierten Therapie auf 62,5% gegenüber 7% vor dieser Zeit.

Problematischer und prognostisch ungünstiger als der Wilms-Tumor ist der periphere neurogene Tumor, der im deutschsprachigen Raum nach HERXHEIMER als Neuroplastoma sympathicum, im anglo-amerikanischen Sprachraum als Neuroblastoma bezeichnet wird.

Da der Tumor von den embryonalen Sympathogonien abgeleitet wird, kann er sich ubiquitär im Organismus entwickeln, wobei allerdings eine Bevorzugung des Mediastinums und Retroperitonealraumes be-

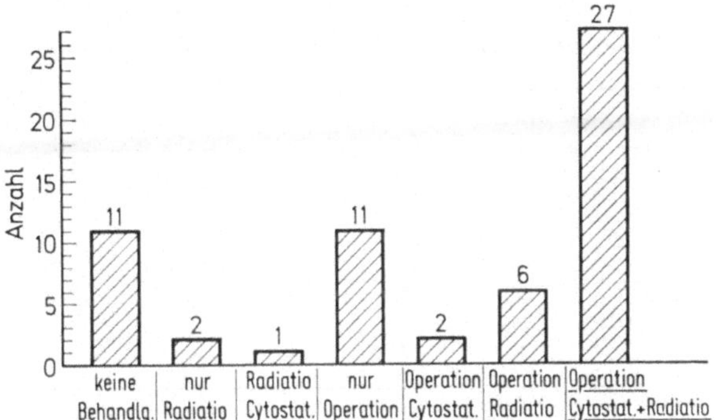

Abb. 2. Wilmstumor. Behandlungsarten (60 Fälle)

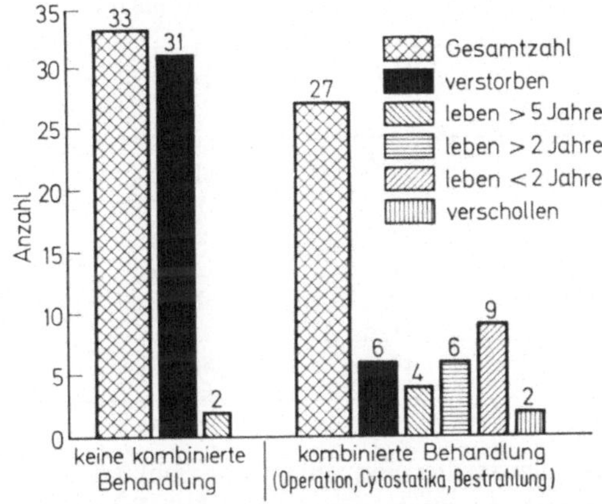

Abb. 3. Wilmstumor. Überlebenszeit in Abhängigkeit von der Therapie (60 Fälle)

kannt ist. Die große Variationsbreite bezüglich Lokalisation und Histologie ist ebenso bekannt wie biologische Veränderungen bei ein und demselben Tumor, wobei sogar in 1–2% Spontanheilungen beschrieben wurden. Die Diagnose, die wegen der verschiedenen Lokalisation erschwert sein kann, ergibt sich nicht selten aus einer Verkalkung des Tumors, bei Schädelmetastasen aus dem charakteristischen Brillenhaematom und auch aus der Bestimmung der Vanillin-Mandelsäure-Ausscheidung.

Wir übersehen jetzt 42 Neuroblastome. Allein in 33 Fällen, (Tab. 4) das sind 78,6%, waren Säuglinge und Kleinkinder betroffen. In rund 1/2 waren die Träger unter 1 Jahr alt. Die Lokalisation (Tab. 5) zeigt auch im eigenen Krankengut ein deutliches Überwiegen des Retroperitonealraumes und Mediastinums.

Tabelle 4. *Alters- und Geschlechtsverteilung der Neuroblastome*

Alter in Jahren	männlich	weiblich	Gesamt	%	
0– 1	3	10	13	31	78,6%
1– 2	4	5	9	21,4	
2– 3	—	3	3	7,1	
3– 4	3	5	8	19,1	
4– 5	2	—	2	4,7	21,4%
5–15	6	1	7	16,7	
Gesamt	18	24	42	100%	

Tabelle 5. *Lokalisation der Neuroblastome*

Lokalisation	Fallzahl	Anteil in %	Seitenverteilung rechts	links
Retro-Abdominalraum	28	66,7	13	15
Mediastinum	9	21,4	4	5
Hals	1	2,4		
Intraspinal	1	2,4		
Primärtumor unbekannt	3	7,1		
Gesamt	42	100		

Leider metastasieren die Neuroblastome sehr früh. Von 42 Tumoren (Tab. 6) fanden sich in 29 Fällen (69%) bei Diagnosestellung bereits Metastasen. Entsprechend ungünstig ist die Prognose. Wie beim Wilms-Tumor besteht die Behandlung heute in der Radikaloperation, der cytostatischen Therapie mit Vincristin oder Endoxan und in der Bestrahlung.

Die Analyse ergab, daß von 42 Neuroblastomen 28 verstarben. Das sind 66,6%. Da 27 Kinder (96,2%) innerhalb der ersten 2 Jahre ad exitum kamen, legt man wie beim Wilms-Tumor allgemein in der Literatur bei der Beurteilung der Heilchance die 2-Jahresüberlebenszeit zugrunde (Tab. 7). Danach leben von 35 Patienten noch 11, was einer Heilung von 31,4% entspricht.

Tabelle 6. *Primärmetastasierung der Neuroblastome*

Art der Metastasen	Fallzahl	%
Weichteilmetastasen (= Organ- und Lymphknoten)	22	52,3
Knochen- (u. Weichteil-) Metastasen	7	16,7
Gesamt	29	69,0
keine Metastasen	13	31,0
	42	100

Tabelle 7. *Aufschlüsselung der 35 Neuroblastome nach Therapie und Ergebnissen*

Behandlungsart	Überlebende	gestorben	Gesamt
keine Behandlung	—	1	1
Operation + Bestrahlung	3	6	9
Operation + cytostatische Behandlung	—	4	4
Operation + Bestrahlung + cytostatische Behandlung	5	5	10
Bestrahlung + Cytostatica	—	1	1
nur Cytostatica	—	4	4
nur Operation	3	3	6
	11	24	35

Die besten Ergebnisse zeitigt die kombinierte Behandlung (Operation, Cytostatica und Bestrahlung). Die in der Literatur angegebenen Erfolge um 50% finden wir in den eigenen, wenn auch kleinen Zahlen, bestätigt. Interessant ist die Tatsache, daß die Überlebenschance um so günstiger ausfällt, je jünger das Kind ist. 8 der 11 Überlebenden waren unter 2 Jahre alt.

Angesichts der wenig ermutigenden Spätergebnisse – besonders bei den Neuroblastomen – erhebt sich die Frage, ob eine Verbesserung der Ergebnisse möglich ist, und wo der Hebel anzusetzen ist.

Eine Prophylaxe der kindlichen Tumoren in Analogie zum Bronchialcarcinom beispielsweise gibt es nicht. Auch die beim Erwachsenen sicher erfolgreiche Früherkennung kann beim kindlichen Tumor abgesehen von Einzelfällen nicht weiterhelfen, da die Tumoren, wie der Wilms-Tumor und das Neuroblastom, erst dann manifest werden, wenn eine erhebliche Größenzunahme vorliegt.

Die Verbesserung der Überlebenschance ist auf dem therapeutischen Sektor zu suchen. Ein Schlüssel dazu ist das Team-Work. Aus meinen Darlegungen wurde ersichtlich, daß in den letzten Jahren die kombinierte

Krebsbehandlung unter Einschaltung mehrerer Kliniken und Institute sich günstig ausgewirkt hat.

Neben einer Optimalbehandlung und gewissermaßen als Vorbedingung für die beste Therapie scheint uns eine zentrale, überregionale Tumordokumentation und Statistik zu sein. Die Aussagekraft kleiner Statistiken ist bekanntlich mit dem Fehler der kleinen Zahl belastet. Nur aus einer Tumorerfassung größeren Stils unter Berücksichtigung mehrerer Kliniken lassen sich tumorspezifische Behandlungsrichtlinien ableiten. Der erste Schritt in dieser Richtung ist in Heidelberg getan. Dieser Tage gehen die ersten Tumorerfassungsbögen in Druck. Der nächste Schritt wird die Gründung eines Arbeitskreises für kindliche Tumoren sein.

Die Darlegung der eigenen Ergebnisse hat gezeigt, besonders wenn man die Verbesserung der Überlebensquote beim Wilms-Tumor ins Auge faßt, daß eine Resignation fehl am Platze ist. Die Krebsbekämpfung, auch bei Kindern, ist in den letzten Jahren allerdings in ein Stadium getreten, in dem der Erfolg des Einzelnen sich dem Erfolg des Team-Work unterzuordnen hat.

Friedrich von Schiller sagt unter dem Titel: „Pflicht für Jedermann": „Immer strebe zum Ganzen, und kannst Du selber kein Ganzes werden, als dienendes Glied schließ' an ein Ganzes Dich an".

Heilchancen und Therapierichtlinien bei Knochensarkomen*

Von

M. PIEPER, G. OTT, W. BECKER, C. KÖHLER u. H. G. WILLERT

Knochensarkome gab es bereits, bevor es den Menschen gab. Die Paläopathologie lehrt uns, daß auch während der Menschwerdung bösartige Geschwülste auftraten. So finden sich solche Geschwulstformen auch in der ältesten Medizingeschichte. Trotz vieltausendjähriger Erfahrung mit Knochentumoren kennen wir bis heute keine verbindlichen Behandlungsrichtlinien, welche für Patienten mit Knochensarkomen in Abhängigkeit von ihrem klinischen und morphologischen Befund bestmögliche Heilchancen gewährleisten.

Seit 70 Jahren wissen wir vom Brustkrebs, daß für die Prognose das Stadium entscheidende Bedeutung hat. Bei den Knochensarkomen gibt es bis heute *keine verbindliche Stadienklassifizierung*. Die meisten Arbeiten über Knochensarkome berücksichtigen den Faktor der Stadienklassifizierung überhaupt nicht. Ohne Zweifel sind aber Berechnungen hinsichtlich Therapiechancen und Prognose ohne Berücksichtigung des Stadiums zu Therapiebeginn weitgehend wertlos und sicher nicht untereinander vergleichbar. Wir müssen verbindliche Klassifizierungen für die Histologie, das Stadium vor Therapiebeginn, die Behandlung und einheitliche Berechnungsverfahren besitzen, wenn die Ergebnisse vergleichbar und evtl. reproduzierbar sein sollen. Nur mit Hilfe solcher *reproduzierbarer Heilergebnisse* wird es uns möglich sein, den heute bestehenden Meinungsstreit über die bestmögliche Therapie zu beenden.

Knochensarkome sind selten. Ein Behandlungszentrum allein wird nie eine ausreichende Beobachtungszahl erfassen können. Hierzu bedarf es großer Arbeitskreise vieler Kliniken. Wir haben eine solche „deutschsprachige Arbeitsgemeinschaft für Knochentumoren" 1966 mitgegründet. Inzwischen sind beinahe 500 Fälle bösartiger Knochentumoren mit einheitlichen Dokumentationsrichtlinien erfaßt worden. Ich darf Ihnen von der Auswertung der ersten *280 Fälle* berichten.

---

* Diese Untersuchung wurde ermöglicht durch die Unterstützung der Stiftung für Krebs- und Scharlachforschung (Strebelstiftung), Mannheim.

Von der *Union International Contra Cancer* wurde 1967 eine Stadienklassifizierung empfohlen. Wir haben sie klinisch überprüft. Sie ist für klinische Belange unbefriedigend (ENCKE u.a., 1970). Aufgrund eigener Untersuchungen haben wir in unserem Arbeitskreis einen verbesserten Vorschlag erarbeitet (Tab. 1). Wir hoffen, daß derselbe auch von der UICC kritisch geprüft und evtl. übernommen wird. Unser Vorschlag folgt ebenfalls der *TNM-Klassifizierung*. Die Kriterien der Befundbeschreibung von T_1–T_4, von N und M sind ausnahmslos klinisch prüfbar und damit praktikabel.

Tabelle 1. *Vorschlag einer TNM-Klassifizierung für das Knochensarkom (Heidelberger Vorschlag)*

T_0 =	Primärtumor nicht auffindbar
T_1 =	Tumor ohne erkennbare Periostveränderungen
T_2 =	Tumor mit Periostreaktion ohne sichere Weichteilinfiltration
T_3 =	Tumor mit Periostreaktion und sicherer Weichteilinfiltration oder pathologischer Fraktur
T_4 =	Exulcerierte und/oder benachbarte Knochen destruierende Tumoren
T_9 =	fehlende Angabe
N_0 =	keine nachweisbaren regionalen Lymphknoten
N_1 =	tastbare regionale Lymphknoten
N_9 =	fehlende Angabe
M_0 =	keine nachweisbaren Fernmetastasen
M_1 =	nachweisbare Fernmetastasen
M_9 =	fehlende Angabe

Die Untersuchung unserer Fälle zeigt, daß tatsächlich die *Heilchance in Relation zur höheren TNM-Formel sinkt*. Dies gilt sowohl für die 5- als auch für die 10-Jahresziffer (Tab. 2 u. 3).

Knochensarkome haben, wie unsere Beobachtungsserien zeigen, durchaus keine schlechteren Heilchancen als viele Organcarcinome, deren *operative Heilerfolge* heute außer Zweifel stehen. Unsere Knochensarkompatienten wurden vorwiegend operiert. So konnten wir von 4 Patienten 1 heilen (Tab. 4).

In den meisten Fällen haben wir bei den Überlebenden noch einmal Histologie, Röntgenbefund, klinischen Verlauf und Spätschicksal überprüft. Unsere Ergebnisse haben damit eine Aussagehärte, wie sie in der Literatur kaum nachgewiesen werden kann. Wir sind der berechtigten Überzeugung, daß nicht operative oder kombinierte Behandlungsfolgen nur dann empfohlen werden können, wenn sie zumindest gleichhohe Heilchancen gewährleisten können. Nach unseren Erfahrungen haben rein

Tabelle 2. *5-Jahresüberlebenszeit in Abhängigkeit vom Stadium*

	a) UICC				*b) Heidelberger Vorschlag*			
Stadium	Fallzahl	Lebende	Versch.	Überleb.-Ziffer	Fallzahl	Lebende	Versch.	Überleb.-Ziffer
$T_1 N_0 M_0$	17	8	—	47 %	21	8	—	38 %
$T_2 N_0 M_0$	60	19	—	31,6%	43	15	—	34,9%
$T_3 N_0 M_0$	61	15	1	25 %	94	23	—	24,4%
$T_4 N_0 M_0$	40	8	—	20 %	20	4	1	21 %
$T_9 N_0 M_0$	1	1	—	—	1	1	—	—
$T_X N_0 M_0$	179	51	1	28,6%	179	51	1	28,6%
$T_X N_1 M_0$	23	6	—	26 %	23	6	—	26 %
$T_X N_9 M_0$	11	4	—	36,3%	11	4	—	36,3%
$T_X N_X M_1$	23	—	—	—	23	—	—	—
$T_X N_X M_9$	7	—	—		7	—	—	
$T_X N_X M_X$	243	61	1	25,3%	243	61	1	25,3%

Tabelle 3. *10-Jahresüberlebenszeit in Abhängigkeit vom Stadium*

Stadium	*a) UICC* Fallzahl	Lebende	Versch.	Überl.-Ziffer	*b) Heidelberger Vorschlag* Fallzahl	Lebende	Versch.	Überleb.-Ziffer
$T_1 N_0 M_0$	13	7	—	53,8%	16	7	—	43,7%
$T_2 N_0 M_0$	43	14	—	32,5%	32	12	—	37,5%
$T_3 N_0 M_0$	41	11	—	26,8%	71	15	—	21,1%
$T_4 N_0 M_0$	29	6	—	20,6%	7	4	—	59,1%
$T_9 N_0 M_0$	1	1	—		1	1	—	
$T_X N_0 M_0$	127	39	—	30,7%	127	39	—	30,7%
$T_X N_1 M_0$	18	4	—	22,2%	18	4	—	22,2%
$T_X N_9 M_0$	8	3	—	37,5%	8	3	—	37,5%
$T_X N_X M_1$	17	—	—	0 %	17	—	—	0 %
$T_X N_X M_9$	5	—	—	0 %	5	—	—	0 %
$T_X N_X M_X$	175	46	—	26,3%	175	46	—	26,3%

Tabelle 4. *5- und 10-Jahresüberlebenszeit in Abhängigkeit von der Therapie*

Therapieform	Fälle 5 Jahre	Lebende	Versch.	5-Jahres-überl.-Ziffer	Fälle 10 Jahre	Lebende	Versch.	10-Jahres-überl.-Ziffer
Lokale Tumorresektion	33	10	—	30 %	18	9	—	50 %
Lokale Tumorresektion mit Zusatztherapie	54	8	1	15 %	23	6	—	26 %
Amputation bzw. Exartikulation	43	15	—	34,8%	34	12	—	34,3%
Amputation bzw. Exartikulation mit Zusatztherapie	65	23	—	35,3%	57	16	—	28 %
Bestrahlung und Cytostatica	10	1	—	10 %	9	1	—	11,1%
Nur Bestrahlung	30	3	—	10 %	26	1	—	3,8%
Keine Therapie	8	1	—	12,5%	1	1	—	12,5%
	243	61		25,3%	175	46	—	26,3%

Tabelle 5. *5- und 10-Jahresüberlebenszeit in Abhängigkeit von der Histologie*

Histologie	Fälle 5 Jahre	Lebende	Versch.	5-Jahres-überl.-Ziffer	Fälle 10 Jahre	Lebende	Versch.	10-Jahres-überl.-Ziffer
Osteogene Sarkome	101	32	—	31,6%	71	24	—	33,8%
Chondro-Sarkome	26	9	—	34,6%	20	5	—	25 %
Myelogene Sarkome	42	8	—	19 %	30	8	—	26,6%
Parostale Sarkome	45	5	—	11,1%	33	5	—	15,1%
Restgruppe	29	7	1	24,1%	21	4	—	19 %
	243	61	1	25,3%	175	46	—	26,3%

strahlentherapeutische Maßnahmen gemessen an diesen Heilziffern keine ausreichenden Erfolgschancen.

Vor allem in Deutschland und in den skandinavischen Ländern wird in zunehmendem Maße die *verzögerte Operationsindikation* (Hellner, 1965; Uehlinger, 1966; Poppe, 1969) empfohlen und die primäre Amputation bzw. Exartikulation abgelehnt. Nach der Diagnosestellung soll zunächst bestrahlt und dann 3, 6 oder sogar 12 Monate zugewartet werden. Wer dann noch lebt und keine Metastasen hat, darf operiert werden. Dieser Standpunkt ist unseres Erachtens nicht zu vertreten. Durch ihn wird sicher bei vielen Patienten die Heilchance verpaßt. Dies ist zu begründen:

Strahlenschäden, tumor- oder strahlenbedingte Spontanfrakturen, Exulcerationen, nicht zu beherrschende Schmerzzustände oder monströse Tumorvergrößerungen zwingen oft dennoch zur Operation. Für diese gar nicht seltene Patientengruppe ist eine solche dogmatische Empfehlung, wie die verzögerte Operationsindikation, grausam.

Ein Beispiel für viele: Knochensarkom des proximalen Femurschaftes, 1961. $1^1/_2$ Jahre lang Bestrahlungsserien. Pathologische Fraktur zwingt nach 14 Monaten zur Marknagelung. Tumor wächst unbeeinflußt weiter bis über Kindskopfgröße. Eine gartenschlauchähnliche, durch den Oberschenkel gezogene Dauerdrainage und wochenlange Spülung mit Trenimon bewirken zentrale apfelgroße Nekrose. Der Tumor wächst weiter. Heilung und Befreiung von den kaum zu bewältigenden Schmerzen bringt die Hemipelvektomie. Der Patientin geht es heute, fast 8 Jahre nach der Operation, gut.

Bei den reinen *Osteosarkomen* haben wir eine 5-Jahresüberlebenschance von über 30% erzielt (Tab. 5).

In der Literatur sind die Heilchancen nach kritischer Analyse mit einer verzögerten Operation unvergleichbar schlechter (Tab. 6). Mit Dahlin und vielen anderen Autoren treten wir daher für die möglichst frühzeitige Radikaloperation ein. Sie gewährleistet unseren Patienten bessere Heilchancen und ist für viele Patienten trotz Amputation und Resektion leidensmindernder als die verzögerte Operation.

Tabelle 6. *5-Jahresheilziffern bei Osteosarkomen primär operierter und verzögert operierter Patienten*

Primäre Operation	Verzögerte Operation (3–6 Monate Intervall)
Eigene Beobachtung 101 Fälle	Poppe et al., 1967 127 Fälle
5-Jahresheilziffer	
31,6%	15%

Tabelle 7. *Behandlungsrichtlinien für Knochensarkome (Heidelberger Arbeitskreis für Geschwulstbehandlung)*

Histologie	Operabel ohne Metastasen			Mit regionalen Metastasen			Nicht radikal operabel		
	Op.	Bestr.	Cytost.	Op.	Bestr.	Cytost.	Op.	Bestr.	Cytost.
Osteogene Sarkome									
malign. Osteoklastom	+++	+	—	+++	++	—	(+)	(+)	+
Osteosarkome	+++	++	—	+++	+++	—	(+)	(+)	++
Chondrogene Sarkome									
Chondrosarkom	+++	—	—	+++	—		(+)	(+)	(+)
Myelogene Sarkome									
Ewing-Sarkom	+++	+++	—	(+)	+++	+	(+)	++	+++
Retothel-Sarkom	+++	+++	—	++	+++	—	(+)	++	+++
Hämangiosarkom	+++	+++	—	+++	+++	—	(+)	++	+
ossäres Plasmocytom	+	+++	—	(+)	++	+++	(+)	+	+++
Parostale Sarkome									
Fibro- u. Spindelzell-Sarkome	+++	+	—	+++	++	—	(+)	+	++
polymorphzelliges u. rundzelliges Sarkom	+++	+++	—	+++	+++	—	(+)	++	+++
Myxosarkom	+++	(+)	—	+++	(+)	—	(+)	—	—
Liposarkom	+++	(+)	—	+++	(+)	—	(+)	—	—
Myosarkom	+++	—	—	+++	(+)	—	(+)	(+)	(+)

+++ strenge Indikation, ++ empfehlenswert, +gelegentlich zu empfehlen, (+) höchst selten noch zu empfehlen, — keine Indikation.

In Heidelberg wurde vor mehreren Jahren ein *Arbeitskreis für Geschwulstbehandlung* gegründet (Drings u.a., 1968). In der Krebstherapie besonders erfahrene Experten verschiedenster Fachrichtungen haben sich zusammengefunden, um wenigstens für die Heidelberger Kliniken eine Standardisierung der Therapiefolgen in Abhängigkeit von der Tumorausbreitung zu erarbeiten. In dieser Übersicht möchten wir die hier erarbeitete Wertung für die Behandlungsmöglichkeiten verschiedener Knochensarkomformen in 3 Ausbreitungsgraden vorweisen. Zweifellos wird die Auswertung größerer Beobachtungsserien Korrekturen erforderlich machen (Tab. 7).

Es ist Zeit geworden, daß wir uns in größeren Arbeitsgruppen zur Lösung solcher Probleme koordinieren. Die Biometrie erlaubt uns heute, mit den Möglichkeiten einer modernen elektronischen Datenverarbeitung den jahrtausendealten Expertenstreit über die bestmögliche Behandlung von Krebspatienten zu beenden.

Literatur

Compere, C. L.: Problems in the Management of bone tumors. Proc. nat. Cancer Conf. **5**, 381–383 (1964).

Dahlin, G. D.: Malignant tumors primary in bone. Proc. nat. Cancer Conf. **5**, 359–368 (1964).

— Osteogenic Sarcoma. A study of six hundred cases. J. Bone Jt. Surg. **49 A**, 101–110 (1967).

Das Gupta, T. K.: Extraosseous Osteogenic Sarcoma. Ann. Surg. **168**, 1011–1022 (1968).

Drings, P.: Arbeitskreis für Geschwulstbehandlung. Med. Welt **20**, 1815–1817 (1969).

Enke, A.: TNM-Classification for the Evalution of the therapeutic results and prognosis of osteosarcoma. III. Intern. Symposion über „Operative Behandlung von Knochentumoren", Basel 1969.

Foss, O. P.: Invasion of tumor cells into the bloodstream caused by palpation or biopsy of the tumor. Surgery **59**, 691–695 (1966).

Frey, B.: Spätschicksale operierter Knochensarkompatienten. Med. Diss., Heidelberg 1969.

Gausas, A. M.: Die primären malignen Knochentumoren der Chir. Univ. Klinik Heidelberg von 1943–1961. Med. Diss., Heidelberg 1962.

Hamzei, H.: TNM-Klassifizierung bei Knochensarkomen. Med. Diss., Heidelberg 1969.

Hellner, H.: Indikation und Technik der Hemipelvektomie. Langenbecks Arch. klin. Chir. **308**, 113–116 (1964).

— Über Knochengeschwülste. Münch. med. Wschr. **107**, 977–986 (1965).

Lent, R.: Besondere Verlaufsformen maligner Knochentumoren. Med. Diss., Heidelberg 1967.

McKenna, R. J.: Sarcomata of the Osteogenic Series: An Analysis of 552 Cases. J. Bone Jt. Surg. **48 A**, 1–26 (1966).

Nosanchuk, J.: Osteogenic Sarcoma. J. Amer. med. Ass. **208**, 2439–2441 (1969).

Ott, G., Ehlers, P.: Zur Klinik und Ätiologie der Knochensarkome. Med. Welt **38**, 1907–1915 (1963).

— Hamzei, H.: Ergebnisse operativer und konservativer Therapie bei Knochensarkomen im Kindesalter. Dtsch. Med. J. **21**, 51–55 (1970).

Poppe, E.: Osteosarcoma. Acta chir. scand. **134**, 549–556 (1968).

Poppe, H.: Indikation und Behandlungsergebnisse der Strahlentherapie von malignen Knochenprimärgeschwülsten. Vortrag III. Intern. Symposion über „Operative Behandlung von Knochentumoren", Basel 1969.

Ranke, E.: Diagnostik und Therapie von Tumoren des Skelettsystems. Chirurg **39**, 188–191 (1968).

Roberts, S. S.: Prognostic significance of cancer cells in the circulating blood. Amer. J. Surg. **113**, 757–762 (1967).

Salzer, M.: Das Wiener Knochengeschwulstregister. Wien. klin. Wschr. **80**, 401–402 (1968).

— Vergleichende röntgenologisch-pathologisch anatomische Untersuchungen von Osteosarkomen im Hinblick auf die Amputationshöhe. Arch. orthop. Unfall-Chir. **65**, 322–326 (1969).

Schwartz, A.: Liposarcoma of bone. J. Bone Jt. Surg. **52 A**, 171–177 (1970).

Uehlinger, E.: Knochentumoren in pathologisch-anatomischer Sicht. Vortrag auf dem Bayerischen Chirurgenkongreß, 1966.

Hypophysenausschaltung mit Radioisotopen bei fortgeschrittenen Krebserkrankungen

Von

W. PIOTROWSKI

Bereits in den dreißiger Jahren wurde tierexperimentell die tumorhemmende Wirkung der Hypophysenausschaltung bekannt (BALL u. SAMUELS, 1932, 1938; LACASSAGNE, 1937). Es lag nahe, diesen zentralen endokrinen Eingriff auch bei inkurablen Krebsleiden beim Menschen vorzunehmen, wenn zuvor sämtliche chirurgischen, radiotherapeutischen und hormonellen Maßnahmen erschöpft waren. Das galt in erster Linie für die hormonabhängigen Mamma- und Prostatacarcinome. Auf die Bedeutung der Keimdrüsenhormone für diese Carcinome ist K. H. BAUER in seinem grundlegenden Werk über das Krebsproblem (1963) eingehend eingegangen. Den günstigen Effekt der von LOESER u. ULLRICH (1939) eingeführten antiöstrogenen Therapie beim Mammacarcinom der Frau konnte LINDER schon 1948 am hiesigen Krankengut bestätigen. Aber auch hormonunabhängige maligne Prozesse konnten, wie später bekannt wurde (ZÄNGL, 1960), vielleicht durch Eliminierung des Wachstumshormons und weiterer nicht näher bestimmter Faktoren gelegentlich günstig beeinflußt werden. Damit eröffnete sich für die Hypophysenausschaltung eine breite Indikationsskala.

Im Jahre 1952 hatten LUFT, OLIVECRONA u. SJÖGREN diese Operation mittels transfrontaler Craniotomie erstmals am größeren Krankengut maligner Prozesse vorgenommen. Die Operationsletalität dieses transcraniellen Zuganges zur Hypophyse ist – wie MUNDINGER u. RIECHERT (1967) aus dem Schrifttum errechneten – mit 17,6% hoch. Sie liegt sogar wesentlich höher als bei der Entfernung intrasellärer Adenome, die hier nur ca. 2,6% beträgt.

Demgegenüber wurde in Heidelberg ein bestechend einfacher Weg beschritten. Auf den Erfahrungen der percutanen Ausschaltung von Hypophysentumoren mit Hochfrequenzstrom aufbauend, haben K. H. BAUER u. E. KLAR ebenfalls 1952 die ersten Hypophysenausschaltungen bei metastasierenden Malignomen vorgenommen. Sie benutzten den von ihnen 1950 inaugurierten paranasalen, transethmoidalen, transsphenoidalen Zugang durch das Os lacrimale mittels Punktion aus freier Hand.

Die Einfachheit des Eingriffs dokumentiert sich auch am einfachen Instrumentarium.

Im Jahre 1955 wurde die Elektrokoagulation zwecks präziserer Dosierung und protrahierterer und damit leichter zu kompensierender Hypophysenzerstörung unter Mitwirkung der Radiologen BECKER u. SCHEER durch die Implantation radioaktiver Goldseeds abgelöst. Das geschah unabhängig von FORREST u. Mitarb., die etwa zu gleicher Zeit zunächst Radon, dann Radiogold und später Radioyttrium implantierten, allerdings auf transnasalem Wege. Bei der Auswahl der Nuklide wurde in Heidelberg unter Berücksichtigung des paranasalen Punktionsweges dem überwiegenden γ-Strahler ^{198}Au vor dem reinen β-Strahler ^{90}Y der Vorzug gegeben, weil

1. Radiogold durch die γ-Strahlung eine größere Reichweite besitzt,
2. beim Radiogold eine unilaterale Implantation zur weitgehenden Zerstörung des Hypophysengewebes ausreicht, während Radioyttrium multilokular plaziert werden muß, was von einem einzigen Punktionsloch in erfordertem Maße unmöglich ist, und weil
3. die beim Radioyttrium somit notwendige binasale Punktion das Infektionsrisiko beträchtlich erhöht (Tab. 1).

Tabelle 1. *Physikalische Daten der Radionuklide nach* LEDERER, HOLLANDER *u.* PERLMAN *(1967). K = Dosisleistungskonstante, für Gamma-Strahlung berechnet von* O. KRAUSS *(Institut f. Nuklearmedizin beim Deutschen Krebsforschungszentrum Heidelberg, 1969)*

Nuklid	Halbwertzeit (d)	Strahlenart β-Strahlung E_{max} (MeV)	γ-Strahlung (MeV)	K
^{198}Au	2,697	0,962 (100%) (mittlere β-Energie: 0,310)	0,412 (95 %) 0,676 (1 %) 1,088 (0,2%)	2,24
^{90}Y	2,69	2,27 (100%) (mittlere β-Energie: 0,92)	keine	entfällt

Die Punktionstechnik aus freier Hand ist seit ihrer Inaugurierung nahezu unverändert geblieben. Seit 1958 wird die Nadelspitzenlage mittels Bildwandlerdurchleuchtung beobachtet, wodurch die Dunkeladaptation wegfallen und die Operationszeit verkürzt werden konnte. Im Jahre 1960 wurde die frühere Hohlnadel durch eine Trichternadel zur Erleichterung der Seedeinbringung ersetzt und seit 1962 wird schließlich der Eingriff in Intubationsanaesthesie vorgenommen. Seit dem 17. 11. 1966 wird das Gold nicht mehr in England aktiviert, sondern im Nuklearmedizinischen Institut (Direktor: Prof. Dr. K. E. SCHEER) beim Deutschen Krebsforschungszentrum Heidelberg durch Bestrahlung in einem Kernreaktor auf die benötigte Aktivität gebracht. Die auf etwa 2–4 Goldseeds verteilte Gesamtaktivität pro Patient beträgt durchschnittlich 40 mCi.

Bis zum 31. 7. 1970 wurden in dieser Klinik 667 Radiogoldausschaltungen der Hypophyse bei malignen Tumoren vorgenommen, darunter bei genau 600 metastasierenden Mammacarcinomen. Die Tabelle 2 erläutert die Verteilung der Tumoren im einzelnen. Unter den 5 anderen malignen Tumoren befinden sich je ein Ovarialcarcinom, Rectumcarcinom, Hypernephrom, Chorionepitheliom und Plasmocytom. Bei der größten Gruppe, den Mammacarcinomen, handelt es sich um Frauen im Alter von 23 bis 81 Jahren mit einem Durchschnittsalter von ca. 50 Jahren.

Tabelle 2. *Verteilung der malignen Tumoren, bei denen mit Radiogold oder Hochfrequenzstrom die Hypophyse auf perkutanem paranasalen Wege ausgeschaltet wurde*

692 Hypophysenausschaltungen bei malignen Tumoren von 1952 bis 31. VII. 1970	^{198}Au	Elektrokoagulation
Mammacarcinome	600	12
Melanome	19	11
Prostatacarcinome	24	1
Uteruscarcinome	7	—
Seminome	5	1
Hodenteratome	3	—
Bronchialcarcinome	2	—
Sarkome	2	—
andere maligne Tumore	5	—
	667	25

Die Überlebenszeit der Verstorbenen vom Zeitpunkt der Hypophysenausschaltung ab (Abb. 1) lag zwischen 6 und 12 Monaten mit einem Durchschnittswert von $10^1/_2$ Monaten. Ein lebensverlängernder Effekt läßt sich also bei den Operierten nicht erkennen. Der Erfolg der Radiogoldimplantation liegt aber auf einem anderen Gebiet.

Nach den der Bewertung zugrundeliegenden Richtlinien für eine objektive Besserung, nämlich Rückbildung oder Stationärbleiben von Metastasen für mindestens 3 Monate, konnten von 548 Patienten 17,4% als objektiv gebessert angesehen werden. Darüber hinaus trat eine subjektive Besserung in 38,1% der Fälle ein. Insgesamt wurden also 55,5% des Krankengutes metastasierender Mammacarcinome günstig beeinflußt (Tab. 3). Die teilweise ganz erstaunlichen Erfolge der Radiogoldimplan-

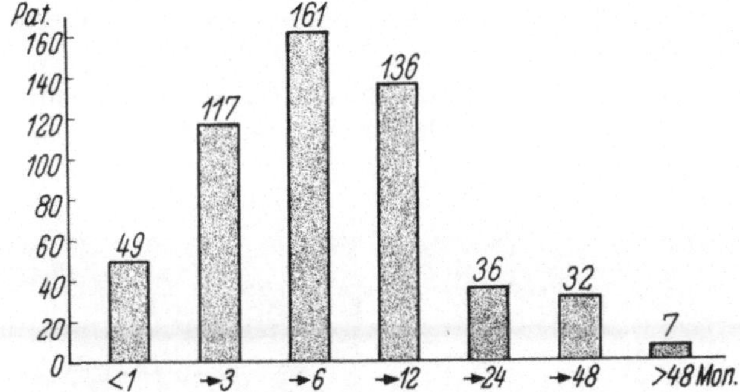

Abb. 1. Überlebenszeit der Verstorbenen mit metastasierendem Mammacarcinom vom Zeitpunkt der Hypophysenausschaltung ab

Tabelle 3. *Verteilung der objektiven und subjektiven Besserung nach Radiogoldausschaltung der Hypophyse bei 548 Patienten mit metastasierendem Mammacarcinom*

objektiv gebessert:	17,4%
subjektiv gebessert:	38,1%
	55,5%

tation der Hypophyse haben K. H. BAUER, E. KLAR u. K. E. SCHEER schon in den fünfziger Jahren herausgestellt. Vielen werden die Röntgenbilder (Abb. 2) einer 53jährigen Frau aus dem Jahre 1956 bekannt sein. Links findet sich eine osteolytisch veränderte Halswirbelsäule, die rechts im Bild 6 Monate nach erfolgter Hypophysenausschaltung wieder aufgebaut ist. Dieses Dokument ist stellvertretend für zahlreiche weitere Verläufe. Inzwischen sind aus den hiesigen Kliniken zu den verschiedensten Fragestellungen der Hypophysenausschaltung bei malignen Erkrankungen fast 30 Publikationen bekannt (Zusammenstellung b. PIOTROWSKI, 1970). Hierin wurde u.a. nachgewiesen, daß bei mindestens jedem zweiten so behandelten Kranken folgende Besserungseffekte entweder allein oder kombiniert erwartet werden können:

1. Reossifikation osteolytischer Metastasen, Rekonstruktion der Knochenform, Rekalzifikation des gesamten Knochensystems und damit auch Heilung von Spontanfrakturen.
2. Beseitigung der rheumatoiden Knochenschmerzen.
3. Besserung des körperlichen Allgemeinzustandes mit Zunahme des Körpergewichts.
4. Hebung des Lebensgrundgefühls mit Beeinflussung der Affektivität und häufig auch erwünschter Euphorie, die die Qualen der letzten Lebensstrecke erleichtert, und nicht zuletzt

5. Beeinflussung labortechnischer Befunde wie Besserung der Blutsenkungsgeschwindigkeit, des Hämoglobin-Wertes, Normalisierung des Calciumspiegels im Blut und der Calciumausscheidung im Urin, Anstieg der alkalischen Phosphatase und Absinken des Östrogenspiegels im Blut.

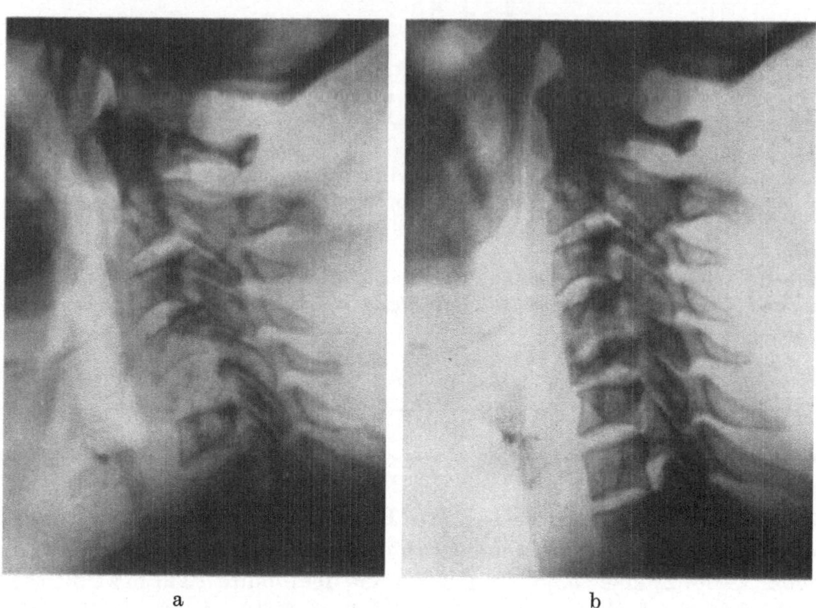

a b

Abb. 2a u. b. Röntgenaufnahmen seitlich der Halswirbelsäule einer 53jährigen Patientin mit metastasierendem Mammacarcinom. a Schwerste Destruktion, b 6 Monate nach Radiogoldausschaltung der Hypophyse völlige Konsolidierung (K. H. Bauer u. E. Klar, 1960)

Es zeichnete sich ab, daß der beste Erfolg durch Radiogold beim metastasierenden Mammacarcinom dann zu erwarten ist, wenn die Patientinnen bereits auf eine Ovarektomie gut ansprechen, im mittleren Lebensalter aber noch nicht in der Menopause stehen, nur einige wenige Metastasen haben und wenn histologisch ein hochdifferenziertes Carcinom erwiesen ist. Die Erfolge waren eindeutig geringer, wenn Metastasen in der Lunge, der Haut und den Lymphknoten vorlagen. Am ungünstigsten reagierten Kranke mit Leber- und Hirnmetastasen. Hier betrug die Überlebenszeit bei 470 ausgewerteten Fällen lediglich 3,2 Monate im Durchschnitt.

Mißerfolge nach der Hypophysenausschaltung lassen sich vielleicht so erklären, daß

1. bei zerstörter Hypophyse die Tropinsekretion teilweise von der Rachendachhypophyse übernommen wird,
2. ein hormonunabhängiger Tumor vorgelegen hatte oder
3. ein hormonabhängiger Tumor während der endokrinen Therapie einen autonomen Charakter angenommen hatte.

Das Hauptindikationsgebiet der Radiogoldausschaltung der Hypophyse bei malignen Tumoren ist unbestritten das Mammacarcinom. An 2. Stelle liegt das metastasierende Prostatacarcinom, bei dem in mehreren Fällen für einige Monate ein Stillstand des Metastasenwachstums und ebenfalls Schmerzlinderung beobachtet werden konnte. Das trifft auch für einen der beiden Bronchialcarcinompatienten zu. Bei den Melanomen, Seminomen und weiteren wenigen malignen Tumoren war in der Mehrzahl nur eine subjektive Besserung erkennbar. Diese Prozesse sind unseres Erachtens in Übereinstimmung mit dem Schrifttum für eine Radioisotopenausschaltung der Hypophyse ungeeignet.

Eine beweisende Erklärung für die erwünschte Schmerzlinderung, die schon unmittelbar nach Beendigung der Anaesthesie oder in den ersten postoperativen Tagen zu beobachten ist, steht bisher aus. Vermutete Zusammenhänge mit der Östrogenabnahme, einer Irritation der Neurohypophyse und des Hypothalamus, insbesondere des Nucleus supraopticus, blieben Hypothesen. Das Ziel der Radiogoldimplantation, eine vollständige Zerstörung des Hypophysenvorderlappens unter Verschonung perisellärer Strukturen, kann nicht immer erreicht werden und ist auch nicht unbedingt Voraussetzung für einen Erfolg, da das verbliebene Hypophysengewebe wohl durch biologische Strahlenwirkung funktionell ausgeschaltet werden kann. Erfahrungsgemäß werden selten mehr als $^2/_3$ der Hypophyse radionekrotisch alteriert, denn die Lokalisation der Hypophyse ist schwierig wenn nicht unmöglich. Es sei nur daran erinnert, daß nach autoptischen Untersuchungen von MARX, BOKELMANN u. DILL das Sellalumen nur zu 60–70%, nach DICHIRO u. NELSON (1962) nur zu etwa 50% von der Hypophyse ausgefüllt wird. Außerdem sind im Sellabereich zahlreiche Variationen bekannt wie Unterschiede in der Lage des Diaphragma sellae, des Chiasmas, der Chiasma- und Hypophysenzisterne, der Gestalt der Hypophyse und Sella und der Ausprägung der Keilbeinhöhle. Hierdurch werden auch die trotz optimaler Punktionstechnik und Seedlokalisation gelegentlichen Komplikationen erklärbar.

Unter 548 Patienten mit metastasierendem Mammacarcinom gab es keine Operationsletalität (s. Tab. 4). Von einer Liquorfistel wird man allerdings nicht immer verschont bleiben können. Diese Komplikation tritt übrigens bei der transnasalen Punktion eindeutig häufiger auf (WILCKE, 1968). Die drohende Gefahr einer Meningitis kann in diesen Fällen durch sofortigen operativen Fistelverschluß meist abgewendet werden. In einem unserer Fälle kam es jedoch als Folge der Meningitis zum tödlichen Ausgang. Der Anteil an Hirnnervenausfällen mit Sehstörungen, darunter zweimal eine doppelseitige und zweimal eine einseitige Amaurose, ist gering. Der Diabetes insipidus, wie wir ihn hier kennengerlent hatten, war allgemein ohne besondere Maßnahmen bald beseitigt. Er ist eigentlich nicht als Komplikation, sondern als ein Hinweis der Mitausschaltung des Hypophysenhinterlappens zu werten.

Tabelle 1. *Komplikationsrate nach Radiogoldausschaltung mit* ^{198}Au *der Hypophyse bei 548 Patienten mit metastasierendem Mammacarcinom*

Operationsletalität	0 %
Diabetes insipidus	2,9% (16)
Liquorrhinorrhoe	4,7% (26)
Sehstörungen	1,5% (8)

In Heidelberg wird die weit verbreitete hier entwickelte Technik der percutanen Hypophysenausschaltung auch zukünftig in den Therapieplan des metastasierenden Mammacarcinoms einbezogen werden, zumal auch der derzeitige Lehrstuhlinhaber für Neurochirurgie zu den ersten gehörte, die damals – es war im Jahre 1959 – bereits über Ergebnisse mit dieser Methode am größeren Krankengut berichtet hatte (PENZHOLZ u. SCHLUNGBAUM, 1959). Beim Prostatacarcinom hat sich die Radiogoldimplantation der Hypophyse noch nicht an einem größeren Kollektiv bewährt.

Dieser in jeder Hinsicht ökonomische Eingriff wird von uns wegen seiner hohen Erfolgsquote auch in schwersten Krankheitsfällen mit Schädelknochenmetastasen durchgeführt.

Nach den nunmehr 15jährigen Erfahrungen mit der Radiogoldimplantation der Hypophyse darf ich mit einer Forderung schließen, die K. H. BAUER schon damals für seine Operationsmethode der Sellapunktion als ideal erfüllt ansah: ,,Ein a priori nur palliativer Eingriff darf in der Summe der Fälle nicht gefährlicher sein als die Grundkrankheit selber" (K. H. BAUER, 1956).

Literatur

BALL, J., SAMUELS, J.: Amer. J. Cancer **16**, 351 (1932).
— — Amer. J. Cancer **32**, 50 (1938).
BAUER, K. H.: Langenbecks Arch. klin. Chir. **274**, 606 (1953).
— Langenbecks Arch. klin. Chir. **284**, 438 (1956).
— Das Krebsproblem. Berlin-Göttingen-Heidelberg: Springer 1963.
— KLAR, E.: Zbl. ges. Radiol. **59**, 337 (1958).
BECKER, J., SCHEER, K. E.: Radiol. Austr. **10**, 119 (1958).

DICHIRO, G., NELSON, K. B.: Amer. J. Roentgenol. **87**, 989 (1962).
FORREST, A. P. M., BROWN, D. A. P.: Lancet **I**, 1054 (1955).
KLAR, E.: Zbl. ges. Neurol. Psychiat. **140**, 16 (1956).
— SCHEER, K. E., HOCHBERG, K., PIOTROWSKI, W., RICHTER, CH.: Bruns Beitr. klin. Chir. **216**, 376 (1968).
LACASSAGNE, A.: Canad. med. Ass. J. **37**, 112 (1937).
LEDERER, C. M., HOLLANDER, J. M., PERLMAN, J.: Table of Isotopes. New York-London-Sydney: J. WILEY & SONS 1967.
LINDER, F.: Chirurg **19**, 500 (1948).
LOESER, A., ULLRICH, P.: Acta Un. int. C. Cancr. **4**, 375 (1939).
LUFT, R., OLIVECRONA, H., SJÖGREN, B.: Nord. Med. **47**, 351 (1952).
MARX, H., BOKELMANN, O., DILL, H.: Zit. n. MUNDINGER u. RIECHERT: Hypophysentumoren - Hypophysektomie. Stuttgart: Thieme 1967.
MUNDINGER, F., RIECHERT, T.: Hypophysentumoren - Hypophysektomie. Stuttgart: Thieme 1967.
PENZHOLZ, H., SCHLUNGBAUM, W.: In: MEYER: Strahlenforschung u. Krebsbehandlung, 145. München: Urban u. Schwarzenberg 1959.
PIOTROWSKI, W.: Habilitationsschrift Heidelberg 1970.
WILCKE, O.: Acta neurochir. (Wien) **XX**, 228 (1969).
ZÄNGL, A.: Langenbecks Arch. klin. Chir. **295**, 468 (1960).

Plastische Eingriffe beim Carcinom

Von

H. Krebs

Endgültige Heilung eines Carcinoms ist nur nach radikaler Entfernung des Tumors mit Opferung eines mehr oder weniger großen Gewebsabschnitts möglich.

Bei malignen Veränderungen der Haut verbleibt nach der radikalen Excision meist ein großer Gewebsdefekt, der eine direkte Vereinigung des umgebenden Gewebes nicht gestattet. Ersatz des entfernten Hautbezirkes ist aber unbedingt erforderlich, da es bei Unterbleiben des plastischen Haut- und Gewebeersatzes zur Sekundärheilung mit allen ihren Nachteilen kommt. Besonders bei der Lokalisation über Gelenken wird die Funktion erheblich beeinträchtigt. Letztlich ist das kosmetische Resultat in solchen Fällen äußerst unbefriedigend. Verpflanzung anderer körpereigener Teile oder körperfremder Stoffe zur Deckung des Defektes ist nicht möglich. Nur durch oft ausgiebige und kombinierte Hautplastiken wird man in der Regel in der Lage sein, diese Hautdefekte zu decken, wobei auch Wert auf ein befriedigendes kosmetisches Endresultat gelegt werden muß.

Das gewünschte Ziel wird aber nur der erreichen, der alle Möglichkeiten der plastisch-wiederherstellenden Chirurgie beherrscht, richtig plant und anwendet.

Über diese Möglichkeiten anhand einiger Beispiele zu berichten, soll Inhalt dieser Ausführungen sein.

Bei den malignen Veränderungen der Haut, mit denen wir es in der Regel zu tun haben, handelt es sich am häufigsten um epidermoidale, von der Hautoberfläche ausgehende Tumoren, wie der Basalzellenkrebs und das Plattenenepithelcarcinom, dann das maligne Melanom und unter den mesodermalen Geschwülsten vor allem das Fibrosarkom, Myxosarkom und Liposarkom. In die Betrachtung miteinbezogen werden müssen aber auch die mit der Carcinombehandlung in Zusammenhang stehenden Hautulcera nach einer Strahlentherapie und der Strahlenkrebs, da diese wegen der strahlengeschädigten Haut ganz besondere Probleme an uns stellen.

Die Indikation zum operativen Vorgehen hängt einmal von der Beschaffenheit des Wundgrundes, zum zweiten von der Größe des zu deckenden Defektes und drittens an auffälligen Körperstellen wie im Gesicht von kosmetischen Gesichtspunkten ab. Trotz Elastizität der Haut wird ein primärer Hautschluß – unter Umständen nach ausgiebiger Mobilisierung der Wundränder oder mit Hilfe von Entlastungsschnitten nur in Ausnahmefällen möglich sein. Naht einer solchen Wunde unter

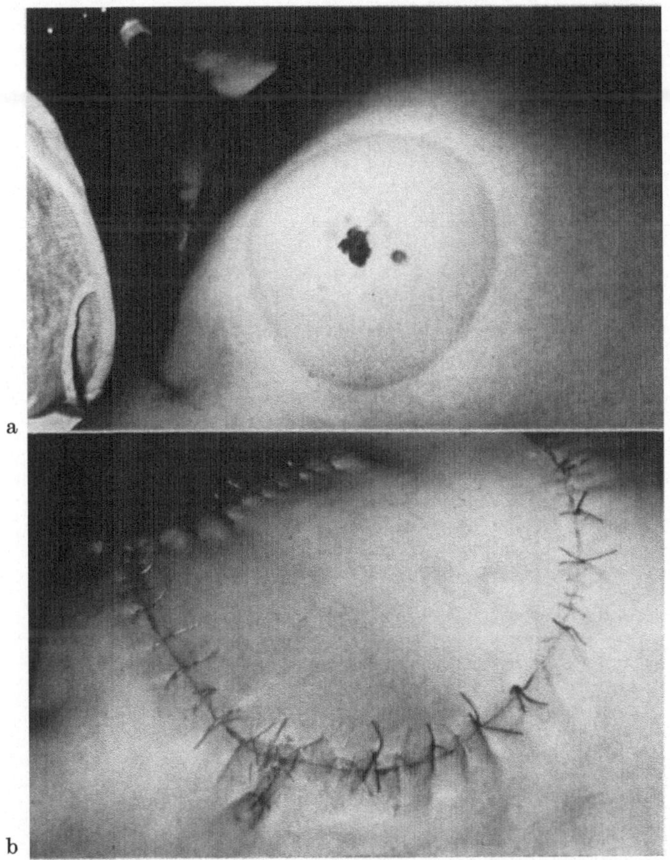

Abb. 1. Melanom am Rücken, Defektdeckung durch Rotationslappen

Spannung wird stets zu Mißerfolgen führen. Nach Excision von Geschwülsten auf gut ernährtem Untergrund kann der Spalthaut- oder Vollhautlappen Gutes leisten. Günstiger und besonders bei Mitbefall des unter der Haut liegenden Gewebes, wie Knochen und Sehnen, und an strahlengeschädigter Haut ist stets eine gestielte Hautplastik – meist als Verschiebeschwenklappen, vorzuziehen, der auch im Hinblick auf Farbe, Dicke und Aufbau der Haut am besten mit der Empfängerstelle übereinstimmt. Nur in Ausnahmefällen wird die aufwendigere und langwierigere Fernplastik nicht zu umgehen sein. Ein Verschiebeschwenklappen beim Carcinom wurde bereits im Jahre 1888 an der Heidelberger Chirurgie von V. Czerny erfolgreich angewandt. Es handelte sich um einen 34 Jahre alten Schiffer aus Haßmersheim mit einem talergroßen

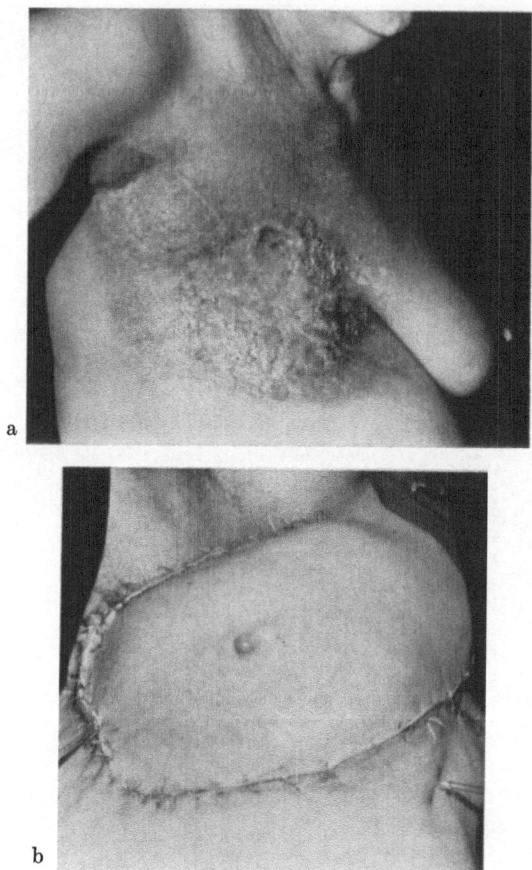

Abb. 2. Strahlenulcus nach Ablatio mammae. Defektdeckung durch die gesunde Mamma

Krebsgeschwür des linken Mundwinkels. Der Defekt wurde durch einen seitlich gedrehten, aus Wangen- und Halshaut bestehenden Lappen ersetzt, der so lang war, daß die umgeschlagene Spitze des Lappens nach innen zu liegen kam und die Schleimhaut ersetzte.

Bei Tumoren in der Axilla und Leiste ist die Versorgung wegen der meist vorhandenen Infiltration von Gefäßen und Nerven besonders schwierig. Der radikalen Exstirpation des gesamten befallenen Gewebes muß die Deckung mit einem spannungsfrei angenähten Verschiebeschwenklappen folgen. Zur Vermeidung einer Wundinfektion sollte die Entnahmestelle stets durch einen Spalthautlappen gedeckt werden, es sei denn, der Defekt im Bereich der Entnahmestelle läßt sich primär schließen.

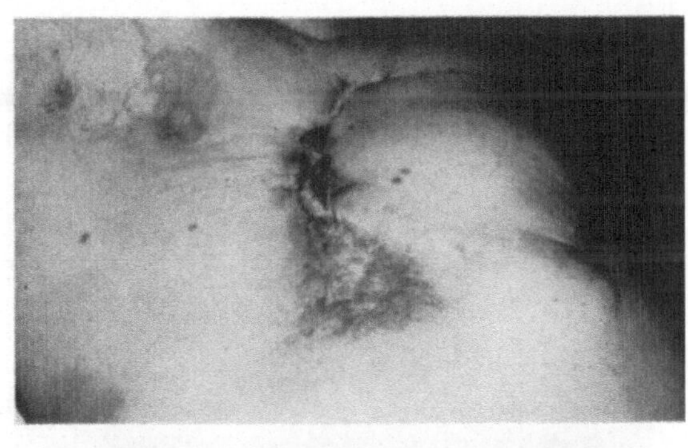

a

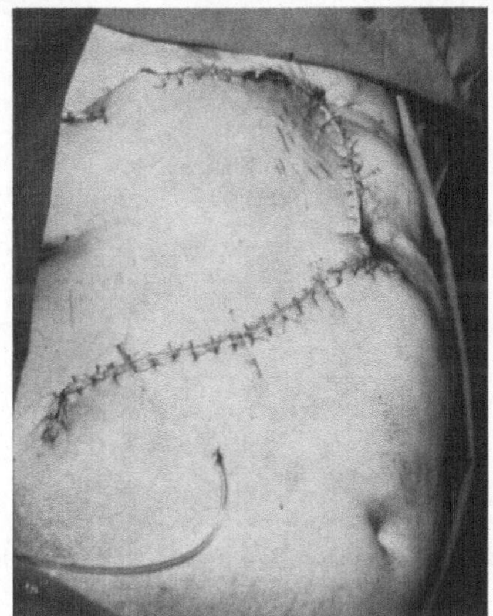

b

Abb. 3. Defektdeckung eines Strahlengeschwürs bei doppelseitiger Ablatio mammae durch große Verschiebeschwenkklappen

Als Allgemein-Chirurgen werden wir im Gesichtsbereich mit Lippencarcinomen besonders häufig konfrontiert. Während bei kleinen Lippencarcinomen die übliche Keilexcision keine Probleme aufwirft, läßt sich ein Rezidiv oder ein lange bestehendes Unterlippencarcinom nur durch komplizierte Lappenplastiken versorgen. Die Unterlippe wird durch große seitliche Schwenklappen rekonstruiert. Beim Melanom führen wir nach einmaliger hochdosierter Vorbestrahlung des Tumors die Excision weit im Gesunden außerhalb des geröteten Hautbezirkes durch (Abb. 1).

Besonders häufig haben wir es mit den Folgezuständen nach Behandlung eines Mammacarcinoms zu tun, sei es als lokales Rezidiv oder als Strahlenschaden. In beiden Fällen ist es meist nur durch kombinierte

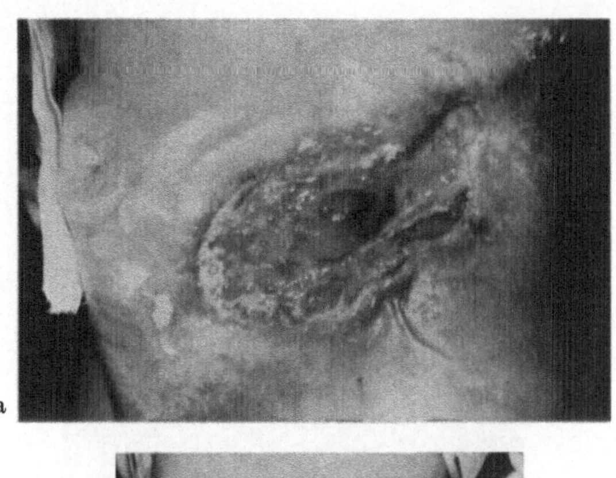

a

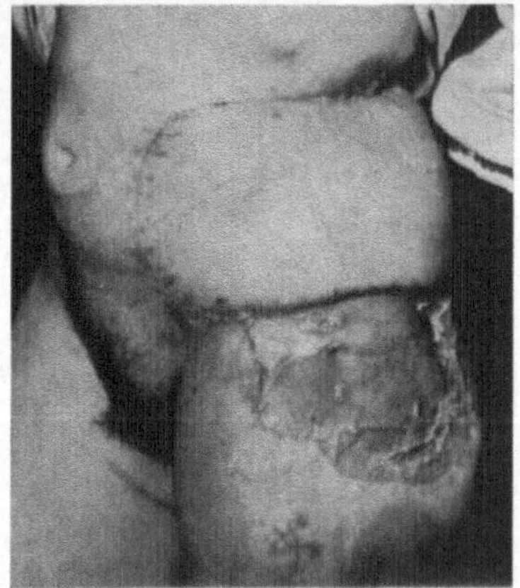

b

Abb. 4. Plastischer Ersatz der linken Bauchwand durch Verschiebeschwenkklappen bei Fibrosarkomrezidiv

plastische Eingriffe möglich, den Defekt zu decken. Hat die Patientin noch eine gesunde Brust, kann man diese zur Deckung verwenden (Abb. 2).

Bei doppelseitiger Ablatio mammae ist die Deckung nur durch einen großen Verschiebeschwenklappen möglich, wobei der Hautlappen gelegentlich bis zum Unterbauch und Rücken mobilisiert werden muß, um ihn spannungsfrei in den Defekt einnähen zu können (Abb. 3).

Ebenso große Schwierigkeiten bereiten die Metastasen und Strahlenschäden in der Leistenbeuge, die einmal sehr infektionsgefährdet sind und außerdem die Gefahr der Arrosion der großen Gefäße in sich bergen, und somit zu tödlichen Blutungen führen können. Auch diese lassen sich durch große Schwenklappen vom Abdomen oder Oberschenkel her decken. Bei Infiltration oder Arrosion der Femoralarterie muß unter Umständen durch einen Obturatorbypass die Durchblutung des Beines gesichert werden. Defekte nach Tumorentfernung an der Fußsohle können entweder durch einen Stiellappen vom gesunden Bein her gedeckt werden, oder bei alten Menschen, denen eine solche Behandlung wegen der erforderlichen langen Ruhigstellung in ungünstiger Lage nicht zugemutet werden kann, durch eine Vollhautlappenplastik.

Daß man auch bei wiederholten Rezidiven und großer Ausdehnung des Tumors nicht resignieren sollte, möge das letzte Beispiel beweisen (Abb. 4). Es handelte sich um eine 35jährige Frau, die mit dem 6. Rezidiv eines Fibrosarkoms der linken Bauchwand und spontaner Colonfistel in unsere Behandlung kam. Der Tumor war durch die ganze Bauchwand hindurchgewachsen, hatte das Sigma infiltriert und auch auf den linken Beckenkamm übergegriffen. Es wurde die gesamte linke Bauchwand einschließlich Peritoneum entfernt, das infiltrierte Sigma wurde reseziert, anschließend wurde die Bauchhöhle nach End-zu-End-Anastomose des Colons mit einem Fascia-lata-Transplantat und einem großen Verschiebeschwenklappen vom linken Oberschenkel her gedeckt.

Zusammenfassung

Bei der Therapie bösartiger Erkrankungen der Haut ist die radikale Entfernung des Tumors ohne Rücksicht auf die dadurch evtl. auftretenden Schwierigkeiten der Defektdeckung oberstes Gesetz. Die Behandlung von malignen Hauttumoren ist daher primär ein onkologisches Problem und erst sekundär eine Frage der Defektdeckung. Die dargestellten Beispiele sollten zeigen, daß aber auch bei ausgedehnten malignen Geschwülsten im Hautbereich mit plastisch-chirurgischen Maßnahmen funktionell und kosmetisch befriedigende Ergebnisse erzielt werden können.

Literatur

Bürkle de la Camp, H.: Grundzüge der operativen Technik in der plastischen Chirurgie. In: Chirurg: Operationslehre (Breitner) Bd. 1. Wien: Urban und Schwarzenberg 1955.

Czerny, V.: Ein Beitrag zur Wangenplastik mit gedoppeltem Halshautlappen. Beitr. zur Klin. Chirurgie **4** (1889).

Converse, J. M.: Reconstructive plastic surgery. Philadelphia und London: W. B. Saunders Comp. 1969.

GELBKE, H.: Wiederherstellende und plastische Chirurgie. Stuttgart: Thieme 1963.

GÜNTHER, H., SPIESSL, B.: Reconstruktion der Unterlippe nach Carcinomentfernung und gleichzeitiger Ausräumung regionärer Lymphknoten. Chir. Plast. et Reconstr. Bd. 3. Berlin-Heidelberg-New York: Springer 1967.

HERNANDEZ-RICHTER, J.: Plastischer Hautersatz nach Resektion maligner Tumoren. Chir. Plast. et Reconstr. 3. Berlin: Springer 1907.

METZ, K. J., GÜNTHER, H.: Probleme der primären Wundverschlüsse nach der Entfernung ausgedehnter Tumoren im Bereich der unteren Gesichtshälfte und des Halses. Chir. Plast. et Reconstr. Bd. 6. Berlin-Heidelberg-New York: Springer 1969.

OLIVARI, N.: Verschiebeschwenkplastik bei Deckung von Hautdefekten bzw. Dekubitalulcera. Chir. Plast. et Reconstr. Bd. 6. Berlin-Heidelberg-New York: Springer 1969.

SCHNURRER, W.: Plastisch-chirurgische Probleme beim Verschluß von Thoraxdefekten. Chir. Plast. et Reconstr. Bd. 6. Berlin-Heidelberg-New York: Springer 1969.

SCHRÖDER, F.: Deckung von Gesichtsdefekten nach Tumoroperationen bei Patienten höheren Alters. Chir. Plast. et Reconstr. Bd. 5. Berlin-Heidelberg-New York: Springer 1968.

SCHUCHARDT, U.: Der Rundstiellappen in der Wiederherstellungschirurgie des Gesichts-Kieferbereichs. Stuttgart: Thieme 1949.

STARK, R. B., KERNAHAN, D. A.: Reconstructive surgery of the leg and foot. Surg. Clin. N. Amer. **39** (1959).

WALLER, C.: Der Wundverschluß im Nasenbereich durch freie Hautverpflanzung oder Nahtlappen. Chir. Plast. et Reconstr. Bd. 6. Berlin-Heidelberg-New York: Springer 1969.

WIENDL, H. J.: Die chirurgische Behandlung von Strahlenulcera. Chir. Plast. et Reconstr. Bd. 6. Berlin-Heidelberg-New York: Springer 1969.

II

Wissenschaftliche Arbeiten

Veränderungen der Blutgerinnung bei Krebskranken

Von

A. Encke u. W. Saggau

Schon lange ist die häufige Koinzidenz von thromboembolischen Komplikationen und Krebserkrankungen bekannt. Trousseau (1865) vertritt als Erster 1865 die These, daß die Thromboseneigung ein Stigma des Krebskranken sei und ein Frühsymptom für eine Neoplasie darstellen könne. In klinischen und pathologisch-anatomischen Studien wird übereinstimmend ein hoher Anteil von Krebskranken bei venösen Thrombosen und tödlichen Lungenembolien gefunden (Allen et al., 1955; Encke et al., 1966; Marx, 1968; Pohl, 1962; Sproul, 1938). Aus jüngerer Zeit ist andererseits bekannt, daß bei Malignomen im Rahmen disseminierter intravasaler Gerinnungsprozesse auch hämorrhagische Diathesen als klinisches Äquivalent einer Verbrauchskoagulopathie auftreten können (Bleyl et al.; Encke, 1970; Johnson u. Merskey, 1966; Lechner et al., 1968; Marx, 1968; McKay u. Wahle, 1955; Miller u. Davison, 1967; Owen et al., 1969; Didisheim et al., 1969). Über die Veränderungen der Blutgerinnung bei unbehandelten Krebskranken liegen dagegen bisher nur vereinzelte ausführliche Untersuchungen (Miller et al., 1967) vor. Es ist deshalb das Ziel der vorliegenden Arbeit, die Blutgerinnungsbefunde einer größeren Anzahl von Tumorkranken zu analysieren.

Methodik und Krankengut

Bei 50 Patienten mit einem histologisch gesicherten malignen Tumor wird vor Einleitung einer operativen oder anderen Therapie die Blutgerinnung untersucht. Bei der Auswahl der Fälle wird darauf geachtet, daß keine Zweiterkrankung oder Komplikationen vorliegen, die einen Einfluß auf die Blutgerinnung ausüben. Als normales Vergleichskollektiv dienen 50 gesunde Blutspender.

Die folgenden *Untersuchungsmethoden* werden verwandt:

1. *Thromboplastogramm* (TEG)
   Es werden die Gerinnungszeit R, die Thrombusbildungszeit K und die maximale Gerinnselfestigkeit M registriert.

2. *Thrombinzeit* (Quick, 1938).
3. *Thromboplastinzeit* (Quick-Wert).
4. *Partielle Thromboplastinzeit* (PTT) (Langdell et al., 1953).
5. *Fibrinogenbestimmung* (Claus, 1957).
6. *Thrombocytenzahl im Phasenkontrast-Mikroskop* (Derlath, 1956).
7. *Fibrin- und Fibrinogenspaltprodukte* (Mancini et al., 1965). mit Partigen-Immun-Diffusionsplatten der Firma Behring, Marburg.
8. *Äthanol-Test* Godal und Abilgaard (1966).

Das Blut wird venös mit Silicontechnik entnommen und im Verhältnis 10 : 1 mit Natrium-Citricum 3,8% versetzt. Die Untersuchung erfolgt jeweils unmittelbar nach der Entnahme.

Zur Beurteilung der Ergebnisse werden einmal die Mittelwerte bestimmt und die Standardabweichungen nach der Formel

$$\sigma = \sqrt{\frac{\Sigma (\bar{x} - x)^2}{n - 1}}$$

berechnet. Außerdem wird ermittelt, wieviele der Malignomfälle bei den einzelnen Tests gegenüber der normalen Vergleichsgruppe pathologisch ausfallen.

Die statistische Sicherung der Unterschiede erfolgt mit dem T-Test.

Ergebnisse

Es handelt sich um 20 männliche und 30 weibliche Tumorkranke. Abbildung 1 gibt die Altersverteilung der untersuchten Kranken wieder. In Tabelle 1 sind Art, Ursprungsort und Tumorstadium (TNM-System, 1970) der Malignome aufgeschlüsselt. Bezüglich des Tumorstadiums wird lediglich zwischen Primärtumoren ohne und mit beginnender regio-

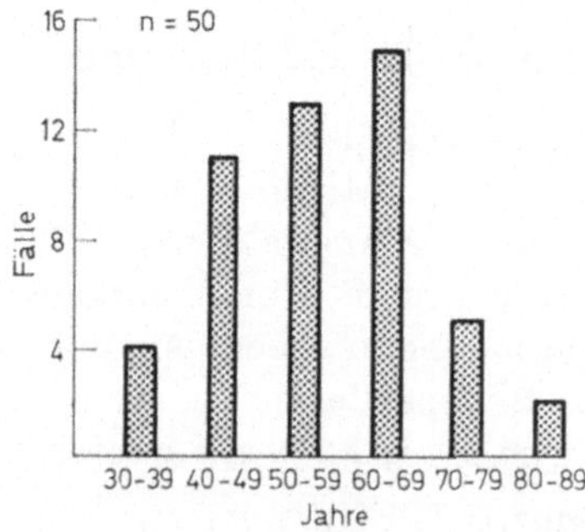

Abb. 1. Altersverteilung von 50 untersuchten Patienten mit maligner Tumorerkrankung

närer Metastasierung ($T_n N_{0-2}M_0$) und Tumoren mit Fernabsiedlungen ($T_nN_nM_n$) unterschieden. Eine genauere Unterteilung erscheint bei der kleinen Fallzahl nicht sinnvoll. Etwa die Hälfte der Kranken ist zum Zeitpunkt der Untersuchung bereits von Fern-Metastasen befallen.

Tabelle 1. *Art, Ursprungsort und Tumorstadium der 50 untersuchten Malignome*

	$T_nN_{0-2}M_0$	$T_nN_nM_n$
Rectum-Carcinom	7	4
Pancreas-Carcinom	—	2
Magen-Carcinom	5	8
Oesophagus-Carcinom	1	—
Colon-Carcinom	2	—
Mamma-Carcinom	5	—
Gallenblasen-Carcinom	—	2
Leber-Carcinom	—	1
Hypernephrom	1	1
Blasen-Carcinom	1	1
Retroperitoneal-Sarkom	—	1
Prostata-Carcinom	4	—
Knochen-Sarkom	—	1
Bronchial-Carcinom	—	1
Peritonealcarcinose bei unklarem Unterbauchtumor	—	1
Lymphogranulomatose	—	1
	26	24

Mittelwerte

Die Tabelle 2 enthält die Mittelwerte und Standardabweichungen von 50 gesunden Blutspendern, die mit den gleichen Methoden untersucht werden.

Tabelle 2. *Mittelwerte und Standardabweichungen der Blutgerinnung bei 50 gesunden Blutspendern*

Thrombelastogramm		
R-Zeit	10′28″	± 1′9″
K-Zeit	4′ 9″	± 1′1″
m	52,4 mm	± 5,1
PTT	41,9″	± 3,2″
Quick-Wert	100%	± 11%
Thrombinzeit	22,2″	± 1,5″
Fibrinogen	302 mg%	± 96,2
Thrombocyten	183200	± 40500

Abbildung 2 und Tabelle 3 geben die Mittelwerte und Standardabweichungen der Krebspatienten wieder. Die Gerinnungszeit R ist im Mittel um 28,9%, die Thrombusbildungszeit K um 54,3% gegenüber dem normalen Vergleichkrankengut verkürzt. Die Veränderungen sind statistisch signifikant ($p < 0{,}0025$). Die maximale Festigkeit M liegt

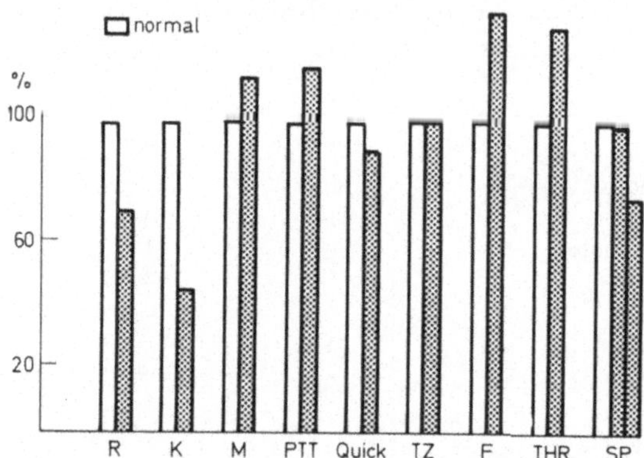

Abb. 2. Mittelwerte der Blutgerinnung bei 50 Patienten mit maligner Tumorerkrankung in Prozent eines normalen Blutspenderkollektivs (n = 50)

Tabelle 3. *Mittelwerte und Standardabweichungen der Blutgerinnung bei 50 Patienten mit maligner Tumorerkrankung*

Thrombelastogramm		
R-Zeit	7′26″	± 1′48″
K-Zeit	1′54″	± 2′42″
m	61,6 mm	± 8,5
PTT	50,9″	± 13,3″
Quick-Wert	90,8%	± 16,2%
Thrombinzeit	21,9″	± 4,2″
Fibrinogen	468,8 mg%	± 125,3
Thrombocyten	271900	± 139300
Spaltprodukte		
Männlich (n = 20)	231 mg%	± 95,1
Weiblich (n = 30)	219,6 mg%	

bei den Malignomkranken um 15% höher ($p < 0{,}01$). Der Quick-Wert ist im Mittel um 10% erniedrigt, die PTT um 9 sec (17,5%) gegenüber den Normalpersonen verlängert. Der Fibrinogenspiegel zeigt eine mittlere Erhöhung um 106,8 mg% (35,7%), die Thrombocytenzahl um 80700 (32,5%). Die Thrombinzeit bleibt praktisch unverändert. Die Abweichungen des Fibrinogenspiegels ($p < 0{,}0025$) und der Thrombocytenzahl ($p < 0{,}025$) sind statistisch signifikant. Die Veränderungen der übrigen Größen sind nicht signifikant. Für die Spaltprodukte liegen keine eigenen Vergleichsuntersuchungen bei Normalpersonen vor. Gegenüber den vom Hersteller angegebenen Normalwerten findet sich bei den männlichen Kranken eine mittlere Abnahme von 9 mg%, bei den weiblichen Patienten von 70 mg%.

Die Mittelwerte der Patienten mit und ohne ausgedehnterer Metastasierung zeigen keine nennenswerte Unterschiede (Tab. 4)

Tabelle 4. *Mittelwerte der Blutgerinnung bei Krebskranken mit und ohne ausgedehnte Metastasierung*

	$T_nN_{0-2}M_0$ n = 26	$T_nN_nM_n$ n = 24
Thrombelastogramm		
R-Zeit	7′2″	7′9″
K-Zeit	1′45″	2′1″
m	63 mm	61 mm
PTT	49,3″	52,3″
Quick-Wert	86,2%	91,9%
Thrombinzeit	22,6″	20,4″
Fibrinogen	446 mg%	490 mg%
Thrombocyten	267800	266700
Spaltprodukte	251,4 mg%	202,8 mg%

Häufigkeit pathologischer Gerinnungsveränderungen

Abbildung 3 und Tabelle 5 veranschaulichen, wieviele Fälle im Thrombelastogramm, bei der Fibrinogenbestimmung und in ihrer Thrombocytenzahl einen pathologischen Befund bieten. Die R- und K-Zeit sind in 43 bzw. 45 Fällen pathologisch verkürzt, die maximale Festigkeit bei 33 Patienten über die Norm hinaus erhöht. Bei diesen Kranken besteht also eine deutliche Hyperkoagulabilität des Blutes. Der Fibrinogenspiegel liegt bei 37 Patienten über 400 mg%, in 2 Fällen (Prostata-Carcinom und Hypernephrom) bei 800 mg%. Die Thrombocytenzahlen schwanken zwischen 90750 und 950000/mm³. In 28 Fällen findet sich eine relative Thrombocytose, bei 3 Patienten eine Thrombopenie; 19mal liegen die Werte in der Schwankungsbreite der Norm. Der Quick-Wert liegt bei 43 Patienten zwischen 80 und 100%, bei 5 weiteren zwischen 60 und 80%. Nur 2 Kranke mit fortgeschrittener Lebermetastasierung haben einen Quick-Wert unter 60%. Die PTT ist bei 32 Patienten gegenüber dem Normwert mäßig verlängert, in 5 Fällen verkürzt. Die Fibrin- und und Fibrinogen-Spaltprodukte sind in 4 Fällen gering erhöht, in 7 Fällen gegenüber der vom Hersteller angegebenen Variationsbreite der Norm vermindert. Alle übrigen liegen im Normbereich. Bei den Patienten mit erhöhtem Spiegel liegen 2 mal ein Magen-Carcinom (365 und 380 mg%), ein Gallenblasen-Carcinom (410 mg%) und Hypernephrom (575 mg%) vor. Keins der 4 Prostata-Carcinome weist erhöhte Spaltproduktspiegel auf. In keinem der 50 Fälle wird im Thrombelastogramm eine fibrinolytische Destruktion der Kurve registriert. Die Thrombinzeit liegt stets im Normbereich.

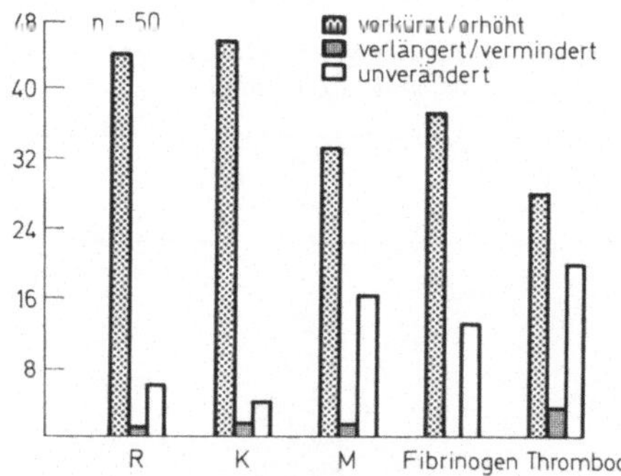

Abb. 3. Zahl der Patienten mit pathologisch veränderter Gerinnungsanalyse in Bezug auf den Mittelwert

Tabelle 5. *Zahl der pathologisch veränderten Blutgerinnungsanalysen in Bezug auf den Mittelwert*

	verkürzt/ erhöht	verlängert/ vermindert	unverändert
Thrombelastogramm			
R-Zeit	43	1	6
K-Zeit	45	1	4
m	33	1	16
Fibrinogen	37	—	13
Thrombocyten	28	3	19
PTT	5	32	13
Spaltprodukte	4	7	39

Äthanol-Test

Von den 50 Patienten haben 8 einen positiven (Gelbildung), 13 einen fraglich positiven Äthanol-Test (Ausflockung). Bei 29 Patienten ist der Test negativ. Die positiven Ergebnisse finden sich bei 4 Magen-Carcinomen, 2 Rectum-Carcinomen, einem Hypernephrom und einem Prostata-Carcinom.

Keiner der Kranken bietet während der stationären Beobachtung oder in der postoperativen Phase die klinischen Zeichen einer Thromboembolie. 10 der Patienten (20%) versterben während des stationären Aufenthaltes. Auf eine Auswertung der bei einem Teil der Patienten nach der Operation durchgeführten Gerinnungsanalysen wird verzichtet, da der Einfluß des chirurgischen Traumas, die postoperativen Kreislaufverhältnisse und die zusätzliche Therapie nicht einheitlich sind.

Diskussion

Unsere Ergebnisse zeigen, daß bei Krebskranken häufig eine beschleunigte Gerinnungstendenz des Blutes gefunden wird. Sie kommt in einer deutlichen Hyperkoagulabilität des Thrombelastogramms, das einen empfindlichen Indikator der Globalgerinnung darstellt, zum Ausdruck. Der Fibrinogenspiegel und die Thrombocytenzahl sind in der Mehrzahl der Fälle über die Norm erhöht, während die sogenannten Gruppentests (PTT, Thromboplastinzeit nach Quick und Thrombinzeit) nur uncharakteristisch und wenig verändert sind. Die Fibrin- und Fibrinogenspaltprodukte als Kriterium fibrinolytischer Aktivität sind nur vereinzelt gering erhöht, in der Regel dagegen nicht vermehrt oder sogar vermindert. In einem Teil der Fälle finden sich Hinweise auf eine disseminierte intravasale Gerinnung (Äthanol-Test).

Diese Befunde stimmen gut mit der klinischen Erfahrung überein, daß thromboembolische Komplikationen bei Malignomen häufiger auftreten als bei anderen Erkrankungen. ALLEN, BARKER u. HINES (1955) finden das Carcinom in 24,2% als prädisponierenden Faktor einer Thrombose, POHL (1962) berichtet über 42% Thromboembolien bei Malignom-Patienten. Im Krankengut der eigenen Klinik wird bei 383 autoptisch gesicherten postoperativen tödlichen Lungenembolien in 42,7% eine Krebserkrankung festgestellt (ENCKE et al., 1966). POHL findet auch bei Aufschlüsselung der Sektionsfälle unter 54 Jahren eine höhere Thromboembolie-Inzidenz der Carcinom-Patienten. Es handelt sich demnach nicht um eine zufällige altersbedingte Häufigkeit.

Die Untersuchungen anderer Autoren bestätigen unsere Befunde einer Hyperkoagulabilität im Blut Krebskranker. Übereinstimmend wird eine verkürzte Gerinnungszeit mit beschleunigter Thrombokinasebildung berichtet (AMUNDSEN et al., 1963; MARX, 1968; MILLER et al., 1967). Der Fibrinogenspiegel ist häufig erhöht (MARX, 1968; MCKAY u. WAHL, 1955; MILLER et al., 1967; O'MEARA, 1968; SCHULTZE, 1968) außerdem werden Aktivitätsanstiege der Faktoren II, V, VII (GASTPAR 1968) und VIII (AMUNDSEN et al., 1963; MARX, 1968; MILLER et al. 1967) beschrieben. Nach MILLER u. Mitarb. (1967) sind auch die Aktivitäten der Faktoren IX, X und XI oft erhöht. Während ein Teil der

Untersucher (Levin u. Conley, 1964; Moolten et al., 1949; Morrison, 1932) wie wir selbst eine Thrombocytose findet, beobachtet Marx (1968) bei 30 Patienten nie eine erhöhte Thrombocytenzahl. Bei Miller u. Mitarb. (1967) sind die Plättchen teils vermehrt, teils vermindert. Übereinstimmend beschreiben jedoch alle Autoren eine vermehrte Aggregations- bzw. Adhäsionsneigung der Thrombocyten. Dieser Befund wird von Breddin (1968) bestätigt. Neben der Erhöhung der Prokoagulantien findet Temperley (1963) eine Abnahme des Heparinkofaktors, d.h. der physiologischen Antikoagulantien.

Über die fibrinolytische Aktivität Krebskranker liegen unterschiedliche Mitteilungen vor. Besonders häufig wird sie beim Prostata-Carcinom (Andersson, 1963) beobachtet, ist aber hier nach Swan (1965), wie heute von fast allen Fibrinolysezuständen angenommen wird, als sekundäre Folge einer primären Hyperkoagulabilität aufzufassen. Van de Loo (1968) findet wie wir selbst beim Carcinom-Kranken ohne manifeste Thromboembolie oder Blutungen keine Erhöhung des fibrinolytischen Potentials im Blut, Marx (1968) und Deutsch (1963) berichten über eine Vermehrung der Antiplasminaktivität. Im Tumorgewebe ist die fibrinolytische Aktivität nach O'Meara (1968) und Todd (1960) in der Regel vermindert. Sie führen dies auf den relativ geringeren Gefäßendothelanteil maligner Tumoren zurück.

Als Ursache der Hyperkoagulabilität müssen die Zunahme der Prokoagulantien und die Aktivierung der Gerinnung durch Freisetzung von thromboplastischen Substanzen aus dem Tumorgewebe infolge invasiver Gefäßarrosion diskutiert werden. Die vermehrte Neubildung von plasmatischen Prokoagulantien (Fibrinogen, Faktor VIII u.a.) wird von einigen Autoren auf eine kompensatorische Überproduktion des Organismus infolge lokalen Verbrauchs von Gerinnungspotential im Tumor (O'Meara, 1968) oder einer vermehrten disseminierten Mikrogerinnung in der Blutbahn (Marx, 1968; Miller et al., 1967) zurückgeführt. Schultze (1968) betont allerdings, daß eine unspezifische Glykoproteidvermehrung auch im Rahmen zahlreicher Entzündungs- und anderer Abwehrreaktionen des Körpers auftritt. Wir selbst finden im Äthanol-Test bei einem Teil der Patienten Hinweise auf eine diskrete, disseminierte intravasale Gerinnung. Die Hyperfibrinogenämie könnte ihrerseits für die vermehrte Klebrigkeit der Plättchen verantwortlich sein (Marx, 1968).

Menschliches und tierisches Krebsgewebe enthält eine wesentlich höhere thrombokinetische Aktivität als das entsprechende gesunde Organgewebe (Thies, 1968). Nach O'Meara (1968, 1958) werden aus Tumoren thrombokinaseähnliche Substanzen freigesetzt, die in Gegenwart von Calcium und Sulfhydrilgruppen eine thrombinartige Wirkung entfalten.

Die Veränderungen der Blutgerinnung haben für die Pathogenese und Prognose von Krebserkrankungen wahrscheinlich eine wesentliche Bedeutung. Einmal prädisponieren sie beim Hinzutreten anderer thrombosebegünstigender Faktoren (Gefäßwandläsion durch Tumorinfiltration und Entzündung, lokale und allgemeine Strömungsverlangsamung infolge Stenosierung, Kachexie usw.) zur Bildung von Venenthrombosen und Thrombophlebitiden, was der klinischen Erfahrung entspricht. Andererseits begünstigt die höhere Umsatzrate der Gerinnungsfaktoren die Auslösung disseminierter intravasaler Gerinnungsprozesse mit morphologisch und klinisch manifester Verbrauchskoagulopathie, in der Regel vom protrahierten Typ (ENCKE, 1970; JOHNSON u. MERSKEY, 1966; MARX, 1968; OWEN et al., 1969; DIDISHEIM et al., 1969). Entsprechende eigene Fälle werden an anderer Stelle publiziert (BLEYL, ENCKE u. HISSEN).

Wie aus zahlreichen experimentellen Arbeiten hervorgeht, spielen Gerinnung und Fibrinolyse wahrscheinlich eine große Rolle für die Metastasierung von Tumoren (Übersicht bei GASTPAR, 1968). Die Klebrigkeit der Tumorzelle, die für ihre Haftung am Gefäßendothel und ihre Transplantationsrate von erheblicher Bedeutung ist, wird entscheidend durch die thromboplastische Aktivität mitbestimmt. SCHMIDT (1903) demonstriert bereits 1903 als Erster Tumorzellen in Lungencapillaren, die von einem feinen Netzwerk aus Fibrin und konglutinierten Plättchen umhüllt sind und an der Gefäßwand haften. Die Metastasierungsrate bestimmter Tumoren kann im Experiment durch Langzeitbehandlung mit Antikoagulantien oder fibrinolytischen Substanzen gesenkt werden. Eine entsprechende klinische Studie liegt noch nicht vor.

Zusammenfassung

Bei 50 Personen männlichen und weiblichen Geschlechtes und unterschiedlichen Alters, mit einem histologisch gesicherten malignem Tumor wird vor Durchführung einer Therapie die Blutgerinnung untersucht und die Ergebnisse mit einem Vergleichskollektiv von 50 Blutspendern verglichen. Das TEG ergibt den Befund einer deutlichen Hyperkoagulabilität bei den Malignompatienten mit statistisch signifikanten Veränderungen der Gerinnungszeit, Thrombusbildungszeit und der max. Festigkeit. Fibrinogenspiegel und Thrombocytenzahl sind statistisch signifikant erhöht. PTT, Quickwert und Thrombinzeit zeigen keine signifikante Änderung. Die Fibrin- und Fibrinogenspaltprodukte sind nur in einzelnen Fällen gering erhöht, häufiger normal oder vermindert.

Die Ergebnisse stimmen mit der klinischen Erfahrung überein, daß Thrombosen und Embolien bei malignen Tumoren häufiger auftreten als bei anderen Erkrankungen.

Literatur

Allen, E. V., Barker, N. W., Hines, E. A.: Peripheral vascular diseases. 2nd ed. Philadelphia: Saunders 1955.

Amundsen, M. A., Spittel, J. A., Jr., Thompson, J. H., Jr., Owen, C. A.: Hypercoagulability associated with malignant disease and with the post-operative state. – Evidence for elevated levels of antihemophilic globulin. Ann. intern. Med. **58**, 608 (1963).

Andersson, L.: Fibrinolysis in patients with prostatic cancer. Acta chir. scand. **126**, 172 (1963).

Bleyl, U., Encke, A., Hissen, W.: Thrombohämorrhagische Phänomene bei Krebserkrankungen, in diesem Band, S. 98.

Breddin, K.: Diskussionsbemerkung in Thrombos. Diathes. haemorrh. Suppl. **28**, 149 (1968).

Claus, A.: Gerinnungsphysiologische Schnellmethode zur Bestimmung des Fibrinogens. Acta haemat. (Basel) **17**, 237 (1957).

Derlath, S.: Die direkte phasenoptische Thrombocyten- und Reticulocytenzählung. Ärztl. Forsch. **10**, 552 (1956).

Deutsch, E., Marschner, I.: Antifibrinolysine. Folia Haemat. N.F. **8**, 1 (1963).

Didisheim, P., Bowie, E. J. W., Owen, C. A., Jr.: Intravascular Coagulation-Fibrinolysis Syndrome and malignancy: Historical review and report of two cases. Thrombos. Diathes. haemorrh. Suppl. **36**, 215 (1969).

Encke, A., Linder, F., Schmitz, W., Storch, H. H., Trede, M., Senft, F.: 605 tödliche Lungenembolien an der Heidelberger Chirurgischen Universitätsklinik während der letzten 50 Jahre (1915–1964) mit einer Statistik erfolgreich durchgeführter Trendelenburg'scher Operationen. Chirurg **37**, 145 (1966).

— Experimentelle und klinische Untersuchungen zur intravasalen Gerinnung in der Chirurgie. Habil.schrift Heidelberg 1970.

Fumarola, D., Del Buono, G.: The blood coagulation pattern in malignancies. Prog. Med. Napoli **14**, 327 (1958).

Gastpar, H.: Metastasierung und Blutgerinnung. Thrombos. Diathes. haemorrh. Suppl. **28**, 119 (1968).

Geigy-AG: Wissenschaftliche Tabellen. 6. Aufl. 1962.

Godal, H. C., Abilgaard, U.: Gelation of soluble fibrin in plasma by ethanol. Scand. J. Haemat. **3**, 342 (1966).

Hartert, H.: Blutgerinnungsstudien mit der Thrombelastografie, einem neuen Untersuchungsverfahren. Klin. Wschr. **26**, 577 (1948).

Johnson, A. J., Merskey, C.: Diagnosis of diffuse intravascular clotting: Its relation to secondary fibrinolysis and treatment with heparin. Thrombos. Diathes. haemorrh. Suppl. **20**, 161 (1966).

Langdell, R. D., Wagner, R. H., Brinkhous, K. M.: Effect of antihemophilic factor on one-stage clotting tests. A presumptive test for hemophilia and a simple one-stage antihemophilic factor assay procedure. J. Lab. clin. Med. **41**, 637 (1953).

Lechner, K., Regele, H., Waldhäusl, W., Karobath, H.: Verbrauchskoagulopathie bei metastasierendem Prostatacarcinom. Acta haemat. (Basel) **40**, 95 (1968).

Levin, J., Conley, C. L.: Thrombocytosis associated with malignant disease. Arch. intern. Med. **114**, 497 (1964).

Van de Loo, J.: Diskussionsbemerkung in Thrombos. Diathes. haemorrh. Suppl. **28**, 146 (1968).

Mancini, G., Carbonara, A. O., Heremans, J. F.: Immunochemistry **2**, 235 (1965).

Marx, R.: Über thrombophile und hämorrhagische Diathesen bei Krebs. Thrombos. Diathes. haemorrh. Suppl. **28**, 101 (1968).

McKay, D. G., Wahle, G. H.: Disseminated thrombosis in colon cancer. Cancer **8**, 970 (1955).

Mider, G. B., Alling, E. I., Morton, J. J.: The effect of neoplastic and allied disease on concentrations of plasma proteins. Cancer (Amst.) **3**, 56 (1950).

Miller, S. P., Sanchez-Avalos, J., Stefanski, T., Zuckerman, L.: Coagulation disorders in cancer. I. Clinical and laboratory studies. Cancer (Amst.) **20**, 1452 (1967).

— Davison, T.: The defibrination syndrome in cancer. – Treatment of a case with heparin. N. Y. Med. **67**, 452 (1967).

Moolten, S. E., Vroman, L., Vroman, C.: Adhesiveness of blood platelets in thromboembolism and hemorrhagic disorders. Amer. J. clin. Path. **19**, 814 (1949).

Morrison, M.: Analysis of blood picture in 100 cases of malignancy. J. Lab. clin. Med. **17**, 1071 (1932).

O'Meara, R. A. Q.: Coagulative properties of cancers. Irish J. med. Sci. **394**, 474 (1958).

— Fibrin formation and tumor grouth. Thrombos. Diathes. haemorrh. Suppl. **28**, 137 (1968).

Owen, C. A., Jr., Oels, H. C., Bowie, E. J. W., Didisheim, P., Thompson, J. H., Jr.: Chronic Intravascular Coagulation (ICF) Syndrome. Thrombos. Diathes. haemorrh. Suppl. **36**, 197 (1969).

Pohl, H.: Die Thrombose-Embolie Frequenz bei Patienten mit und ohne Karzinom. Inaug. Diss. Hamburg 1962.

Quick, A. J.: The normal antithrombin of the blood and its relation to heparin. Amer. J. Physiol. **123**, 712 (1938).

Schmidt, M. B.: Die Verbreitungswege der Carcinome und die Beziehungen generalisierter Sarkome zu den leukämischen Neubildungen. Jena: Fischer 1903.

Schultze, H.: Diskussionsbemerkung in Thrombos. Diathes. haemorrh. Suppl. **28**, 148 (1968).

Sproul, E. E.: Cancer and venous thrombosis. The frequence of the association of carcinoma in the body or tail of the pancreas with multiple venous thrombosis. Amer. J. Cancer **34**, 566 (1938).

Swan, H.: J. clin. Path. **18**, 330 (1965).

Temperley, I. J.: Irish J. med. Sci. **448**, 159 (1963).

— J. clin. Path. **16**, 115 (1963).

Thies, H. A.: Menschliche und tierische Gewebsthrombokinasen. Diskussionsbemerkung in Thrombos. Diathes. haemorrh. Suppl. **28**, 150 (1968).

TNM-System. Klassifizierung der malignen Tumoren. Berlin-Heidelberg-New York: Springer 1970.

Todd, A. S.: Thrombosis and anticoagulant therapy. Edinburgh: E. & D. Livingstone 1960.

Trousseau, A.: Phlegmasia alba dolens. Clinique Médicale de L'Hôtel-Dieu de Paris. Vol. 3, p. 654. Paris: Ballière 1865.

Thrombohämorrhagische Phänomene bei Krebserkrankungen

Von

U. BLEYL*, A. ENCKE u. W. HISSEN

Während thromboembolische Komplikationen bei Krebserkrankungen seit mehr als 100 Jahren bekannt sind (TROUSSEAU, 1865), hat die gleichzeitige Manifestation disseminierter mikro- bzw. makrothrombotischer Komplikationen und einer hämorrhagischen Diathese bei Tumorpatienten erst in jüngster Zeit wachsendes Interesse gefunden. SELYE (1966) hat im Hinblick auf die nach den Vorstellungen der klassischen Blutgerinnungslehre scheinbar widersprüchliche Koinzidenz von Mikro- und Makrothrombose und hämorrhagischer Diathese den Begriff des „thrombohämorrhagischen Phänomens" in die Literatur eingeführt. Der Begriff besagt, daß die Ausbildung intravasaler Mikro- oder Makrothrombose durch Aktivierung der Gerinnung gleichzeitig zu einer mehr oder weniger ausgeprägten latenten oder manifesten hämorrhagischen Diathese führt. Die hämorrhagische Diathese resultiert bei diesem Syndrom aus einem Mangel an Thrombocyten und verschiedenen Gerinnungsfaktoren, die im Rahmen der lokal oder generalisiert eingeleiteten Gerinnungsaktivierung verbraucht werden. LASCH et al. (1961) sprechen unter Berücksichtigung pathophysiologischer Aspekte eines aus gesteigertem Umsatz resultierenden Verbrauchs an Gerinnungsfaktoren von einer „Verbrauchskoagulopathie" als Ursache der hämorrhagischen Diathese. Pathoanatomisches Substrat der u. U. lokal initiierten generalisierten Hämostasestörung sind vor allem in der terminalen Strombahn der Organe auftretende multiloculäre fibrinreiche *Mikro*thromben, ein Befund, der zu dem Begriff der „disseminierten intravasalen Gerinnung" (McKAY, 1965) geführt hat.

Thrombohämorrhagische Phänomene sind wie thromboembolische Komplikationen keineswegs pathognomonisch für Tumorerkrankungen, sondern vor allem aus der Pathologie des Schocks und der im Schock auftretenden Mikrozirkulationsstörungen bekannt. Größere statistische

* Mit Unterstützung durch die Stiftung für Krebs- und Scharlachforschung (Strebel-Stiftung).

Untersuchungen über die Häufigkeit des thrombohämorrhagischen Phänomens bei bösartigen Tumoren liegen bislang nicht vor. Auch fehlen gesicherte Angaben zu der Frage, ob und wie häufig die schon lange bekannten *makro*thrombotischen Komplikationen bei malignen Tumoren als „graddifferente Partialphänomene der disseminierten intravasalen Mikrothrombose“ (MARX, 1968) gelten dürfen, ob zwischen der Makrothrombose und der dem thrombohämorrhagischen Phänomen in der Regel zugrundeliegenden Mikrothrombose bei Krebserkrankungen tatsächlich ein kausalpathogenetischer Zusammenhang besteht.

Umstritten ist nicht zuletzt aber auch die Detailpathogenese der thrombohämorrhagischen Phänomene bei malignen Tumoren. Insbesondere fehlen gesicherte Hinweise dafür, unter welchen Bedingungen es zur Realisation thrombohämorrhagischer Phänomene bei malignen Tumoren kommt, ob eine überschießende kontinuierliche Thromboplastin-Einschwemmung aus dem Tumorgewebe, ein ausgeprägter nekrotischer Zerfall von Tumorzellverbänden mit vasculärer Resorption oder erst eine massive Embolisation vitaler oder zugrundegehender Tumorzellen die thrombohämorrhagische Symptomatik induzieren. Über *mögliche* tumorcharakteristische, aber auch tumorfremde Realisationsfaktoren thrombohämorrhagischer Phänomene mit disseminierter intravasaler Mikrothrombose und latenter oder manifester hämorrhagischer Diathese soll anhand von 11 Obduktionsfällen mit malignen Tumoren im folgenden berichtet werden.

Fallberichte

Fall 1. E. B. männl. 71 Jahre – metastasierendes *Prostata-Carcinom.* In den letzten Jahren mehrfach an Thrombophlebitis erkrankt. 2 Jahre vor der Aufnahme Elektroresektion der Prostata. – Im Dezember 1969 und Januar 1970 rezidivierende Infekte. – Bei der Aufnahme am 16. 1. 70 kein auffälliger klinischer Untersuchungsbefund. BKS 31/66. Übrige Laboratoriumsbefunde normal. Seit 20. 1. 70 wiederholte Fieberschübe bis 39 °C. Antibiotische Behandlung und Gabe von Phenylbutazon. – Am 10. 2. 70 Entnahme einer Muskelbiopsie aus der linken Wade zum Ausschluß einer Periarteriitis nodosa. Am folgenden Tage *Nachblutung* in die Muskulatur der linken Wade. Hämoglobinabfall von 12,8 g% auf 10,7 g%. Thrombocytenzahl 30000. Symptomatische Behandlung mit Bluttransfusionen, handelsüblichen Hämostyptica und Prednisolon. In den folgenden Tagen weitere *Blutungen* in die Weichteile aller vier Extremitäten. Während der folgenden 8 Wochen traten immer wieder Weichteilblutungen auf. Die Thrombocytenzahlen schwankten zwischen 11000 und 136000, der Quickwert fiel bis auf 27,5% ab. Insgesamt wurden 50 Blutkonserven transfundiert. Außerdem wurden zwischenzeitlich Vitamin K, Trasylol und synthetische Fibrinolyseinhibitoren (AMCA) gegeben. Trotz aller Maßnahmen konnte die hämorrhagische Diathese nicht beherrscht werden. Am 14. 4. 70 war die Thrombocytenzahl erneut extrem erniedrigt, der Quickwert betrug 33%. 2 Tage später verstarb der Patient nach voraufgegangener respiratorischer Insuffizienz unter den klinischen Zeichen einer Hirnblutung.

Auszug aus der pathologisch-anatomischen Diagnose. 2,5 cm im Durchmesser haltendes Prostatacarcinom. Ausgedehnte metastatische Occupation der iliacalen,

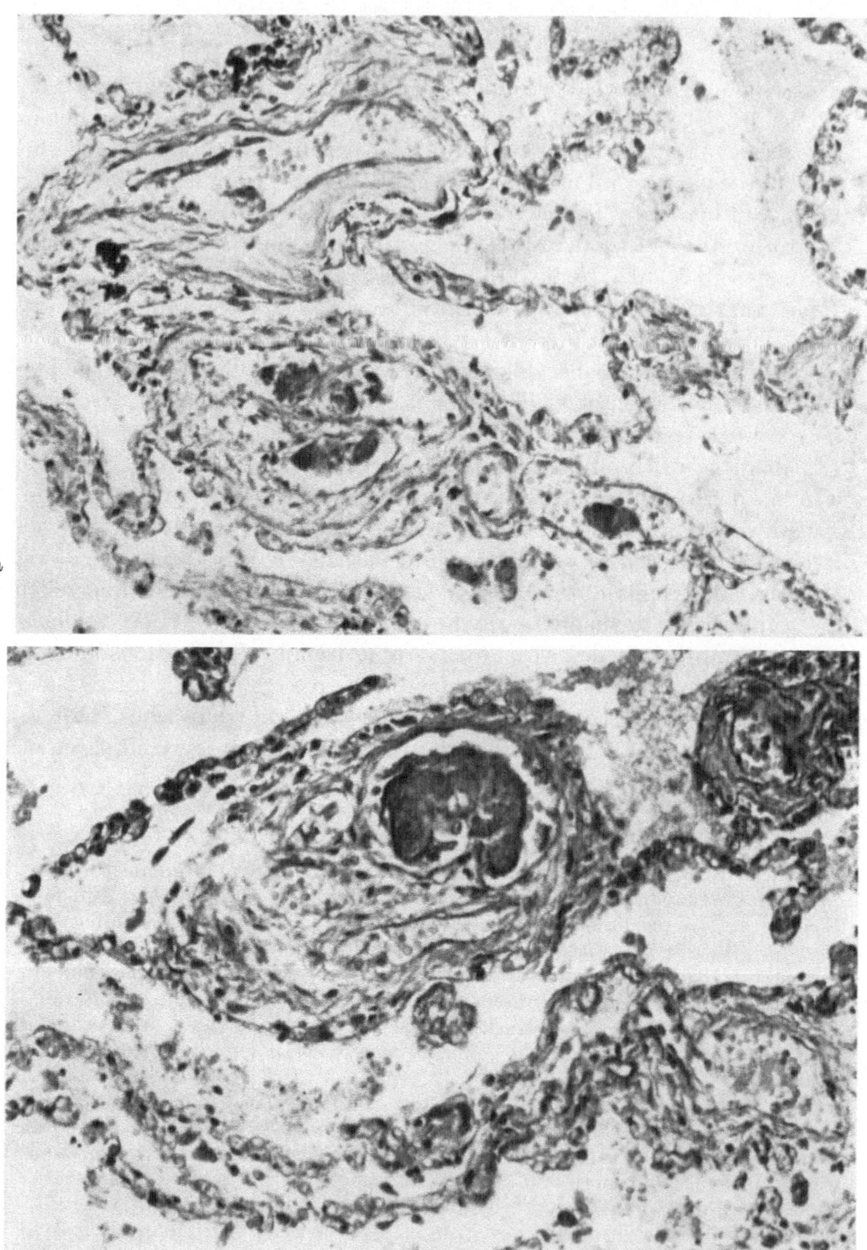

Abb. 1a u. b. Fall 1 (SN 428/70). Metastasierendes Prostata-Carcinom mit rezidivierender Verbrauchskoagulopathie und rezidivierender hämorrhagischer Diathese. Multiple, mehrzeitig entstandene, partiell bereits endothelialisierte und organisierte neben frischen intravasalen Mikrothromben in der terminalen Strombahn der Lungen. Formalin, Paraffin, HE. Mikrophotogramme 1:200

paraaortalen, parahilären und paratrachealen Lymphknoten. Lymphangiosis carcinomatosa der Lungen. Osteoklastische Carcinose der Wirbelsäule. – Mehrzeitig entstandene, rezidivierende disseminierte intravasale Mikrothrombose mit partiell organisierten und rekanalisierten sowie frischen fibrinreichen Mikrothromben in der terminalen Strombahn der Lungen (Abb. 1). Partiell organisierte, wandhaftende Mikrothromben in kleinen Herzmuskelgefäßen, vereinzelte disseminierte Mikrothromben in den Capillaren des Nierenrindenparenchyms. – Marantische Endocarditis. Frischer anämischer Erweichungsherd der frontoparietalen Großhirnrinde. – Pulmonale hyaline Membranen. – Ausgeprägte hämorrhagische Diathese: Großflächige Hautblutungen an Stamm und Extremitäten, massive Blutungen in die Muskulatur und das Fettgewebe des rechten Oberschenkels, der rechten Ferse und des rechten Kleinzehenballens. Diffuse Schleimhautblutungen des Magens und Duodenums, Teerstuhl. Hochgradige Anämie der inneren Organe.

Fall 2. E. W. weibl. 42 Jahre – metastasierendes *Ovarial-Carcinom.* 1963 mehrere Unterleibseingriffe. Nähere Einzelheiten nicht bekannt. Im Mai 1968 stationäre Aufnahme wegen Subileus des Dickdarmes. Tastbarer faustgroßer Tumor im linken Unterbauch. Rectale Untersuchung unauffällig. Die gynäkologische Untersuchung bestätigte den Verdacht auf einen linksseitigen Adnextumor. Der Ileus klang auf konservative Maßnahmen ab. Vor der geplanten Verlegung zur operativen Entfernung des Tumors geriet die Patientin in ein zunehmendes Leber- und *Nierenversagen* mit Anstieg der Transaminasen und des Blutharnstoffs. Außerdem entwickelte sich eine ausgeprägte *respiratorische Insuffizienz*, die zu kontinuierlicher Beatmung zwang. Gleichzeitig fiel eine vermehrte *Blutungsneigung* aus Stichkanälen der Haut auf. Die Gerinnungsanalyse zeigte eine *Verbrauchskoagulopathie* an: Thrombelastogramm: R-Zeit 10 min 49 sec, K-Zeit 19 min, maximale Festigkeit 16 mm. Quickwert 9,5%, Thrombocytenzahl 44000. Neben intensiver Kreislaufbehandlung und Beatmung wurde zusätzlich eine *Fibrinolysetherapie* mit 500000 E Streptokinase (in 6 Std) und anschließender Heparinbehandlung (30000 IE/24 Std) bis zum Tode durchgeführt. Nach 48 Std hatte sich der Gerinnungsstatus bei fortbestehender respiratorischer Insuffizienz gebessert, die Blutungsneigung sistierte. R-Zeit 14 min 29 sec, K-Zeit 3 min 30 sec, maximale Festigkeit 46 mm, Quickwert 42%, Thrombocytenzahl 80000. Die Patientin verstarb 24 Std unter weiterem Harnstoffanstieg und Oligurie. Die Kreislaufverhältnisse waren bis zum Tode mit Blutdruckwerten um 120/80 mmHg und einer Pulsfrequenz um 120/min relativ konstant.

Auszug aus der pathologisch-anatomischen Diagnose. Papilläres Adenocarcinom des Ovar mit metastatischer Infiltration der paraaortalen und parapankreatischen Lymphknoten. Mannsfaustgroße Metastase der Leber. Carcinomatöse Umscheidung von Pfortader und Gallengängen. Diffuse Peritonealcarcinose. – Multiloculäre Thrombose. Thrombotischer Verschluß beider Nierenarterien mit subtotaler Nierennekrose beiderseits. Thrombose der Art. lienalis, anämischer Milzinfarkt. Mesenterialarterienthrombose. Nicht obturierende Thrombose der Art. femoralis profunda. Thrombose der Oberschenkelvenen. Hämorrhagischer Lungeninfarkt. Pfortaderthrombose, multiloculäre Zahnsche Infarkte der Leber. Disseminierte intravasale Mikrothromben in der terminalen Strombahn von Niere, Herz und Lungen (Abb. 2a). – Sog. marantische Endocarditis. – Pulmonale hyaline Membranen mit beginnender leukocytärer Infiltration (Abb. 2b).

Fall 3. R. S. weibl. 43 Jahre – metastasierendes *Mamma-Carcinom:* Zeitlich zurückliegende Ablatio mammae beiderseits wegen eines Carcinoms. Jetzt Aufnahme der Patientin wegen Hautmetastasen und osteoklastischen Beckenmetastasen zur Radiogold-Implantation in die Hypophyse. Wegen des schlechten Allgemeinzustandes und einer *hämorrhagischen Diathese* (Zahnfleischbluten) wurde der Eingriff

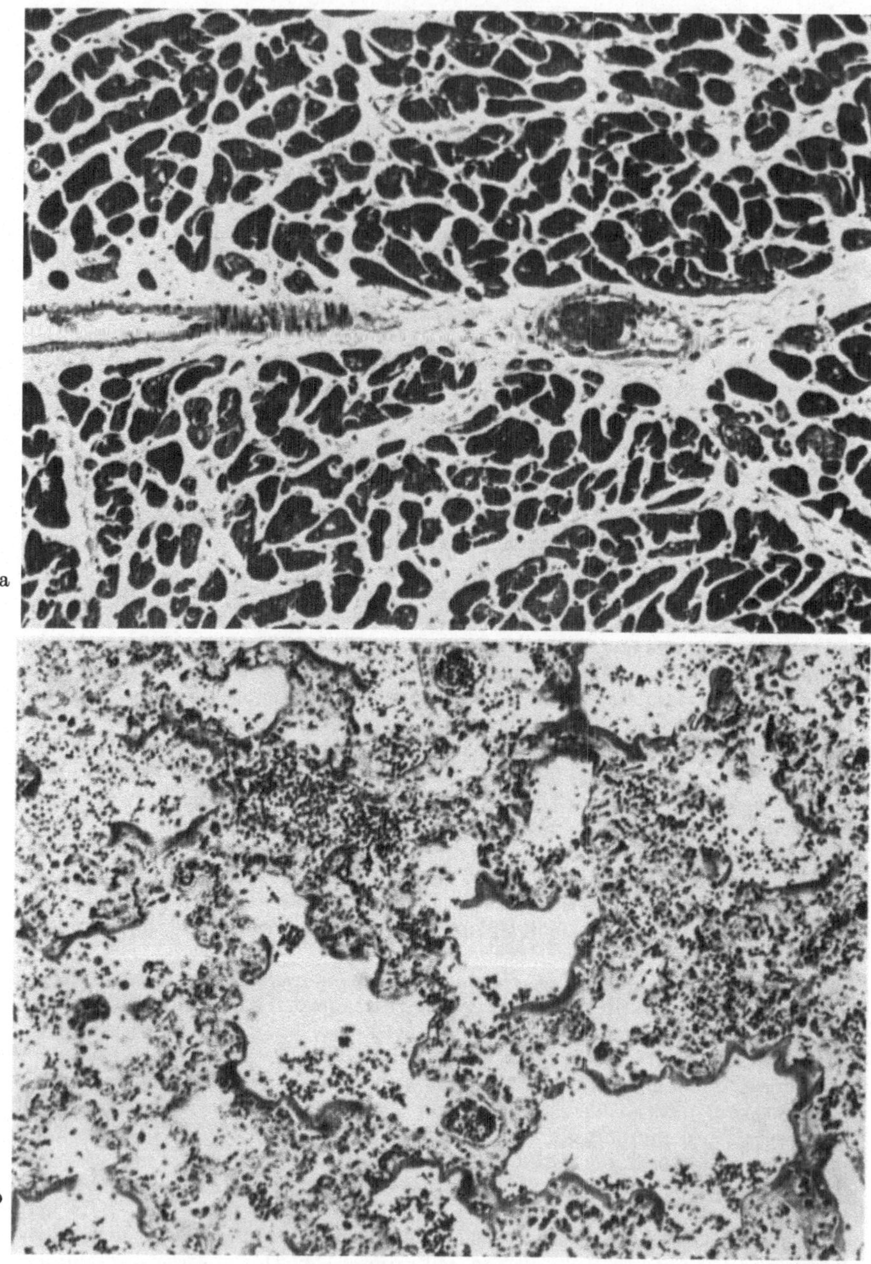

Abb. 2a u. b. Fall 2 (SN 560/68). Papilläres Adenocarcinom des Ovar mit multiplen Metastasen. Multiloculäre Thrombosen und fibrinreiche disseminierte intravasale Mikrothromben in der terminalen Strombahn des linkskammrigen Myokard nach Verbrauchskoagulopathie (a). Pulmonale hyaline Membranen in den Bronchioli alveolares als Zeichen der voraufgegangenen generalisierten plasmatischen Hyperkoagulabilität (b). Formalin, Paraffin, HE. Mikrophotogramme 1:120

zunächst verschoben. Der Gerinnungsstatus ergab den Verdacht auf eine *Verbrauchskoagulopathie* im Thrombelastogramm: R-Zeit 21 min, K-Zeit 9 min, maximale Festigkeit 24 mm. Thrombocytenzahl 15000. Die Patientin verstarb wenige Tage nach der Aufnahme. Trotz zahlreicher Bluttransfusionen wurde kein Anstieg des Hämoglobinspiegels erreicht.

Auszug aus der pathologisch-anatomischen Diagnose. Zustand nach Ablatio mammae, lokales Carcinomrezidiv beiderseits. Ausgedehnte Lymphangiosis carcinomatosa der retrosternalen Lymphbahnen. Pleuritis carcinomatosa beiderseits. Bis linsengroße Metastasen in allen Lungenlappen. Multiple Metastasen in Rippen, Wirbelsäule und Becken. Ausgeprägte metastatische Occupation der Leber. Multiple disseminierte Tumorzellembolien in der terminalen Strombahn der Lungen. – Disseminierte fibrinreiche Mikrothromben in den interalveolären Capillaren der Lunge und in den Sinusoiden der Leber. – Pulmonale hyaline Membranen. – Hämorrhagische Diathese: Multiple hämorrhagische Schleimhauterosionen in Magen und Duodenum. Teerstuhl. Profuse Blutungen in der Schleimhaut von Nierenbecken, Ureteren und Harnblase. Sog. Apolexia uteri.

Fall 4. K. K. 61 Jahre. weibl. – metastasierendes *Magen-Carcinom:* Im August 1969 subtotale Magenresektion nach Billroth II wegen eines Carcinoms im Antrumbereich. Seit Oktober 1969 erneut Magenbeschwerden und Gewichtsverlust. Seit März 1969 Ikterus. Am 26. 3. 1970 Anlegung einer Jejunostomie. – 3 Wochen später Exitus letalis an Tumorkachexie. Der Gerinnungsstatus ließ einen Tag vor der Jejunostomie Zeichen einer generalisierten *Hypercoagulabilität* erkennen: Thrombelastogramm: R-Zeit 5 min 45 sec, K-Zeit 1 min 10 sec, maximale Festigkeit 74 mm. Thrombinzeit 24 sec, Fibrinogen 500 mg%, PTT 27 sec, Quick 100%, Thrombocyten 260000, Spaltprodukte 190 mg%.

Auszug aus der pathologisch-anatomischen Diagnose. Zustand nach Magenresektion (Billroth II) wegen eines breitflächig infiltrierenden, teilweise wenig differenzierten Adenocarcinoms des Magens mit metastatischer Durchsetzung der regionären Lymphknoten und Anlage einer Roux-Anastomose mit Jejunalfistel. Ausgedehnte metastatische Infiltration des Pankreas, diffuse carcinomatöse Infiltration der Leber. Mannsfaustgroße, ausgedehnt nekrotisch zerfallende Tumormetastase des linken Leberlappens mit Ausdehnung auf das Zwerchfell. Carcinomatöse Umscheidung der extrahepatischen Gallengänge, Stauungsikterus, cholämische Nephrose. Peritonealcarcinose. – Fibrin- und thrombocytenreiche intravasale Mikrothromben in den Capillaren von Lunge, Leber und Nieren. – Pulmonale hyaline Membranen.

Fall 5. P. J. männl. 23 Jahre. – metastasierendes *malignes Teratoid:* 1953 Pneumonie. 1966 Entfernung einer Pilonidalfistel. Im Frühjahr 1969 stationäre Behandlung wegen einer Nierenerkrankung. – Am 11. 5. 1970 Aufnahme wegen akuter respiratorischer Insuffizienz. Klinisch finden sich Lymphknotenmetastasen links supraclaviculär, eine vergrößerte rechte Niere, eine Hepatomegalie und ein derber Tumor der rechten Mamma. Röntgenologisch bestanden ausgedehnte grobknotige Streuherde in beiden Lungen. Der Patient verstarb 3 Tage nach der Aufnahme an Atem- und Kreislaufversagen. Klinisch bestanden keine Hinweise für thrombohämorrhagische Komplikationen.

Auszug aus der pathologisch-anatomischen Diagnose. Malignes Teratoid des metanephrogenen Gewebes in Höhe des 3. und 4. Lendenwirbelkörpers. Ausgeprägte metastatische Durchsetzung der paraaortalen, parahilären, mediastinalen und supraclaviculären Lymphknoten. Hautmetastasen. Multiloculäre grobknotige Lungenmetastasen. Diffuse blastomatöse Umscheidung der Vena cava inferior mit Tumoreinbruch in das Gefäßlumen und Ausbildung eines Tumorzellthrombus. Diffuse Tumorzellembolien mit blastomatöser Durchsetzung zahlreicher Lungen-

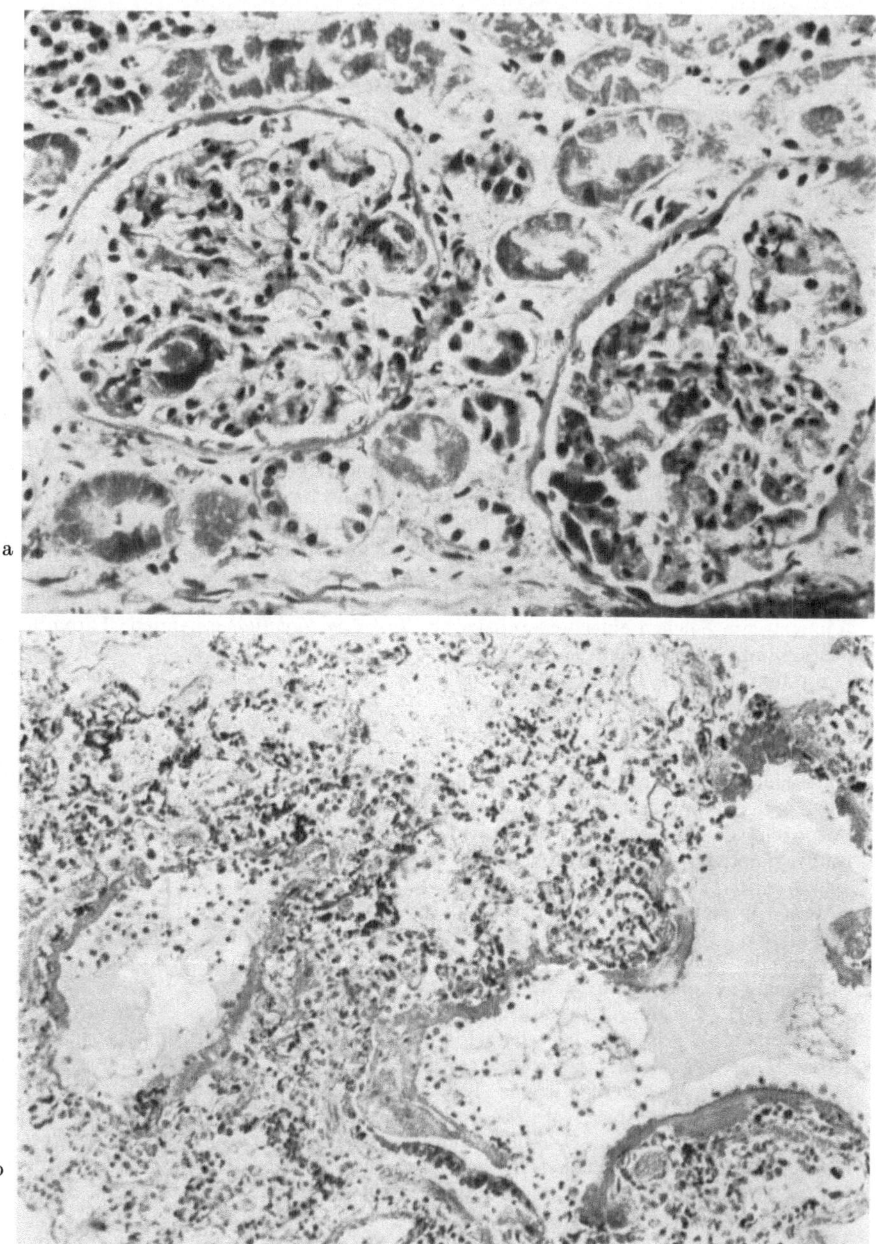

Abb. 3a u. b. Fall 5 (SN 568/70). Metastasierendes malignes Teratoid. Typische fibrinreiche intravasale Mikrothromben in vereinzelten glomerulären Schlingenkapillaren der Nieren (a). Fibrinreiche pulmonale hyaline Membranen in den Bronchioli terminales (b) bei partieller Dystelektase der Lungen. Ausgeprägte hämorrhagische Diathese. Formalin, Paraffin, HE. Mikrophotogramme 1:180 und 1:120

arterien, -venen und -capillaren. Disseminierte Tumorzellembolien in den Glomerulumschlingen der Nieren und in größeren Nierenarterien. – Disseminierte intravasale Gerinnung: Multiple fibrinreiche intravasale Mikrothromben in der terminalen Strombahn von Lunge, Leber und Nieren (Abb. 3a). – Pulmonale hyaline Membranen (Abb. 3b). – Hämorrhagische Diathese: Profuse Blutungen in das Interstitium und in die Alveolarlichtungen der Lungen. Flächenhafte Blutungen unter Pleura visceralis und parietalis, hämorrhagischer Pleuraerguß beiderseits. Multiple hämorrhagische Schleimhauterosionen von Magen und Duodenum. Nierenbecken- und Harnblasenschleimhautblutungen.

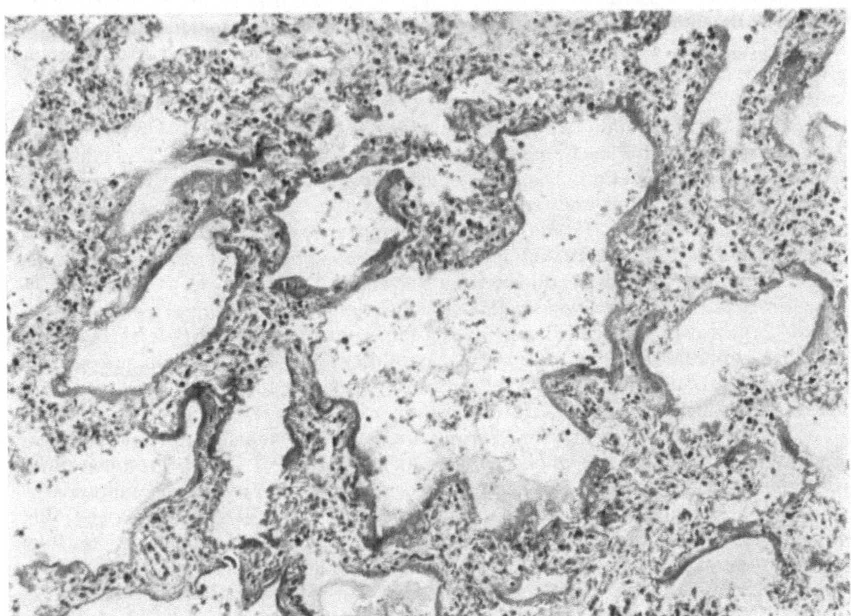

Abb. 4. Fall 6 (SN 141/68). Plattenepithelcarcinom des linken Lungenoberlappens. Ausgedehnte pulmonale hyaline Membranen in den Bronchioli terminales beider Lungenunterlappen bei disseminierter intravasaler Gerinnung in der terminalen Strombahn von Lunge, Leber und Milz. Interstitielles Ödem der Lungen mit ausgeprägter Mesenchymaktivierung. Formalin, Paraffin, HE. Mikrophotogramm 1:150

Fall 6. H. K. männl. 62 Jahre. – metastasierendes *Bronchial-Carcinom.* 1965 Magenresektion wegen gutartiger Pylorusstenose. Verlust beider Unterschenkel durch Erfrierung. – Seit wenigen Wochen Reizhusten. – Am 22. 1. 68 Lobektomie des linken Oberlappens. Am 7. und 8. postoperativen Tag traten akute arterielle Embolien des rechten Oberschenkels auf, die operativ ausgeräumt wurden. Nach der 2. Thrombendarteriektomie fast unbeherrschbare Hypotonie. Am 10. postoperativen Tag mußte wegen zunehmender *respiratorischer Insuffizienz* tracheotomiert und eine Dauerbeatmung eingeleitet werden. Nach vorübergehender Besserung traten am 12. postoperativen Tag *Teerstühle* auf. Der Patient verstarb 3 Tage später unter den klinischen Zeichen einer akuten *Lungenarterienembolie.* – Der Gerinnungsstatus bei Auftreten der Teerstühle war bis auf eine geringe Hypofibrinogenämie (115 mg%)

und eine Thrombocytenfunktionsstörung im TEG normal: R-Zeit 8 min 15 sec, K-Zeit 11 min, maximale Festigkeit 35 mm, PTT 40 sec. Thrombocytenzahl 126000.

Auszug aus der pathologisch-anatomischen Diagnose. Zustand nach Resektion des linken Lungenoberlappens wegen eines verhornenden Plattenepithelcarcinoms. Carcinomatöse Infiltration der hilären, mediastinalen, paraaortalen und mesenterialen Lymphknoten. Osteoklastische Metastasen der Wirbelkörper. Kleine wandhaftende Thromben im Bereich der operativen Ligatur der oberen Lungenvene links. – Zustand nach zweimaliger Embolektomie im Bereich der Art. femoralis. Thrombotischer Verschluß der rechten Femoralarterie und -vene. Lungenarterienembolie. Disseminierte intravasale Mikrothromben in der terminalen Strombahn von Lunge, Milz und Leber. – Pulmonale hyaline Membranen (Abb. 4). – Rezidivierende Blutungen aus teilweise abgedauten hämorrhagischen Schleimhauterosionen. Teerstuhl.

Fall 7. M. F. männl. 72 Jahre – metastasierendes *Pankreas-Carcinom:* Seit September 1969 klinische Beschwerden im Sinne einer Bronchitis. In der hiesigen Universitäts-Strahlenklinik Diagnose eines Mediastinaltumors mit Einengung des rechten Stammbronchus und rechtsseitigen axillären und cervicalen Lymphknotenmetastasen. – Seit 8. 12. 1969 ausgeprägte respiratorische Insuffizienz, die sich am Tage vor dem Tode (13. 12. 69) fast unbeeinflußbar verstärkte. Wenige Stunden später kombiniertes Atem- und Kreislaufversagen.

Auszug aus der pathologisch-anatomischen Diagnose. Kleinzelliges, wenig differenziertes Pankreascarcinom. Multiple Lymphknotenmetastasen im Bereich der paraaortalen, hilären und mediastinalen Lymphknotenketten. Carcinomatöse Umscheidung und Infiltration des rechten Stammbronchus. Metastatische Occupation der axillären Lymphknoten. – Thrombose der tiefen Wadenvenen, thrombotischer Verschluß der Vena cava inferior, Thrombose der Vena cava superior und der Vena subclavia. Lungenarterienembolie. Disseminierte intravasale Mikrothromben in der terminalen Strombahn von Lunge und Leber. – Pulmonale hyaline Membranen.

Fall 8. A. K. weibl. 44 Jahre. – *Pankreas-Carcinom:* Ende September 1969 ungeklärte Gewichtsabnahme von 17 kg. Plötzlich auftretender Ikterus. – Bei der Operation am 29. 10. 69 fand sich ein bereits röntgenologisch vermutetes Pankreaskopfcarcinom, das sich als inoperabel erwies. Zur symptomatischen Behandlung eines Ikterus wurde eine Cholecysto-Jejunostomie durchgeführt. Postoperativ blaßte die Gelbsucht zunächst ab. Vom 9. postoperativen Tag an kam es jedoch zu einer zunehmenden Herz- und Kreislaufinsuffizienz, der die Patientin 3 Tage später erlag. Präfinal entwickelte sich außerdem ein Coma hepaticum.

Auszug aus der pathologisch-anatomischen Diagnose. Tubulo-alveoläres Adenocarcinom des Pankreaskopfes mit carcinomatöser Ummauerung von Ductus choledochus und Papilla VATERI. Stauungsikterus. Zustand nach Milzexstirpation und Cholecysto-Jejunostomie. Nahtinsuffizienz, gallige Peritonitis. – Disseminierte intravasale Mikrothromben in der terminalen Strombahn von Leber und Lunge. – Pulmonale hyaline Membranen.

Fall 9. E. W. weibl. 72 Jahre. – metastasierendes *Sigma-Carcinom:* Im Februar 1969 Probelaparotomie wegen ausgedehnten inoperalen Unterbauchtumors. Es wurde der Verdacht auf einen linksseitigen Adnextumor ausgesprochen. – Trenimonbehandlung. – In den folgenden Monaten mehrfach *Darmblutungen* mit Melaena. Rezidivierende Cystitiden. Unter zunehmender Tumorkachexie Exitus letalis im November 1969.

Auszug aus der pathologisch-anatomischen Diagnose. Mannsfaustgroßes, nekrotisch zerfallendes Adenocarcinom des Sigma mit diffuser Infiltration von Jejunum und Harnblase unter Ausbildung einer Tumorkloake. Metastatische Durchsetzung des 3. und 4. Lendenwirbelkörpers. – Disseminierte intravasale Mikrothromben in den interalveolären Capillaren der Lunge und in vereinzelten Lebersinusoiden. Alte nicht obturierende Lungenarterienembolie. – Pulmonale hyaline Membranen. – Zustand nach rezidivierenden Darmblutungen. Blutungsanämie.

Fall 10. M. H. weibl. 58 Jahre. – *Glioblastom:* Seit 2 Jahren Schwindel und Gangunsicherheit, seit 3 Monaten starke Kopfschmerzen. – Bei der Aufnahme deutliche Bewußtseinstrübung und Hemiplegie links. Blutharnstoffanstieg über 200 mg%. – Bei der Operation am 6. 4. 70 fand sich ein inoperabler Tumor der rechten parieto-temporalen Region mit Infiltration der Stammganglien. Der Tumor wurde subtotal entfernt. Keine vermehrte Blutungsneigung. – In der der Operation folgenden Nacht trat ein Herzstillstand ein. Nach erfolgreicher Wiederbelebung verstarb die Patientin 12 Std später infolge erneuten irreversiblen Herz- und Kreislaufversagens.

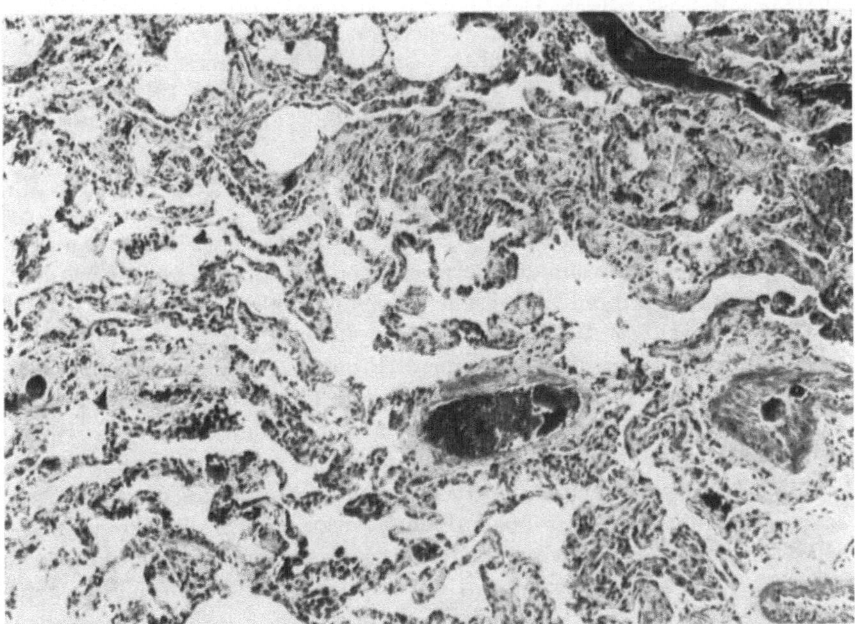

Abb. 5. Fall 11 (SN 247/68). Malignes Melanom. Multiloculäre fibrinreiche Mikrothromben in der terminalen Strombahn der Lungen, gleichzeitiger mikrothrombothischer Befall von Leber, Pankreas und Milz. Formalin, Paraffin, HE. Mikrophotogramm 1:100

Auszug aus der pathologisch-anatomischen Diagnose. Zustand nach subtotaler Resektion eines rechtsseitigen parieto-temporalen kleinzelligen Glioblastoms der Stammganglien. – Postoperativer Herzstillstand mit Reanimation. Rippenserienfrakturen. Flächenhaftes Hämatom der Thoraxwand, ausgeprägte subpleurale Blutungen, hämorrhagischer Pleuraerguß. – Disseminierte intravasale Mikrothromben in den interalveolären Lungencapillaren sowie in der terminalen Strombahn von Leber und Milz. – Ventrikelblutung mit Tamponade der basalen Cisternen des Gehirns. Disseminierte hämorrhagische Schleimhauterosionen des Magen und Duodenums.

Fall 11. W. N. männl. 63 Jahre. – *malignes Melanom:* Seit Oktober 1967 zunehmende Wesensveränderung und Demenz. Die auswärtige neurologische Untersuchung einschließlich der Carotisangiographie erbrachte den Verdacht auf das Vorliegen eines rechtsseitigen Hirntumors. – Bei der Operation am 26. 6. 68 fand sich ein fronto-präcentral gelegener kleinfaustgroßer Tumor, der in toto entfernt werden konnte. Keine vermehrte Blutungsneigung. Postoperativ war der Patient vorübergehend ansprechbar, in den folgenden Tagen bis zu seinem Tod dann aber tief bewußtlos. Am 2. postoperativen Tag trat ein Atemstillstand ein, der eine Dauerbeatmung erforderte. 48 Std später verstarb der Kranke. In den letzten 4 Std ante finem bestand eine tiefe Hypotension mit nicht meßbarem peripherem Blutdruck.

Auszug aus der pathologisch-anatomischen Diagnose. Zustand nach subtotaler operativer Entfernung eines autochthon-endocraniellen amelanotischen malignen Melanoms. Multiple, teilweise bis kleinapfelgroße Geschwulstknoten in den weichen Hirnhäuten links tempero-basal und rechts fronto-dorsal. Hirndruck. – Multiple disseminierte intravasale Mikrothromben in der terminalen Strombahn von Leber, Pankreas, Milz und Lunge (Abb. 5). Thrombose der tiefen Wadenvenen. Lungenarterienembolie ohne Ausbildung eines Lungeninfarktes.

Diskussion

Eine generalisiert auftretende, überschießende Aktivierung der Gerinnung führt beim thrombohämorrhagischen Phänomen unter Verbrauch von Gerinnungsfaktoren („Verbrauchskoagulopathie" Lasch et al., 1961, 1967) intravasal zur Ausbildung zirkulierenden Thrombins, das Fibrinogen proteolytisch in Fibrinmonomere (Profibrin Apitz, 1937; Kryoprofibrin Shainoff u. Page, 1960) umwandelt. Fibrinmonomere gehen im Plasma Komplexverbindungen mit Fibrinogen ein und können intravasal zu disseminierten Mikrothromben polymerisieren, wenn nicht durch eine gleich- oder nachgeschaltete Aktivierung der Fibrinolyse die plasmatischen Fibrinmonomer-Fibrinogen-Komplexe zu Spaltproduktkomplexen zerstört werden. Die Extravasation von Fibrinmonomeren und Fibrinmonomer-Fibrinogen-Komplexen führt in den Alveolen und Bronchioli terminales überdies zur Ausbildung extravasaler Fibrinpolymere, die, durchsetzt mit nicht gerinnungsfähigen Plasmaproteinen und abgeschilferten, zugrundegehenden Alveolardeckepithelien, als breite, mitunter fast homogene Bänder und Membranen die Alveolarwände und die Bronchioli terminales austapezieren (Bleyl, 1969, 1970; Bleyl et al., 1971). Wir sprechen von pulmonalen hyalinen Membranen. *Disseminierte intravasale Mikrothromben* und – in deutlicher zeitlicher Verzögerung dazu auftretende – *pulmonale hyaline Membranen* sind mithin als pathomorphologische Äquivalentbilder einer voraufgegangenen generalisierten überschießenden Gerinnungsaktivierung anzusprechen (Bleyl et al., 1971).

Bereits aus dem Verbrauch von Gerinnungsfaktoren und Thrombocyten während der generalisierten Gerinnungsaktivierung resultiert eine *latente oder manifeste hämorrhagische Diathese.* Die im Rahmen einer sekundären Fibrinolyse-Aktivierung entstehenden Fibrinspaltprodukte besitzen überdies Antithrombin- und Polymerisations-Inhibitor-Eigenschaften (Antithrombin VI- bzw. Antipolymerase-Aktivität) und vermögen aufgrund dieser anticoagulativen Eigenschaften eine durch Verbrauch von Gerinnungsfaktoren und Thrombocyten ausgelöste latente oder manifeste hämorrhagische Diathese zu intensivieren (Niewiarowski u. Kowalski, 1958; Triantaphyllopoulos, 1958; Bang et al., 1962; Alkjaersig et al., 1962; Latallo et al., 1962). Plasmin, das fibrinolytisch wirksame Prinzip des Plasma, zerstört jedoch nicht nur Fibrinmonomere und -polymere, sondern auch Fibrinogen und andere Gerinnungsfaktoren. Die dabei entstehenden *Fibrinogen*spaltprodukte verhalten sich biologisch ähnlich wie *Fibrin*spaltprodukte, hemmen u. U. die Plättchenfunktion, insbesondere die Plättchenaggregation, zeigen in Abhängigkeit vom Molekulargewicht Antithrombin- und Antipolymerase-Aktivität (Kowalski et al., 1965; Larrieu et al., 1966) und können mithin im Prinzip offenbar auch ohne voraufgehende ubiquitäre Gerinnungsaktivierung zu einer hämorrhagischen Diathese führen. Eine hämorrhagische Diathese kann mithin sowohl Ausdruck eines *Verbrauchs von Gerinnungsfaktoren* durch Gerinnungsaktivierung als auch *Ausdruck einer ubiquitären Gerinnungsaktivierung mit nachfolgender Fibrinolyse-Aktivierung* sein. Sie könnte – zumindest theoretisch – schließlich auch im Gefolge einer *primären Aktivierung der Fibrinolyse* nachweisbar werden. Eine primäre Fibrinolyse-Aktivierung allerdings ließe sich nicht unter den thrombohämorrhagischen Phänomenen subsummieren.

Tagnon et al. berichteten 1952 und 1953 erstmals über schwere Hämostasestörungen mit hämorrhagischer Diathese bei Patienten mit *metastasierendem Prostatacarcinom.* Aufgrund des Nachweises gesteigerter fibrinolytischer Aktivitäten im Blut und in Gewebsextrakten aus Prostatacarcinomen postulierten die Autoren die Einschwemmung eines proteolytisch-fibrinolytisch aktiven Enzyms aus den Tumorzellen in die Blutbahn – eine *primäre Hyperfibrino(geno)lyse* – als Ursache der hämorrhagischen Diathese. Die Zahl vergleichbarer kasuistischer Mitteilungen ist seitdem fast unüberschaubar geworden (Aboucker et al., 1955; Cottier et al., 1955, Prout et al., 1956; Soulier et al., 1956; Bergen u. Schilling, 1958; Kellock u. Gallagher, 1958; Andersson, 1963; Moriau, 1969).

Kritische Stellungsnahmen zur pathogenetischen Bedeutung einer derartigen primären Hyperfibrino(geno)lyse als Ursache der hämorrhagischen Diathese von Tumorfällen resultieren vor allem aus dem Nachweis, daß das Prostatacarcinom (Swan, 1957; Rapaport u. Chapman, 1959; Straub et al., 1967), aber auch eine Vielzahl von anderen metastasierenden Tumoren, zu einer generalisierten plasmatischen Gerinnung mit disseminierter intravasaler Mikrothrombose und hämorrhagischer Diathese (im Sinne des thrombohämorrhagischen Phänomens) führen und daß eine klinisch manifeste Hyperfibrinolyse, wenn sie bei derartigen Tumoren überhaupt auftritt, in der Regel nur *Folge einer voraufgegangenen intravasalen Gerinnung* ist, mithin als *sekundäre Hyperfibrinolyse* angesprochen werden muß. Behandlungsversuche der Hyperfibrinolyse mit synthetischen *Fibrinolyseinhibitoren* blieben bei

Hämostasestörungen mit tumorinduzierter sekundärer Fibrinolyseaktivierung dementsprechend häufig symptomatisch, führten allenfalls vorübergehend zum Sistieren der hämorrhagischen Diathese (Andersson u. Nilsson, 1961; Brodsky, 1964; Rosner u. Ritz, 1966), vermögen die hämorrhagische Diathese aber nur selten zu coupieren. Ob es bei metastasierenden Tumoren neben thrombohämorrhagischen Komplikationen mit sekundärer Fibrinolyse-Aktivierung tatsächlich Fälle mit hämorrhagischer Diathese durch primäre Hyperfibrinolyse gibt, erscheint derzeit höchst zweifelhaft (Didisheim et al., 1969).

Eine *generalisierte Aktivierung der Gerinnung* mit intravasal auftretenden Fibrinmonomeren oder disseminierten intravasalen Mikrothromben und latenter oder manifester hämorrhagischer Diathese ist bei den verschiedensten Tumoren beobachtet worden, wiederum vornehmlich beim *Prostata*-Carcinom, in Einzelfällen daneben bei *Lungen-* (Korst u. Kratochvil, 1955; Cohen u. Kupfer, 1958; Johnson u. Merskey, 1966), bei *Magen-* (Biben u. Tyan, 1958; Vermeulen, 1960; Verstraete et al., 1963; Welborn et al., 1964), *Colon-* (Merskey et al., 1964; McKay u. Whale, 1955), *Pankreas-* (McKay et al., 1953; Godal und Abildgaard, 1963), *Mamma-* (Johnson u. Merskey, 1966) und *Ovarial*carcinomen (Mosesson et al., 1968), bei *malignen Melanomen* (Loeliger, 1957) und beim *Rhabdomyosarkom* (Merskey u. Johnson, 1966). In der Mehrzehl der Fälle war die disseminierte intravasale Gerinnung mit einer mehr oder weniger ausgeprägten hämorrhagischen Diathese verbunden, ein Teil der Fälle ließ überdies eine sekundäre Fibrinolyse-Aktivierung erkennen. *Gerinnungsanalytische Parameter* der tumorbedingten Hämostasestörung waren regelmäßig eine Thrombocytopenie, ein Verbrauch der Faktoren I, II, V und VIII einerseits, das Auftreten von Fibrinspaltprodukten mit Antithrombin- und Antipolymerase-Aktivitäten sowie eine Aktivitätsabnahme der bei der disseminierten intravasalen Gerinnung normalerweise nicht aufgebrauchten Faktoren VII, IX und X andererseits. Die *therapeutische Ansprechbarkeit* der thrombohämorrhagischen Symptomatik, des Faktorenverbrauchs *und* der Hyperfibrinolyse *durch Heparin* (Verstraete et al., 1963; Godal u. Abildgaard, 1963; Johnson u. Merskey, 1966; Miller u. Davidson, 1967; Straub et al., 1967) muß neben dem Nachweis von Faktorenverbrauch und Mikrothrombose als weiterer wesentlicher *Hinweis für die pathogenetische Abhängigkeit der Hyperfibrinolyse von einer voraufgegangenen disseminierten intravasalen Gerinnung* bei malignen Tumoren gewertet werden.

Die *eigenen* Befunde zur Manifestation einer thrombohämorrhagischen Symptomatik bei Tumorfällen wurden mit Ausnahme des malignen Teratoids ausschließlich an Tumorarten erhoben, für die eine generalisierte Hämostasestörung mit Faktorenverbrauch und disseminierter intravasaler Gerinnung mehrfach beschrieben wurde. 5 der 11 Fälle mit histologisch nachweisbarer disseminierter intravasaler Gerinnung zeigten eine ausgeprägte hämorrhagische Diathese. Bei 3 Obduktionsfällen waren vor dem Ableben gerinnungsanalytische Symptome einer mehr oder weniger ausgeprägten Verbrauchskoagulopathie nachweisbar gewesen. 9 der 11 Fälle hatten feingeweblich pulmonale hyaline Membranen als morphologisches Indiz dafür erkennen lassen, daß es bereits intra vitam im Gefolge einer generalisierten Gerinnungsaktivierung zur Extravasation intravasal zirkulierender Fibrinmonomere bzw. Fibrinmonomer-Fibrinogen-Komplexe gekommen war. 5 der 9 Fälle mit pulmonalen hyalinen Membranen hatten dementsprechend vor dem Tode eine ausgeprägte respiratorische Insuffizienz geboten, nur einmal dagegen fand sich eine protrahierte Oligo-Anurie. Bei 7 der 11 Fälle waren schließlich vor oder während der Behandlung thromboembolische Komplikationen aufgetreten.

Die vorliegenden Fallberichte lassen erkennen, daß disseminierte intravasale Mikro- und Makrothrombose, pulmonale hyaline Membranen und eine mehr oder weniger ausgeprägte hämorrhagische Diathese bei malignen Tumoren unter den *verschiedensten pathogenetischen Bedingungen* auftreten können und zumindest bei einem Teil unserer Fälle *keineswegs allein auf die Existenz metastasierender Tumoren bezogen werden dürfen.*

Menschliches Tumorgewebe enthält nach O'Meara et al. (1958, 1963, 1968) hohe *thromboplastische Aktivitäten,* die bei kontinuierlicher Einschwemmung in die Blutbahn nicht nur zu einem auf die unmittelbare Tumorumgebung lokalisierten, insbesondere auf das eigentliche Invasionsgebiet begrenzten und in der Gesamtbilanz kaum nachweisbaren Faktorenverbrauch führen (O'Meara u. Jackson), sondern auch eine *überschießende Resynthetisierung von Gerinnungsfaktoren* induzieren können. Daraus resultiert eine in Kollektivuntersuchungen von Tumorpatienten wiederholt beobachtete Hyperfibrinogenämie (Miller et al., 1967; O'Meara, 1968; Marx, 1968; Encke u. Saggau, 1970), ein Anstieg der Gerinnungsfaktoren II, V, VII und VIII (Fumarola u. Del Buono, 1958; Amundsen et al., 1963; Miller et al., 1968) ein inkonstanter Aktivitätsanstieg der Faktoren IX, X und XI (Miller et al., 1967) sowie eine Thrombocytose mit pathologischer Aggregations- und Adhäsionsneigung der Thrombocyten (Morrison, 1932; Moolten et al., 1949; Breddin, 1968; Encke u. Saggau, 1970). Die Gerinnungszeit ist dementsprechend verkürzt, die Thrombokinasebildung beschleunigt. Bei den *vorliegenden* Fällen ließ sich nur einmal eine transitorische Hyperkoagulabilität mit Thrombocytose, deutlich verkürzter R- und K-Zeit und erhöhter maximaler Festigkeit bei einem Quickwert von 100% nachweisen.

Nach schrankenlos infiltrierendem Wachstum und ausgedehnter Metastasierung mit entsprechend hoher Einschwemmung thromboplastischer Akivitäten aus den Tumorzellen in die terminale Strombahn, aber auch nach massivem Einbruch von Tumorzellen selbst, können diese thromboplastischen Aktivitäten offenbar zu einer die lokalen Grenzen sprengenden Gerinnungsaktivierung führen und unter massivem Verbrauch von Gerinnungsfaktoren eine disseminierte intravasale Gerinnung in der terminalen Strombahn tumorferner Organe initiieren. Sekundäre Hypokoagulabilität infolge des Verbrauchs der Thrombocyten und Gerinnungsfaktoren und eine mehr oder weniger ausgeprägte hämorrhagische Diathese sind die klinischen Parameter eines derartigen thrombohämorrhagischen Phänomens.

Eine *Überschwemmung des Organismus mit thromboplastischen Aktivitäten aus Tumorzellen* muß im eigenen Obduktionsgut zumindest bei 5 unserer Fälle mit intravasaler Mikrothrombose angenommen werden. Bei 3 dieser 5 Fälle hatte sich prae finem vitae eine mehr oder weniger lang anhaltende hämorrhagische Diathese manifestiert (Fälle 1, 2, 3), 3 der 5 Fälle zeigten im Rahmen der zum Tode führenden thrombohämorrhagischen Symptomatik auch eine Verbrauchskoagulopathie (Fälle 1, 2, 3). Bei allen 5 Fällen (Fälle 1–5) war es zu einer ausgeprägten Metastasierung gekommen, in 2 Fällen hatten sich in der pulmonalen und renalen Strombahn überdies Tumorzellembolien nachweisen lassen (Fälle 3, 5). Soweit klinisch erfaßbar entsprach das thrombohämorrhagische Phänomen bei diesen Fällen einem protrahierten Verbrauch von Gerinnungsfaktoren mit protrahiert auftretender hämorrhagischer Diathese und u.U. mehrzeitiger (vgl. Fall 1) intravasaler Mikrothrombose. Alle 5 Fälle ließen als Ausdruck dieser *protrahierten Hämostase-Störung* auch pulmonale hyaline Membranen erkennen.

Bei 6 unserer 11 Fälle kann die zum Tode führende disseminierte intravasale Gerinnung dagegen nicht als Ausdruck einer massiven Tumorzellenembolisation und überschießenden Thromboplastineinschwemmung aus Tumorzellen interpretiert werden. Bei diesen Fällen müssen vielmehr *pathogenetische Faktoren, die auch außerhalb der Tumorpathologie ein thrombohämorrhagisches Phänomen induzieren können* – Hypozirkulation, Hypovolämie, Hypoxämie und Acidose, Sepsis, Hämolyse, Hyperlipämie sowie die Freisetzung vasoaktiver Substanzen – als Initiatoren der disseminierten intravasalen Gerinnung berücksichtigt werden. Auf dem Boden einer tumorcharakteristischen, wenn auch nicht tumorpathognomonischen unterschwelligen Gerinnungsaktivierung und Thrombocytose vermögen solche auslösenden Faktoren zu einer nicht tumorspezifischen Akzentuierung des Verbrauchs von Gerinnungsfaktoren zu führen und die Realisierung des lokalen unterschwelligen Faktorenverbrauchs als disseminierter intravasaler Mikrothrombose auszulösen. Als derartige Realisierungsfaktoren stellen sich bei den 6 vorliegenden Fällen neben massiven *Blutungen aus dem Tumorgewebe* (Fall 9) mit nachfolgender Hypovolämie, Hypotonie und Hypozirkulation *Peritonitiden* (Fall 8) mit oder ohne Invasion gramnegativer wie grampositiver

Erreger in die Blutbahn, *operative Eingriffe* (Fall 6) mit postoperativer Hypotension und Hypoperfusion, postoperative *Herz- und Atemstillstände* (Fall 10, 11), Perfusionsstörungen der capillären Strombahn infolge massiver *Tumorkachexie* (Fall 9) oder Lymphangiosis carcinomatosa mit Ausbildung eines *Ileus* dar. Auf die besondere Bedeutung der Lungenarterienembolie für die Manifestation einer disseminierten intravasalen Gerinnung haben insbesondere McKAY et al. (1967) aufmerksam gemacht.

Mikrozirkulationsstörungen mit Veränderung der Blutviscosität und des Hämatokrit in der terminalen Strombahn, periphere Hypoxämie mit CO_2-Anstieg und Anhäufung saurer Stoffwechselprodukte, Sludgebildung der Erythrocyten und Aggregation der Thrombocyten müssen als das gemeinsame *pathogenetische Prinzip aller dieser Realisationsfaktoren* der disseminierten intravsalen Mikrothrombose bei voraufgehender Thrombocytose und tumorbedingter Hyperregeneration der Faktoren gelten. Vieles spricht dafür, daß diese Mikrozirkulationsstörungen auch zu einem wesentlichen pathogenetischen Moment der disseminierten intravasalen Gerinnung jener Fälle werden, bei denen es zu ausgedehnteren Tumorzellembolien gekommen ist (vgl. Fälle 3, 5).

Die besondere Gefährdung von Tumorpatienten gegenüber thrombohämorrhagischen Phänomenen resultiert, wie diese Fälle zeigen, mithin nicht nur aus der Tatsache, daß massiver Tumorzelleinbruch und massive Einschwemmung tumoreigener thromboplastischer Aktivitäten durch ihre unmittelbar prokoagulativen Eigenschaften zu einem thrombohämorrhagischen Phänomen im Sinne SELYEs führen können. Die besondere Gefährdung von Tumorpatienten resultiert vielmehr auch aus der Tatsache, daß die tumorcharakteristische Hyperregeneration von Gerinnungsfaktoren und Thrombocyten („Hyperkoagulabilität") durch scheinbar geringfügige und „unterschwellige" Noxen und Eingriffe, die eine zur Generalisation drängende oder generalisiert auftretende, an sich aber tumorfremde Mikrozirkulationsstörung hervorrufen, zu massiven Verbrauchsreaktionen und thrombohämorrhagischen Phänomenen eskalieren kann. Die Manifestation einer Verbrauchskoagulopathie, einer disseminierten intravasalen Gerinnung und hämorrhagischen Diathese bei Tumorpatienten kann damit zugleich aber auch nicht als *zweifelsfreier* Hinweis für eine massive Tumorzellembolisation und Überschwemmung des Organismus mit tumoreigenen thromboplastischen Aktivitäten gewertet werden.

Zusammenfassung

Thrombohämorrhagische Phänomene mit Verbrauch von Gerinnungsfaktoren, disseminierter intravasaler Gerinnung und latenter hämorrhagischer Diathese als paraneoplastischem Syndrom werden bei malignen

Tumoren unter den verschiedensten Bedingungen sichtbar. An 11 Obduktionsfällen mit Carcinomen von Prostata, Ovar, Mamma, Magen, Colon, Pankreas, Bronchialbaum, mit malignem Melanom, malignem Teratoid und Glioblastoma multiforme sowie klinischen und pathoanatomischen Äquivalenten einer generalisierten Hämostasestörung stellen sich neben der Überschwemmung des Organismus durch tumoreigene thromboplastische Aktivitäten die verschiedensten Formen der generalisierten oder lokalisierten Mikrozirkulationsstörung (Blutungen aus dem Tumorgewebe mit Hypovolämie, Peritonitiden mit und ohne gramnegative Sepsis, operative Eingriffe mit postoperativer Hypotension und Hypoperfusion, postoperative Herz- und Atemstillstände, tumorbedingte Ileuszustände, Lungenarterienembolien) als Realisationsfaktoren einer überschießenden Gerinnungsaktivierung dar. Die kasuistische Analyse der Obduktionsfälle läßt erkennen, daß die Manifestation einer thrombohämorrhagischen Symptomatik nicht als zweifelsfreier Hinweis für eine massive Tumorzellembolie und Thromboplastin-Einschwemmung aus Tumorzellen gewertet werden kann. Thrombohämorrhagische Phänomene werden bei Tumorpatienten jedoch durch eine chronische unterschwellige, mit überschießender Resynthetisierung von Gerinnungsfaktoren einhergehende Gerinnungsaktivierung begünstigt.

Literatur

Aboulker, P., Soulier, J. P., Larrieu, M. J.: Syndrome hémorrhagique avec fibrinolyse associé au cancer de la prostate. Presse méd. **1**, 353 (1955).

Alkjaersig, N., Fletcher, A. P., Sherry, S.: Pathogenesis of the coagulation defect developing during plasma proteolytic (fibrinolytic) states. II. The significance, mechanism and consequence of defective fibrin polymerization. J. clin. Invest. **41**, 917 (1962).

Amundsen, M. A., Spittel, J. A., Jr., Thompson, J. H., Jr., Owen, C. A.: Hypercoagulability associated with malignant disease and with the post-operative state. Evidence for elevated levels of antihemophilic globulin. Ann. Intern. Med. **58**, 608 (1963).

Andersson, L.: Fibrinolysis in patients with prostatic cancer. Acta chir. scand. **126**, 172 (1963).

— Nilsson, I. M.: Effect of ε-amino-n-caproic acid (ε-ACA) on fibrinolysis and bleeding conditions in prostatic disease. Acta chir. scand. **121**, 291 (1961).

Apitz, K.: Über Profibrin. I. Die Entstehung und Bedeutung des Profibrins im Gerinnungsverlauf. Z. ges. exp. Med. **101**, 552 (1957).

Bang, N. U., Fletcher, A. P., Alkjaersig, N., Sherry, S.: Pathogenesis of the coagulation defect developing during pathological plasma proteolytic (fibrinolytic) state. III. Demonstration of abnormal clot structure by electron microscopy. J. clin. Invest. **41**, 935 (1962).

Bergen, S., Jr., Schilling, F. J.: Circulating fibrinolysin in a case of prostatic carcinoma with bony metastases. Ann. Intern. Med., **48** 389 (1958).

Biben, R. L., Tyan, M. L.: Hemorrhagic diathesis in carcinoma of the stomach: A case report. Ann. Intern. med. **49**, 917 (1958).

BLEYL, U.: Vergleichende Untersuchungen an Erwachsenen und Neugeborenen zur Entstehung pulmonaler hyaliner Membranen. Verh. dtsch. Ges. Path. **54**, 340 (1970).

— BÜSING, C. M., KREMPIEN, B.: Pulmonale hyaline Membranen und perinataler Kreislaufschock. Virchows Arch. path. Anat. **348**, 187 (1969).

— HEILMANN, K., ADLER, D.: Generalisierte plasmatische Hyperkoagulabilität und pulmonale hyaline Membranen beim Erwachsenen. Klin. Wschr. **49**, 71 (1971).

— HÖPKER, W. W.: Disseminierte intravasale Gerinnung und pulmonale hyaline Membranen bei connatalen cyanotischen Herzfehlern. Virchows Arch. path. Anat. **350**, 225 (1970).

BREDDIN, K.: Diskussionsbemerkung. In: Thrombos. Diathes. haemorrh. (Stuttg.) **28**, 149 (1968).

BRODSKY, I., ROSS, E., REID, W. O.: The use of the serial thrombin time in evaluating therapy with epsilon aminocaproic acid in massive thrombolysis and proteolysis. Amer. J. clin. Path. **41**, 589 (1964).

COHEN, S. N., KUPFER, H. G.: Fibrinolysis: Report of a case and clinical review. New Engl. J. Med. **259**, 1103 (1958).

COTTIER, P., LEUPOLD, R., SCHEITLIN, W.: Die hämorrhagische Diathese bei Prostatakarzinom und ihre Behandlung. Schweiz. med. Wschr. **85**, 781 (1955).

DIDISHEIM, P., BOWIE, E. J., OWEN, C. A.: Intravascular coagulation-fibrinolysis (ICF) syndrome and malignancy: Historical review and report of two cases with metastatic carcinoid and with acute myelomonocytic leukemia. Thrombos. Diathes. haemorrh. (Stuttg.) **36**, 215 (1969).

ENCKE, A., SAGGAU, W.: Veränderungen der Blutgerinnung bei Krebskranken. In diesem Band, S. 87.

FUMAROLA, D., DEL BUONO, G.: The blood coagulation pattern in malignancies. Prog. Med. Napoli **14**, 327 (1958).

GODAL, H. C., ABILDGAARD, U.: The symptomatic effect of anticoagulant therapy in the defibrination syndrome associated with demonstrable fibrin in plasma, a case report. Acta med. scand. **174**, 311 (1963).

JOHNSON, A. J., MERSKEY, C.: Diagnosis of diffuse intravascular clotting: Its relation to secondary fibrinolysis and treatment with heparin. Thrombos. Diathes. haemorrh. (Stuttg.) **20**, 161 (1966).

KELLOCK, I. A., GALLAGHER, N.: Metastatic carcinoma of the prostate and bleeding. Brit. med. J. **1958**/II, 487.

KORST, D. R., KRATOCHVIL, C. H.: Cryofibrinogen in case of lung neoplasm associated with thrombophlebitis migrans. Blood **10**, 945 (1955).

LARRIEU, M. J., MARDER, V. J., INCEMAN, S.: Effects of fibrinogen degradation products on platelets and coagulation. Thrombos. Diathes. haemorrh. (Stuttg.) **20**, 215 (1966).

LASCH, H. G., HEENE, D. L., HUTH, K., SANDRITTER, W.: Pathophysiology, clinical manifestation and therapy of consumption coagulopathy („Verbrauchskoagulopathie"). Amer. J. Cardiol. **20**, 381 (1967).

— KRECKE, H.-J., RODRIGUEZ-ERDMANN, F., SESSNER, H. H., SCHÜTTERLE, G.: Verbrauchskoagulopathie (Pathogenese und Therapie). Folia haemat. (Frankfurt) **1**, 325 (1961).

LATALLO, Z., FLETCHER, A. P., ALKJAERSIG, N., SHERRY, S.: Inhibition of fibrin polymerization by fibrinogen proteolysis products. Amer. J. Physiol. **202**, 681 (1962).

LOELIGER, A.: Fibrinogenmangel mit haemorrhagischer Diathese bei einem metastasierenden Melanom. Schweiz. med. Wschr. **87**, 1588 (1957).

Marx, R.: Über thrombophile und haemorrhagische Diathese bei Krebs. Thrombos. Diathes. haemorrh. (Stuttg.) **28**, 101 (1968).

McKay, D. G.: Disseminated Intravascular Coagulation – An Intermediary Mechanism of Disease. Hoeber Med. Div. Evanston-London: Harper and Row Publs. 1965.

— Franciosi, R., Zeller, J.: Pulmonary embolism and disseminated intravascular coagulation. Amer. J. Cardiol. **20**, 374 (1967).

— Mansell, H., Hertig, A. T.: Carcinoma of the body of the pancreas with fibrin thrombosis and fibrinogenopenia. Cancer (Amst.) **6**, 862 (1953).

— Wahle, G. H., Jr.: Disseminated thrombosis in colon cancer. Cancer (Amst.) **8**, 970 (1955).

Merskey, C., Johnson, A. J.: Diagnosis and treatment of intravascular coagulation. Thrombos. Diathes. haemorrh. (Stuttg.) **21**, 555 (1966).

— — Pert, J. H., Wohl, H.: Pathogenesis of fibrinolysis in defibrination syndrome: Effect of heparin administration. Blood **24**, 701 (1964).

Miller, S. P., Davison, T.: Defibrination syndrome in cancer: Treatment with heparin. N. Y. med. J. **67**, 452 (1967).

— Sanchez-Alvalos, J., Stefanski, T., Zuckermann, L.: Coagulation disorders in cancer I. Clinical and laboratory studies. Cancer (Amst.) **20**, 1452 (1967).

Moolten, S. E., Vroman, L., Vroman, C.: Adhesiveness of blood platelets in thromboembolism and hemorrhagic disorders. Amer. J. clin. Path. **19**, 814 (1949).

Morrison, M.: Analysis of blood picture in 100 cases of malignancy. J. Lab. clin. Med. **17**, 1071 (1932).

Mosesson, M. W., Colman, R. W., Sherry, S.: Chronic intravascular coagulation syndrome: Report of a case with special studies of an associated plasma cryoprecipitate ("cryofibrinogen"). New Engl. J. Med. **278**, 815 (1968).

Niewiarowski, S., Kowalski, E.: Un nouvel anticoagulant dérivé du fibrinogène. Rev. Hémat. **13**, 320 (1958).

O'Meara, R. A. Q.: Coagulation properties of cancer. Irish J. med. Sc. **394**, 474 (1958).

— The growth pattern of carcinomas. Arch. De Vecchi Anat. pat. **31**, 365 (1960).

— Fibrin formation and tumour growth. Thrombos. Diathes. haemorrh. (Stuttg.) **28**, 101 (1968).

Prout, G. R., Siegel, M., Cliffton, E. E., Whitmore, W. F., Jr.: Hemorrhagic diathesis in patients with carcinoma of prostate. J. Amer. med. Ass. **160**, 840 (1956).

Rapaport, S. J., Chapman, C. G.: Coexistent hypercoagulability and acute hypofibrinogenemia in a patient with prostatic carcinoma. Amer. J. Med. **27**, 144 (1959).

Rosner, F., Ritz, N. D.: The defibrination syndrome. Arch. intern. Med. **117**, 17 (1966).

Shainoff, J. R., Page, J. H.: Cofibrins and fibrin-intermediates as indicators of thrombin action in vivo. Circul. Res. **8**, 1013 (1960).

Soulier, J. P., Allagille, D., Larrieu, M. J.: Modifications „in vivo“ des facteurs de coagulation dans les fibrinolyses: Valeur du deficit en proaccélérine pour le diagnostic des protéolyses frustes ou latentes. Sem. Hôp. Paris. **32**, 359 (1956).

Straub, P. W., Riedler, G., Frick, P. G.: Hypofibrinogenaemia in metastatic carcinoma of the prostate: Supression of systemic fibrinolysis by heparin. J. clin. Path. **20**, 152 (1967).

Swan, H. T., Wood, K. F., Daniel, O.: Dangerous bleeding associated with carcinoma of prostate. Brit. med. J. **1957**/I, 495 (1957).

TAGNON, H. J., SHULMAN, P., WHITMORE, W. F., LEONE, L. A.: Prostatic fibrinolysin: Study of a case illustrating role in hemorrhagic diathesis of cancer of the prostate. Amer. J. Med. **15**, 875 (1953).
— WHITMORE, W. F., SHULMAN, N. R.: Fibrinolysis in metastatic cancer of the prostate. Cancer (Amst.) **5**, 9 (1952).
TRIANTAPHYLLOPOULOS, D. C.: Anticoagulant effect of incubated fibrinogen. Canad. J. Biochem. **36**, 249 (1958).
TROUSSEAU, A.: Clinique médicale de l'Hôtel de Dieu de Paris. 3 vol. Baillière éd. 1865.
VERMEULEN, H. J.: Hemorrhagische diathese met versterkte fibrinolyse bij maagcarcinoom. Ned. T. Geneesk **104**, 1237 (1960).
VERSTRAETE, M., AMERY, A., VERMYLEN, C., ROBYN, G.: Heparin treatment of bleeding. Lancet **1963**/I, 446.
WELBORN, J. K., BRENNAN, M. J., HATHAWAY, J. C., Jr.: Acute fatal fibrinolysis with gastric carcinoma. Amer. J. Surg. **108**, 334 (1964).

Krebsspezifische Reaktionen*

Von

C. Maurer

Bisher beschränkt sich der Beitrag chemischer, immunologischer und hämatologischer Untersuchungsverfahren zur Krebsdiagnostik auf die Erkennung einzelner Geschwulstarten durch den Nachweis von anormalen Stoffwechselprodukten oder einer Vermehrung der normalen Metaboliten. Als Beispiele sind zu nennen die Paraproteine, die Phosphatasen und die Ausscheidung von 5-Hydroxyindolylessigsäure oder Melanin. Ohne Erfolg blieb der Versuch, aus Konstellationen von Laboratoriumsbefunden, wie Enzymmustern, Hinweise auf eine Krebserkrankung zu erhalten. Daneben finden eine Reihe von Bestimmungen Anwendung, die aufgrund der besonderen Lokalisation oder Ausdehnung eines Tumors häufig ein pathologisches Ergebnis zeigen, beispielsweise eine Bilirubinerhöhung oder eine Anämie. Doch können diese kaum mehr den speziellen diagnostischen Maßnahmen zur Krebserkennung zugerechnet werden. Laboruntersuchungen sind heute zwar Bestandteil der Carcinomdiagnostik. Sie sind aber leider ohne Ausnahme zur Früherkennung ungeeignet. Die fehlende Spezifität hinsichtlich der Malignität und ihre geringe Empfindlichkeit mindern die Relevanz für die Tumordiagnostik erheblich. Sie werden daher mehr zur Bestätigung der Diagnose in fortgeschritteneren Stadien der Erkrankung und zur Verlaufsbeobachtung herangezogen.

Die uncharakteristische Frühsymptomik und die ungünstige Prognose der fortgeschrittenen Erkrankungsstadien lassen deshalb auf die Möglichkeit einer rechtzeitigen Erkennung durch krebsspezifische Reaktionen hoffen. Bisher ist die Suche nach einem solchen zuverlässigen Krebstest allerdings ohne Erfolg geblieben, obgleich schon zahlreiche Methoden hierfür beschrieben wurden. Eine besonders kritische Betrachtung verdienen diese Versuche im Hinblick auf die Folgen, die ihre Anwendung und diagnostische Bewertung nach sich ziehen können, um so mehr als die Propagierung häufig eine unkritische Einstellung erkennen läßt.

---

* Diese Untersuchung wurde ermöglicht durch die Unterstützung des Verbandes der Lebensversicherungsunternehmen e. V., Bonn.

Welche Anforderungen an eine krebsspezifische Suchreaktion gestellt werden müssen, wurde in der US-Public-Health-Service-Publication Nr. 9 im Jahre 1950 festgelegt. Die wichtigste Forderung ist die nach einer Zuverlässigkeit von mindestens 95% im Frühstadium der Erkrankung. Ein besonderes Problem stellt sich hier allerdings mit der Frage, ab wann ein solcher Test positiv ausfallen muß, da der manifesten Erkrankung sicher ein längeres latentes Vorstadium vorangeht. Weiter wird gefordert, daß ein Krebstest einfach und billig sein müsse, um Massenuntersuchungen zu ermöglichen. Eine Forderung, die angesichts der Tatsache, daß uns bis heute noch nicht einmal ein aufwendiger oder teurer Test dieser Art zur Verfügung steht, noch etwas verfrüht erscheint. Wichtig ist aber, daß die Ergebnisse objektivierbar und für Nachuntersucher reproduzierbar sind. Umfassende Übersichten zu diesem Problem haben K. H. Bauer (1958) in seinem Buch „Das Krebsproblem" und Lührs (1962) in dem Kapitel „Krebsteste" in Bartelheimer-Maurer „Diagnostik der Geschwulsterkrankungen" gegeben. Eine weitere Übersicht erschien im Journal of the U.S. Cancer Institute im Jahre 1958.

Auch in den folgenden Jahren sind zahlreiche Versuche unternommen worden. Es wurden neue Verfahren vorgeschlagen oder versucht, die Treffsicherheit der alten zu verbessern. Tetzner (1963) modifizierte die Abderhalden'sche Abwehrproteinase-Reaktion durch Zusatz von Trasylol. Durch Hemmung unspezifischer Proteinasen sollen falsch-positive Resultate vermieden werden. Eine Verbesserung der Ergebnisse hinsichtlich falsch-negativer Befunde war aber hierdurch nicht zu erwarten. So zeigen 20% falsch-negative Ergebnisse gegenüber der klassischen Abderhaldenschen Reaktion – die Tetzner aufgrund eigener Untersuchungen mit 22% bezifferte – keine Verbesserung. Vor allem muß auf die unklaren theoretischen Grundlagen der Abderhalden'schen Reaktion hingewiesen werden. Enzyme sind nach unserer heutigen Anschauung spezifisch hinsichtlich ihrer Wirkung und der chemischen Konstitution der katalysierten Verbindungen, wie beispielsweise Peptidasen gegenüber Polypeptiden und der Stellung der Peptidbindungen im Molekül. Eine Eiweißspezifität wie bei Antikörpern wurde bisher nicht nachgewiesen, abgesehen vom bisher fehlenden Nachweis einer spezifischen Antigenizität von Tumoreiweiß.

Eine große Zahl von Nachbearbeitungen und Modifikationen hat die polarographische Serodiagnostik in den letzten Jahren vor allem in den osteuropäischen Ländern gefunden. Doch konnte die Zuverlässigkeit nicht über 70% verbessert werden (Kovacs et al., 1964; Braun u. Kratasch, 1965). Nissen (1964) fand 10–20% falsch-negative Resultate, und falsch-positive Ergebnisse bei mehr als der Hälfte der Patienten mit benignen Erkrankungen.

Als neue Methode hat in den letzten Jahren der sog. Malignolipintest nach Kosaki et al., (1958) von sich Reden gemacht. Es handelt sich um den chromatographischen Nachweis einer angeblich krebsspezifischen Phospholipid-Fraktion. Die japanischen Autoren berichten über 100% richtige Resultate. Hier ist auch der von STBYR u. CERNY (1964) angegebene Nachweis von Carotenen und Estern aus Axerophthol und Fettsäuren nach Extraktion aus dem Serum und chromatographischer Auftrennung zu nennen. Vor allem der Malignolipin-Nachweis wurde von zahlreichen Untersuchern einer Nachprüfung unterzogen. Sie erhielten wesentlich schlechtere Resultate und ziehen deshalb die Brauchbarkeit der Methode in Zweifel. HILL (1963) fand keine Signifikanz der Werte. BARD u. KETCHAM (1966) berichteten von einer Treffsicherheit von 25%. MERGUET u. SILBERNIK (1964) und MORON et al. (1965) fanden übereinstimmend etwa 25% falsch-negative und 45% falsch-positive Resultate. Darüber hinaus ist die Methode aufwendig und mit einer großen Zahl von methodischen und subjektiven Fehlermöglichkeiten belastet.

Die Bedeutung enzymatischer Reaktionen wird durch das Fehlen qualitativer Unterschiede im Stoffwechsel von Normalzelle und Tumorzelle verringert, während quantitative Unterschiede durch den Verdünnungseffekt überdeckt werden. Zwar bestehen Unterschiede im Milchsäuregehalt infolge einer gesteigerten anaeroben und aeroben Glykolyse und eine höhere Aminosäurekonzentration in der Krebszelle als Folge des gesteigerten Eiweißkatabolismus der Tumorzellen (DANNENBERG, 1959). Doch finden sich keine tumorspezifischen Aminosäuren. Die Enzymmuster der Tumorzellen zeigen eine Uniformierung wie bei undifferenzierten Zelltypen und eine Verringerung der Aktivitäten. Doch alle diese quantitativen Unterschiede sind überdeckt durch den Stoffwechsel der Masse normaler Körperzellen. Trotzdem wurden bis in die Gegenwart zahlreiche Versuche unternommen durch den Nachweis einer gesteigerten oder einer verminderten Aktivität bestimmter Enzyme zu einer Frühdiagnostik maligner Erkrankungen zu kommen. BERNHARD u. KÖHLER versuchten bereits 1935 die Aktivität der Serumlipase als Krebstest zu bewerten, und VACCAREZZA (1966, 1967) glaubt, daß eine Verminderung von Acetylcholinesterase und Pseudocholinesterase krebsspezifisch sei. Der Autor berichtet über 4% falsch-negative und 5% falsch-positive Resultate. Die Ergebnisse von Nachuntersuchungen liegen noch nicht vor. Sowohl eine Verminderung der Aktivität der Methämoglobinreduktase als auch eine gesteigerte Glykolyse in den Erythrocyten sind als krebsspezifisch betrachtet worden. Nachuntersuchungen von BLUM u. FABRICIUS (1967) zeigen aber das Fehlen jeglicher Signifikanz. DYMOCK (1967) und DESPIERRE (1965) fanden eine erhöhte Ausscheidung von Formiminoglutaminsäure bei malignen Tumoren. Nach oraler Gabe von Histidin kommt es aber generell bei Folsäuremangel zu einer vermehrten Ausscheidung von Formiminoglutaminsäure. CAREY (1964) konnte zeigen, daß ein Folsäuremangel häufig bei Patienten mit ausgedehnten Malignomen vorliegt, aber auch bei megaloblastären Anämien, bei der alkoholischen Lebercirrhose und bei zahlreichen Hauterkrankungen. Der Test ist also weder krebsspezifisch noch zur Früherkennung geeignet.

Auch die Versuche, immunologische Reaktionen zu entwickeln, wurden fortgeführt. Modifikationen des Makari-Testes beschrieb CLARKE (1964). Nach MUSSO u. BRUN (1963) sind aber positive Resultate auch bei Krebskranken ausgesprochen selten. Nach der Ansicht von WOLF (1966) sind allen Tumorzellen folgende Anormalitäten eigen:

Embryonaler Charakter, Ausscheidung von thermostabilen Polypeptiden (Toxohormone) und eine Vermehrung von Antiproteinasen. Basierend auf dieser Anschauung entwickelte er eine immunologische Reaktion. Kaninchen werden gegen ein Gemisch aus Tumorextrakten, menschlichem Gonadotropin und Extrakten aus tierischem embryonalem Gewebe sensibilisiert. Das Antigen wird an Latexpartikel fixiert. Wird der Harn eines Krebskranken mit dem Antiserum versetzt, so bleibt bei Zusatz der Latexsuspension die Agglutination aus, da die Antikörper bereits an das im Harn enthaltene Antigen gebunden wurden. Dem Nachweisprinzip entspricht dieser Test dem Schwangerschaftstest mittels Latex-gebundenem Gonadotropin. Der Autor fand bei „mehreren Tausend Untersuchungen etwas unter 90% korrekt negative Ergebnisse“. Konkrete Zahlen werden nicht genannt. Die theoretische Grundlagen der Methode dürfen als „nicht gesichert“ bezeichnet werden.

Daneben gibt es in großer Zahl Krebsteste, deren theoretische Basis allenfalls als spekulativ bezeichnet werden kann. MARINKOV (1965) injizierte Versuchstieren das Plasma Krebskranker und beobachtete bei Vergleich zu Normalplasma eine Abnahme der Erythrocytenzahl. Sie vermutet, daß die aktiven Substanzen Purin- und Pyrimidinnukleoside seien. DOUGLAS (1964) beobachtete eine Blaufärbung mit Ehrlich'schem Aldehydreagenz, wenn das Plasma Krebskranker zuvor 12 Std lang mit Sonnenblumensamenextrakt vermischt wurde. Bei 398 Untersuchungen traten nur in 3 Fällen falsch-negative Resultate auf.

Eigene Untersuchungen mit der sog. *Carcinochrom-Reaktion nach* GUTSCHMIDT (1966) erbrachten keine befriedigende Korrelation zwischen Reaktionsausfall und Art der Erkrankung. Die Reaktion, die auf dem Nachweis einer Ausscheidung anormaler Spaltprodukte des Eiweißkatabolismus beruhen soll, bedient sich einer Diazoniumverbindung, die aus Anilin, Kaliumnitrit und Kaliumchlorat in schwefelsaurer Lösung gebildet wird. Obwohl die Reaktion auf unbewiesenen und z. T. bereits widerlegten Hypothesen basiert, haben wir die Prüfung übernommen in der Überzeugung, daß alle diagnostischen Maßnahmen zur Früherkennung des Krebses ernst genommen werden müssen. Einer rein empirisch festgestellten Zuverlässigkeit einer Methode kann die Aufklärung ihrer theoretischen Grundlagen nachfolgen. Bei Feststellung der Unbrauchbarkeit soll die sachliche Kritik der gefährlichen Anwendung entgegentreten.

Die Ergebnisse zeigt die Tabelle. Patienten mit histologisch nachgewiesenen Malignomen wurde ein Kollektiv von Patienten mit unterschiedlichen Erkrankungen benigner Natur gegenübergestellt. Da die Forderung nach einer Objektivierbarkeit der Befunde durch eine rein visuelle Ablesung mittels Farbskala nicht gewährleistet war, wurden die Ablesungen von 2 Untersuchern unabhängig voneinander und ohne Kenntnis der Diagnose vorgenommen. Die Auswahl der Patienten mit benignen Erkrankungen erfolgte rein zufällig.

Tabelle

Art der Erkrankung	Zahl der Patienten	Ergebnis	Untersucher A	Untersucher B	% Fehler A	% Fehler B
Benigne	157	positiv	52	50	33	39
		zweifelhaft	19	27		
		negativ	86	80		
Maligne	129	positiv	59	53	44	43
		zweifelhaft	13	20		
		negativ	57	56		

Die Ergebnisse zeigen im wesentlichen eine befriedigende Übereinstimmung der Bewertung des Reaktionsausfalls. Wie bei vielen anderen Krebstesten zeigt sich auch hier ein hoher Prozentsatz falsch positiver Ergebnisse bei Erkrankungen des Magen-Darm-Traktes unabhängig von der Art der Erkrankung.

Die Methode muß als wertlos für die Krebsdiagnostik bezeichnet werden, um so mehr als es sich bei den von uns untersuchten Patienten keineswegs um Frühfälle gehandelt hat. Doch waren alle Patienten in einem operationsfähigen Allgemeinzustand. Von besonderer Bedeutung erscheint uns aber die Tatsache, daß für diesen Krebstest ein Patent erteilt wurde. Dies erscheint uns deshalb bedenklich, weil mit der Patenterteilung ein Werturteil verbunden ist, gleichgültig, ob sich das Urteil der Patentwürdigkeit auf die diagnostische Brauchbarkeit erstreckt. Für viele muß hierdurch der Eindruck erweckt werden, daß diese Methode fachlich kompetent überprüft wurde.

Wer will daher einem Arzt einen Fehler vorwerfen, wenn er keinen Zweifel an der Zuverlässigkeit hatte, um so mehr, als über die Treffsicherheit der Methode positive Publikationen (Gutschmidt, 1966; Seeger, 1966; v. Blumenthal, 1968; Stampfer, 1970) vorliegen. An dieser Tatsache ändert nichts, daß diese Zeitschriften nicht immer zur kritischwissenschaftlichen Gattung gehören. Muß der praktizierende Arzt nicht oft Mitteilungen Vertrauen schenken die einseitig und für ihn nicht nachprüfbar sind. Es ist die Sorge um Arzt und Patient, wenn gegenüber dieser Art von diagnostischen Methoden eine wissenschaftliche Kritik gefordert wird. Dabei sollte die Frage nach den theoretischen Voraussetzungen nicht in den Vordergrund gestellt werden, sondern die Ergebnisse einer exakten Nachprüfung. Denn für die Praxis sind nicht Erörterungen über die biochemischen Grundlagen von Nutzen, sondern zahlenmäßige Ergebnisse. Selbst ohne eine Sicherheit von 90–95% kann eine Reaktion manchem Arzt von Nutzen sein, solange er sich der Unsicherheitsfaktoren bewußt ist. Dies kann aber nur durch objektive Nachprüfung vermittelt werden. In einer Veröffentlichung über den von uns geprüften Krebstest ist zu lesen: „die so häufig anzutreffenden carcinophoben Patienten können wirksam beruhigt werden." Derartig gefährliche Fehlinformationen dürfen nicht unwidersprochen bleiben.

Zusammenfassung

Es wird eine Übersicht über die, in den letzten 15 Jahren veröffentlichten Krebsteste gegeben und die Ergebnisse von Nachuntersuchungen mitgeteilt.

Über eine eigene Nachprüfung der sog. Carcinochrom-Reaktion nach GUTSCHMIDT wird berichtet. Der Test muß aufgrund von 286 Untersuchungen als wertlos und gefährlich in der Anwendung als krebsdiagnostische Methode bezeichnet werden. Die statistische Auswertung der Ergebnisse wird zu einem späteren Zeitpunkt veröffentlicht.

Literatur

BARD, D., KETCHAM, S., KETCHAM, A. S.: Malignolipin picrate as an adjunct to cancer diagnosis. Cancer (Amst.) **19**, 1149–54 (1966).

BAUER, K. H.: Das Krebsproblem. Berlin-Göttingen-Heidelberg: Springer 1958.

BLUM, K.-U., FABRICIUS, W.: Zur Frage der Krebsdiagnostik aus Stoffwechselleistungen menschlicher Erythrozyten. Krebsarzt **22**, 96 (1967).

BLUMENTHAL, R. v.: Die Carcinochromreaktion und die sich daraus ergebenden Folgerungen für die Therapie. Erfahrungsheilkunde **17**, Heft 2, 1 (1968).

BRAUN, H., KRATZSCH, K. H.: Erfahrungen mit Modifikationen der Polarographischen Serumfiltratreaktion als Routinemethode im klinischen Laboratorium. Clin. chim. Acta **11**, 57–71 (1965).

CAREY, R. W., BRENA, G. P., KRANT, M. J.: Urinary formininoglutamic acid excretion in patients with neoplastic disease. Cancer (Amst.) **17**, 713–722 (1964).

CLARKE, P. S.: Serological (Schultz-Dale) Test for Carcinoma. Med. J. Austr. **57**, 315–317 (1964).

DESPIERRES, G.: Le test aL'acide folique, essai de Ddpistage précode du Cancer. Poumon **21**, 169–175 (1965).

DOUGLAS, J. J.: A biochemical test for malignancy. Sth. med. J. (Bgham, Ala.) **57**, 465–472 (1964).

DYMOCK, I. W.: Abnormal urinary excretion of urocanic acid and formiminoglutomic acid in neoplastic disease. Lancet **2**, 114–115 (1964).

GUTSCHMIDT, J.: Chemische Erkennung von Präcancerosen und Cancerosen aus dem Harn. Erfahrungsheilkunde **15**, Heft 2, 3 (1966).

HILL, J. H.: Malignolipin picrate as an adjunct to cancer diagnosis. Cancer (Amst.) **16**, 542–544 (1963).

KOSAKI, T., IKEDE, T., KOTANI, Y., NAKAGAWA, S., SAKA, T.: A new phospholipid, malignolipin in human malignant tumors. Science **127**, 1176–1177 (1958).

KOVACS, S., MOLNAR, F., GESZTESI, T., SZENTGALI, GY., BIRO, I.: Ergebnisse der polarographischen Serodiagnostik. Dtsch. Gesundh.-Wes. **19**, 388–392 (1961).

LÜHRS, W.: Krebsteste. Diagnostik der Geschwulstkrankheiten, 113. Hrsg. von BARTELHEIMER, H. u. MAURER, H.-J. Stuttgart: Thieme 1962.

MARINKOW, S.: Utizaj na Aktionost Bolesnischtke Plasmge u Bioloschkom Diagnostischtkom Testa Maligniteta. Med. Pregl. **18**, 547–555 (1965).

MERGUET, H., SILBERNIK, H.: Der Malignolipintest beim Magenkarzinom. Zbl. Chir. **89**, 474–479 (1964).

MORON, D. M. A., MACIAS, A., DE DOMINGUEZ, H.: „Malignolipina“: fosfolipido oncoespecifico. Pren. méd. argent **52**, 60–61 (1965).

MUSSO, E., BRUN, R.: A propos de la méthode de détection sérologique du cancer selon Makari. Oncologia (Basel) **16**, 273–280 (1963).

NISSEN, I., NISSEN, NI. I., STALHAGEN, A.: Den polarografiske Serumreaktion. Ugeskr. Laeg. **126**, 36–41 (1964).

SEEGER, P. G.: Krebsspezifische Eiweißabbauprodukte als Voraussetzung für eine Frühdiagnose des Krebses aus dem Harn mit Hilfe des Carcinochrom-Reagens. Ars. Med. (Liestal) **56**, 756–758 (1966).

STAMPFER, E., MÜLLER, J.: Erste Ergebnisse mit einem Spektrum von Karzinomsuchreaktionen. Wien. klin. Wschr. **82**, 68–71 (1970).

STYBR, J., CERNY, K.: Nouvelle Experience Etabilie a la Faveur d'un Examen Biochimique du Cancer a L'aide de Chromogenes dissous dans les Graisses. Acta. Unio Int. Canc. **20**, 841–844 (1964).

TETZNER, E.: Diagnose und Verlaufsbeobachtung maligner Tumoren mittels der modifizierten Abderhaldenschen Reaktion (mod. A.R.). Arch. Geschwulstforsch. **20**, 30–38 (1963).

VACCAREZZA, J. R.: Vaccarezza's Test. Its Use in the presumptive diagnosis of Cancer. Dis. Chest. **52**, 715–719 (1967).

— WILLSON, J. A., BOCHI, A. A.: Una nueva reacción para el diagnóstico presuntive de enfermedad neoplásica. Pren. méd. argent **53**, 1011–1015 (1966).

— — — A new test for the presumptive Diagnosis of Neoplastic disease. Further investigations of Cholinesterase in Plasma, whole blood and blood cells on Cancer of the Lung, extrapulmonary tumors and tuberculosis. Dis. Chest **49**, 449–458 (1966).

WOLF, M.: Die Laboratoriumsdiagnose der Krebskrankheit. Krebsarzt **21**, 251–258 (1966).

Hat die Radiogoldimplantation bei Hypophysentumoren heute noch eine Berechtigung?

Von

H. PENZHOLZ u. W. PIOTROWSKI

Die Hypophyse bietet sich für stereotaktische Eingriffe durch ihre röntgenologisch leicht lokalisierbare Lage in der Sella turcica in besonderem Maße an. 1950 gaben BAUER u. KLAR (1953, 1958) die percutane, paranasale, transethmoidale, transsphenoidale Punktion der Sella aus freier Hand an: In Intubationsanaesthesie wird eine richtungsstabile Hohlnadel in der Gegend des Os lacrimale, etwas medial vom inneren Lidwinkel, mit einem Hämmerchen in die seitliche Nasenwand eingetrieben und dann unter Bildwandlerkontrolle durch das Siebbein und die Keilbeinhöhle bis in das Sellalumen vorgeführt. Zur Ausschaltung der Hypophyse bzw. ihrer Geschwülste benutzten BAUER u. KLAR anfangs die fraktionierte Elektrokoagulation, später ab 1955 auf Anregung der Radiologen BECKER und SCHEER (1957, 1958) die Implantation radioaktiver Goldseeds. Tierexperimentelle und autoptische Erfahrungen haben ergeben, daß ein Seed mit einer Aktivität von 40 mCi eine kugelförmige Nekrose von etwa 10 mm Durchmesser erzeugen kann (COCCHI u. FREY, 1959; weitere Lit. bei MUNDINGER u. RIECHERT, 1967).

Die beschriebene Methode kam an der Heidelberger Klinik auch bei Hypophysentumoren in großem Umfange zur Anwendung. Zwar war sie wegen ihrer bestechenden Eleganz auch an zahlreichen Kliniken in aller Welt versucht worden, hatte sich aber nirgends so durchsetzen können, daß sie zur Methode der Wahl geworden wäre. Die meisten Neurochirurgen lehnen sie heute ab. Um so wichtiger erschien es uns, das einmalige große hiesige Krankengut noch einmal zu überarbeiten, zumal einer von uns schon 1959 größere eigene Erfahrungen mit dieser Methode zusammen mit den Radiologen OESER und SCHLUNGBAUM gesammelt hatte (PENZHOLZ u. SCHLUNGBAUM, 1959).

In der Zeit von 1955–1968 wurden in Heidelberg 49 Patienten mit der Verdachtsdiagnose Hypophysentumor mit einer Radiogoldimplantation als Ersteingriff behandelt. In 48 Fällen gelang es meist durch persönliche Nachuntersuchungen, teils durch schriftliche Mitteilungen recht genaue Auskünfte über den postoperativen Verlauf zu erhalten.

Die Abbildung 1 zeigt 16 Fälle, das sind 33,3% der 48 Operierten, bei denen von einer *anhaltenden* Besserung, z. T. vielleicht *Heilung* gesprochen werden kann. Die Länge der waagerechten Balken gibt den Beobachtungszeitraum nach der Operation an. Die normale Breite der Balken, die man an ihrem rechten Ende, d. h. zum Zeitpunkt der Nachuntersuchung 1969 sieht, soll besagen, daß die Patienten praktisch beschwerde-

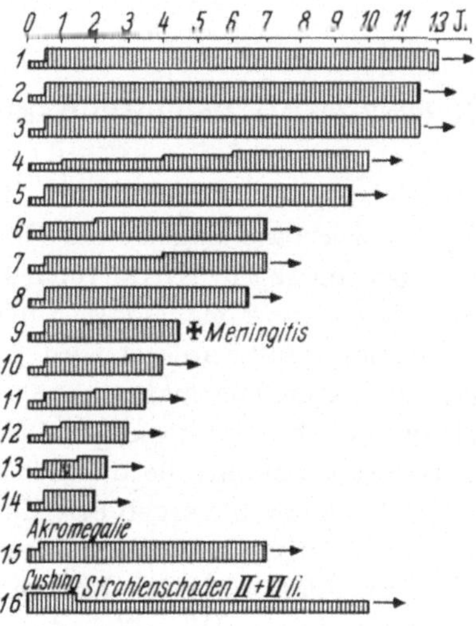

Abb. 1. Anhaltende Besserungen (n = 16) nach Radiogoldimplantation bei Hypophysentumoren

und symptomfrei sind. Andererseits soll der meist schmale Beginn der Balken an der linken Seite andeuten, daß die Patienten vor dem Eingriff mehr oder weniger deutliche Ausfälle, meist bitemporale Hemianopsien oder Visusherabsetzungen aufwiesen. (Die Kontrolle der ophthalmologischen Befunde verdanken wir der Univ.-Augenklinik Heidelberg – Direktor: Prof. Dr. Jaeger.)

Es kann nicht bezweifelt werden, daß bei gut ausgewählten Fällen und subtiler Technik schon kurz nach der Radiogoldimplantation in den Tumor, meist innerhalb der ersten 2–3 Wochen, eine spektakuläre Besserung der Sehstörungen auftreten kann. Bemerkenswerter ist aber, daß diese Besserung nicht nur vorübergehend ist. Noch mehr überrascht die Feststellung, daß sie in einigen Fällen nicht schlagartig in Erscheinung trat, sondern sich über einen Zeitraum von 2, 4 oder 6 Jahren erstreckte. Wir halten diese Beobachtung für außerordentlich interessant und wichtig. Scheint sie doch anzuzeigen, daß die zerstörende Wirkung der Radio-

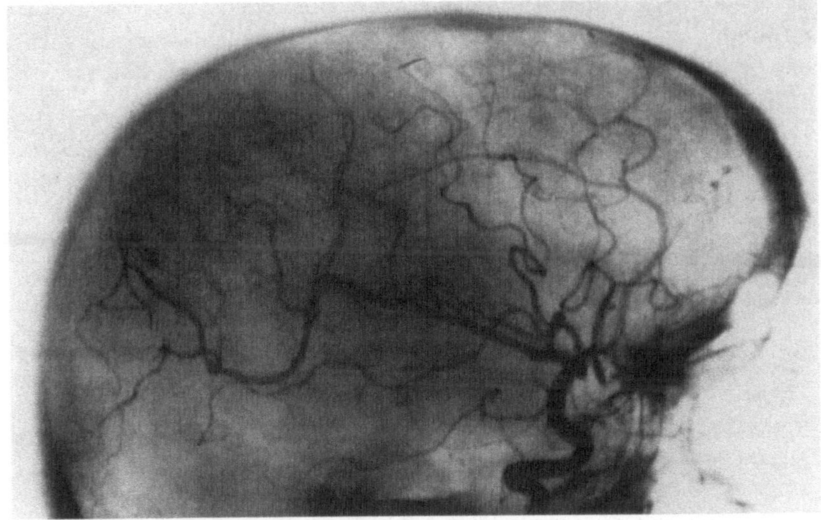

a

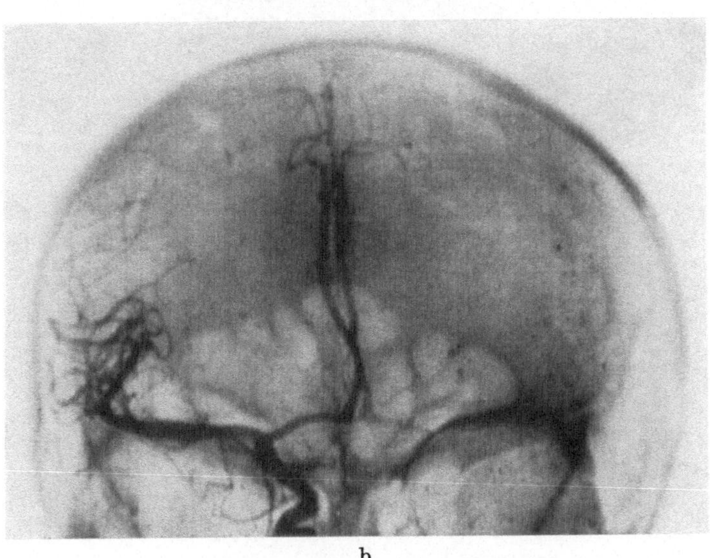

b

Abb. 2a u. b. Carotisangiogramm rechts des Falles 4 (32jährige Frau): Keine wesentliche supraselläre Tumorausdehnung

isotope auf das Tumorgewebe auch nach Beendigung der wesentlichsten Strahlung, also nach etwa 10 Tagen noch lange nicht abgeschlossen zu sein braucht. Als besonders eindrucksvolles Beispiel sei der Fall 4 in Stichworten skizziert:

Eine 32jährige Frau litt seit 2 Jahren unter zunehmenden Kopfschmerzen und seit 3 Monaten unter einer rasch progredienten Sehverschlechterung. Das Röntgenbild zeigte eine erhebliche Destruktion der Sella, die zusammen mit dem Carotisangiogramm (Abb. 2a u. b) für eine vorwiegend basale Wachstumsrichtung des Tumors sprach. Nach Implantation von 6 Goldseeds mit einer Gesamtaktivität von 64 mCi (Abb. 3) kam es zu einer schrittweisen, über Jahre konstant fortschreitenden Sehverbesserung bis zur völligen Normalisierung (Abb. 4).

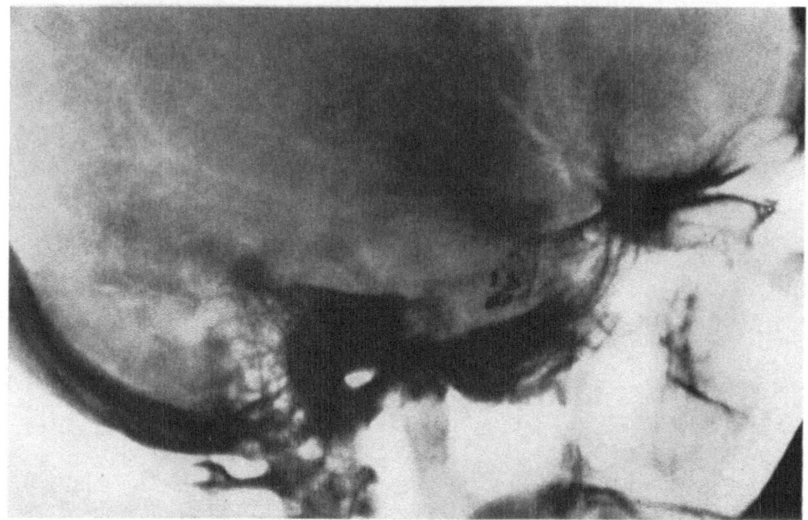

Abb. 3. Schädelaufnahme seitlich des Falles 4 nach erfolgter Radiogoldimplantation: Ausgedehnte Destruktion der Sella wie bei vorwiegend basaler Expansion des Hypophysentumors

Eine Hypothese, die diese protahierte Wirkung erklären könnte, ist die Annahme einer strahlenbedingten perifokalen Gefäßschädigung, die erst nach mehr oder weniger langer Latenz zu einem fortschreitenden Untergang von Tumorgewebe führt. Diese Hypothese wird ja auch als Ursache für anderweitige Spätschäden am Nervensystem nach hochdosierter Bestrahlung angegeben (Scholz, 1934; Zeman, 1955).

Betreffen diese Spätschäden nur Tumorgewebe, so wirken sie sich segensreich aus. Das Umgekehrte ist der Fall, wenn sie so wichtige Strukturen wie Chiasma und Sehnerven, andere Hirnnerven oder gar den Hypothalamus treffen. Zu derartigen unerwünschten, wenn auch meist nicht katastrophalen Strahlenschäden war es bei 3 (das sind 6,3%)

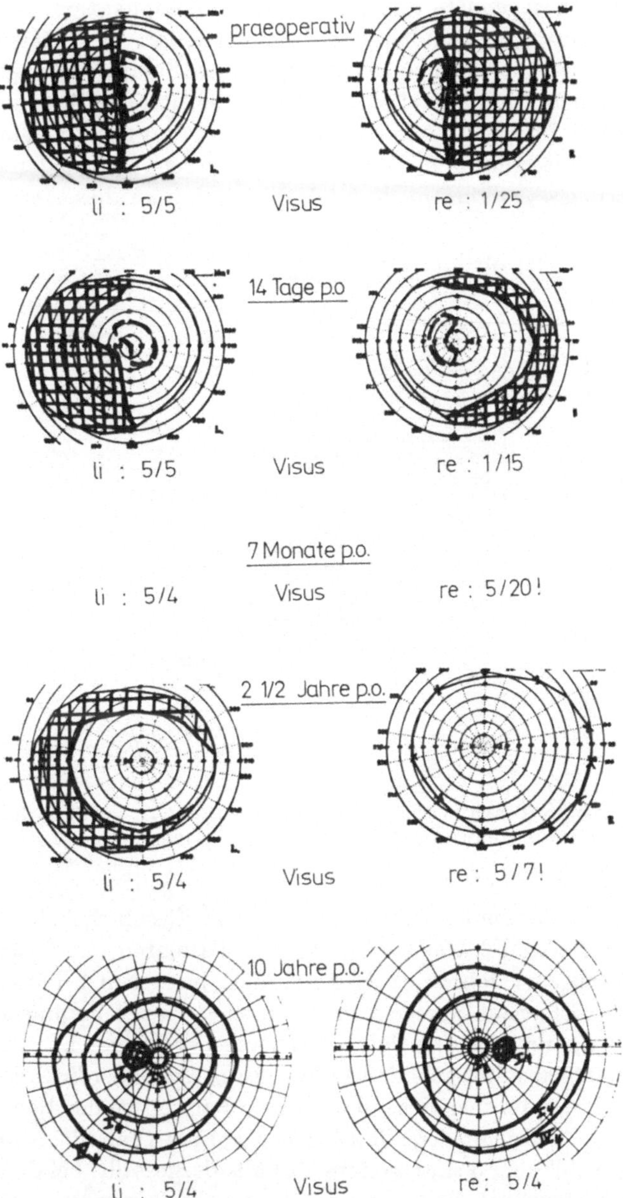

Abb. 4. Fall 4: Über Jahre konstant fortschreitende Besserung von Gesichtsfeld und Visus bis zur völligen Normalisierung 10 Jahre nach Radiogoldimplantation

unserer 48 Patienten nach Latenzzeiten von 2 Monaten bis $1^1/_2$ Jahren gekommen, so z. B. im Fall 16 (s. Abb. 1).

Die schwerwiegendste und gefährlichste Komplikation des Eingriffs stellt zweifellos die ascendierende Meningitis dar, die heimtückischerweise oft ohne irgendwelche prämonitorischen Symptome, insbesondere ohne erkennbare Liquorfistel wie ein Blitz aus heiterem Himmel auftreten und innerhalb kürzester Zeit zum Tode führen kann. So verstarb Fall 9 nach einem anfänglichen und langanhaltenden hervorragenden therapeutischen Erfolg $4^1/_2$ Jahre nach der Implantation an dieser erschreckend

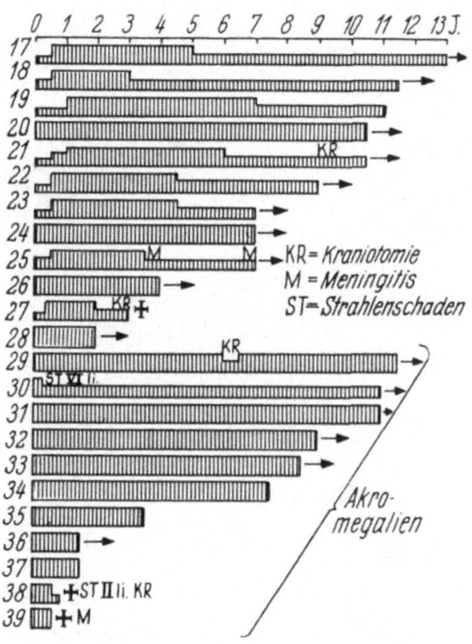

Abb. 5. Temporäre Besserung bzw. Wachstumsstillstand (n = 23) nach Radiogoldimplantation bei Hypophysentumoren

foudroyant verlaufenden Komplikation. Im Gesamtkollektiv unserer 48 Fälle erkrankten 3 (das sind 6,3%) der Patienten mit Latenzen von 6 Monaten bis zu 7 Jahren an Meningitiden, an denen 2 Patienten verstarben. Nur 1 Patient konnte nach Überstehen zweier Meningitiden nach $3^1/_2$ bzw. 7 Jahren mit jeweils vorangegangener Liquorrhoe durch operativen Fistelverschluß geheilt werden. Er behielt allerdings als Meningitisfolge eine Abducensparese und schlaffe Paresen beider Beine zurück, so daß er nur noch mit dem Stock gehen konnte (Fall 25, Abb. 5).

In der Abbildung 5 sind weitere 23 Fälle dargestellt, bei denen durch die Radiogoldimplantation nur eine *temporäre* Besserung oder wenigstens ein *Wachstumsstillstand* erzielt werden konnte. Dies sind 47,9% der 48 Fälle. Die anfangs normalisierten, später wieder schmaler werdenden Balkenbreiten sollen anzeigen, daß es bei einigen dieser Fälle nach Latenzzeiten von 2–7 Jahren nach guten Anfangserfolgen erneut zu Zeichen einer Verschlimmerung kam, meist im Sinne einer Visus- oder Gesichtsfeldverschlechterung. Wenn man annimmt, daß es sich hier um den Ausdruck eines Rezidivwachstums gehandelt hat, verlief dieses in den meisten Fällen auffallend langsam, oft wieder viele Jahre stationär. Nur im Fall 27 war ein erneut einsetzender rascher Visusverfall Ausdruck

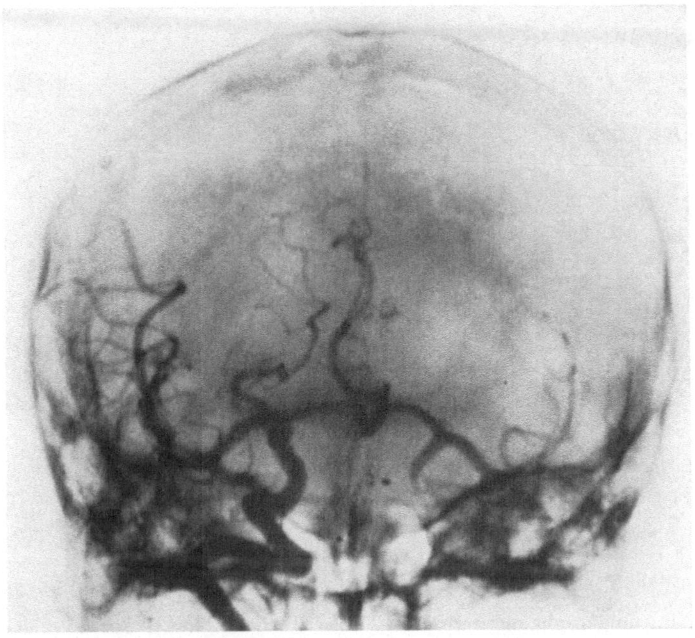

Abb. 6. Carotisangiogramm rechts des Falles 27 (55jährige Frau) 2 Jahre u. 10 Monate nach Radiogoldimplantation: Deutliche Anhebung d. Pars chiasmatica d. A. cerebri anterior bds. sowie Schrägstellung der Carotisendabschnitte

eines schon so weit fortgeschrittenen suprasellären Tumorwachstums, daß die erst jetzt durchgeführte Kraniotomie nicht mehr überlebt wurde. Die Abbildungen 6 und 7 zeigen Carotisangiogramm und Pneumencephalogramm dieses Falles vor der Reoperation. Hier klingt eine weitere Gefahr der Methode an: Durch Kaschierung warnender Initialsymptome kann es zur Verschleppung in ein inoperables Stadium kommen. Aus diesem Grunde halten wir es für unbedingt erforderlich, präoperativ Größe und Wachstumsrichtung des Tumors neuroradiologisch möglichst exakt zu bestimmen. Eine bereits fortgeschrittenere supra- oder paraselläre Tumorausdehnung macht einen Erfolg einer Radioisotopenimplantation ungewiß.

Die Abbildung 8 zeigt die letzten 8 Fälle unseres Kollektivs, bei denen es postoperativ zu *keiner* Besserung oder sogar zu akuten *Verschlimmerungen* gekommen war. So kam es in den Fällen 40 und 41 nach der Spickung zu Blutungen oder Schwellungen in der Tumorkapsel, die eine sofortige Craniotomie erforderlich machten, im Fall 48 – einem nicht erkannten suprasellären Epidermoid – zu einer tödlichen Arrosionsblutung aus dem Sinus cavernosus, wahrscheinlich infolge ungünstiger

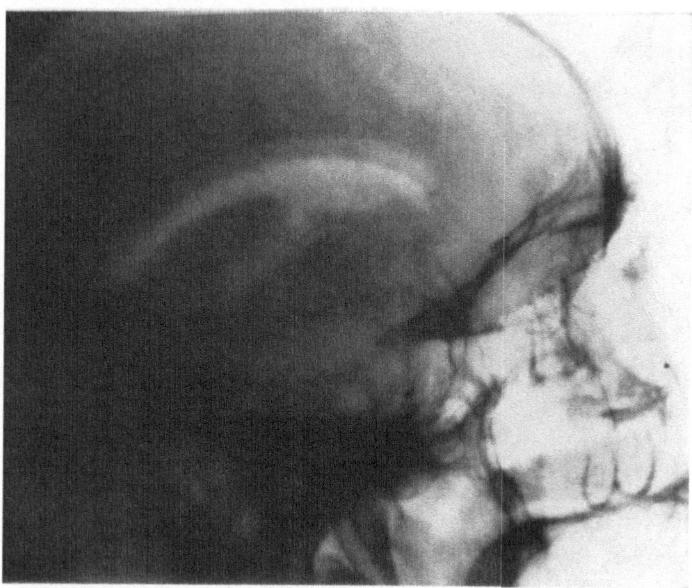

Abb. 7. Pneumencephalogramm des Falles 27 (s. Abb. 6): Hochgradig in den III. Ventrikel wachsender Hypophysentumor. Goldseed liegt nun im Sellaboden

Position der Seeds. Bei den übrigen Fällen handelt es sich um fortgeschrittene Stadien mit ausgedehntem suprasellären Tumorwachstum, bei denen die Radiogoldimplantation keinen Einfluß auf den schicksalhaften Verlauf mehr bewirken konnte.

Welche Schlußfolgerungen können aus dem Gesagten gezogen werden? Eine kompromißlose Ablehnung der percutanen Radiogoldtherapie bei Hypophysentumoren ist u. E. nicht gerechtfertigt. Eine echte Konkurrenz zur offenen Operation kann die Methode vor allem in den Fällen darstellen, in denen ein überwiegend intrasellär gewachsenes Hypophysenadenom ohne oder mit Chiasmasyndrom vorliegt. Bei vorwiegend basaler Wachstumstendenz des Tumors könnte sie vielleicht der offenen Operation überlegen sein (vgl. Fall 4, Abb. 1–4). Die percutane Sellapunktion sollte nur in einer gut ausgerüsteten Neurochirurgischen Klinik ausgeführt werden, in der die Möglichkeit zur sofortigen Craniotomie gegeben ist, falls es nach der Seed-Implantation zu einer bedrohlichen intrakapsulären Blutung oder Schwellung kommen sollte.

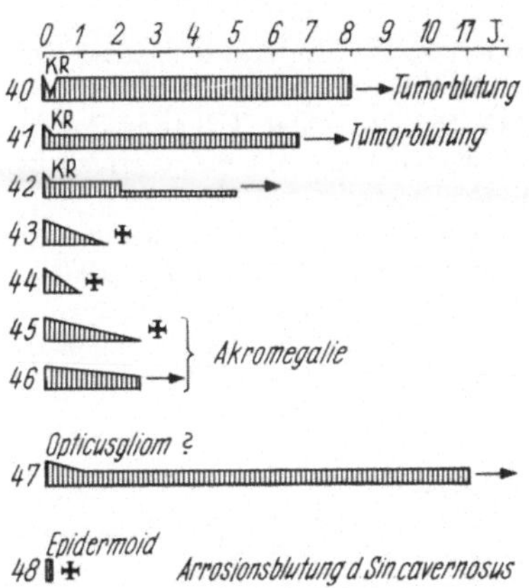

Abb. 8. Keine Besserung bzw. Verschlechterung (n = 9) nach Radiogoldimplantation bei Hypophysentumoren

Im übrigen stellt der Eingriff eine so geringe Belastung für den Patienten dar, daß er auch im höchsten Lebensalter zumutbar ist. Die primäre Operationsmortalität ist bei exakter Indikation und subtiler Technik praktisch Null. Dadurch wird der Hauptgefahrenpunkt der Methode, die zwar seltene aber doch jeder Zeit mögliche Meningitis weitgehend aufgewogen. Eine eventuelle Liquorfistel muß sehr ernst genommen und möglichst umgehend operativ beseitigt werden. Ein gar nicht hoch genug einzuschätzender Vorteil der percutanen Technik beruht darauf, daß sich eine Rasur des Kopfhaares erübrigt und daß keine sichtbaren Narben am Kopf zurückbleiben. Dadurch bleibt vielen Patienten eine ungerechtfertigte Benachteiligung auf dem allgemeinen Arbeitsmarkt auch auf lange Sicht erspart. Die meisten Patienten können schon wenige Tage nach dem Eingriff nach Hause gehen und ihre gewohnte Arbeit wieder aufnehmen.

Literatur

Bauer, K. H.: Zur Chirurgie der Hypophyse und der Nebennieren. Langenbecks Arch. klin. Chir. **274**, 606–632 (1953).

— Klar, E.: Zur Technik der percutanen Hypophysenausschaltung durch radioaktives Gold. Chirurg **29**, 145–149 (1958).

Becker, J., Scheer, K. E.: Die radiologische Hypophysenausschaltung bei fortgeschrittenem Krebs. Radiol. Austr. **10**, 119–123 (1958).

Cocchi, U., Frey, E.: Hypophysen- und Hypophysentumorspickung mit Radioisotopen. Radiol. clin. (Basel) **28**, 390–398 (1959).

Mundinger, F., Riechert, T.: Hypophysentumoren – Hypophysektomie. Stuttgart: Thieme 1967.

Penzholz, H., Schlungbaum, W.: Indikationen und Komplikationen der Radiogoldimplantation in die Hypophyse. In: Meyer, H.: Strahlenforschung u. Krebsbehandlung, 145–150. München: Urban u. Schwarzenberg 1959.

Scheer, K. E.: Interstitielle Therapie mit radioaktiven Isotopen. Strahlentherapie **102**, 506–510 (1957).

Scholz, W.: Experimentelle Untersuchungen über die Einwirkung von Röntgenstrahlen. Z. ges. Neurol. Psychiat. **150**, 765–785 (1934).

Zeman, W.: Veränderungen durch ionisierende Strahlen. In: Handb. spez. pathol. Anat. Histol. XIII, Teil 3, 340–355. Berlin-Göttingen-Heidelberg: Springer 1955.

Bösartige Schilddrüsentumoren im Kindesalter

Von

H.-D. Röher, M. Pieper, H. Rudolph u. U. Schütze

Von 1955–1969 wurden in unserer Klinik 156 Patienten wegen einer Struma maligna behandelt. Darunter befanden sich 7 Kinder im Alter zwischen 8 und 15 Jahren (4,5%). Obgleich sie zahlenmäßig in der Häufigkeit ihres Vorkommens deutlich hinter den Wilms-Tumoren und Neuroblastomen rangieren, verdienen die Schilddrüsencarcinome unter den bösartigen Tumorerkrankungen des Kindesalters bevorzugte Beachtung.

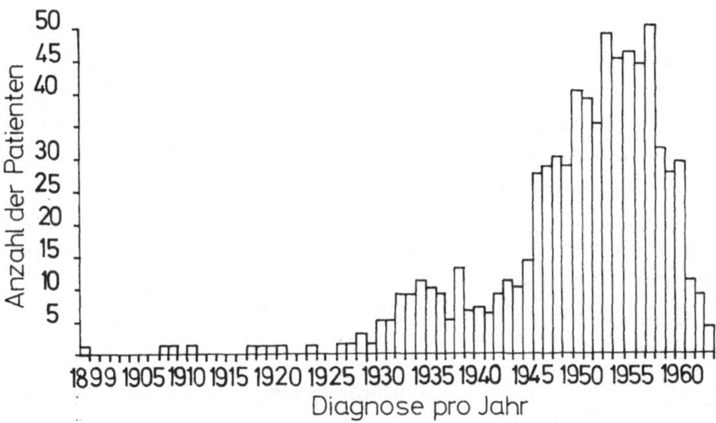

Abb. 1. Häufigkeit der Schilddrüsencarcinome bei Kindern (nach Winship et al. 1961)

Der Erstbeschreibung durch Ehrhardt (1902) folgten bis 1930 Mitteilungen über nur 8 weitere Krankheitsfälle. Es ist Winships (1961, 1969) ungeteiltes Verdienst durch zahlreiche Veröffentlichungen seit 1951 auf die wahre Bedeutung des keineswegs „so seltenen" Schilddrüsencarcinoms im Kindesalter hingewiesen zu haben. Nachdem die Aufmerksamkeit geweckt war, nahm die Zahl der Diagnosen einen steilen Anstieg (Abb. 1). Winship (1969) selbst konnte bis 1968 aus 34 Ländern insgesamt 850 Fälle sammeln. Der gelegentlich geäußerten Ansicht von einer tatsächlichen Zunahme kindlicher Schilddrüsenmalignome muß mit größter Wahrscheinlichkeit die häufigere Früherkennung dieser Erkrankung entgegengehalten werden.

Ätiologie

Die vornehmlich aus geographischer Gegebenheit unterschiedlich bewertete patho-genetische Bedeutung einer vorbestehenden Struma für das Entstehen eines Carcinoms ist auf das Kindesalter als disponierender Faktor kaum anwendbar – (RUSSELL, 1958; WEGELIN, 1928, PENDERGAST, 1961; BOKELMANN, 1970). – Für eine hereditäre Komponente liegen Beweisgründe nicht vor.

Ein offenbar entscheidend wichtiger Einfluß auf die Entwicklung eines Schilddrüsencarcinoms resultiert aus einer vorausgegangenen Strahlenbehandlung der Halsregion oder des vorderen Mediastinums. Die zahlenmäßige Häufung von kindlichen Schilddrüsentumoren in den Vereinigten Staaten zeigt eine auffällige Parallelität zur Anwendung der vor allem zwischen 1930 und 1950 populären Röntgentherapie wegen spezifischer oder unspezifischer Lymphadenitis cervicalis, chronischer Tonsillitis, Akne oder vergrößerte Thymusdrüse. WINSHIP et al. konnten bei 468 jungen Patienten in 73% der Fälle eine zeitlich zurückliegende Strahlentherapie nachweisen. Die Dosis schwankte zwischen 180 und 6000 r mit einem Mittelwert von 600 r. Das durchschnittliche Intervall zwischen Röntgenbestrahlung und Diagnose einer malignen Struma wurde mit 8,7 Jahren ermittelt (3,6–14,0 Jahre). Der höhere Prozentsatz von Schilddrüsencarcinomen bei Überlebenden nach Atombombenexplosionen (Hiroshima, Nagasaki) lieferte weitere Beweise für die ursächliche Bedeutung ionisierender Strahlen (SOCOLOW et al., 1963).

Krankheitsbild

Das am häufigsten angetroffene Leitsymptom bei kindlichem Schilddrüsencarcinom sind schmerzfreie Lymphknotenschwellungen am Hals (WINSHIP, 1961: 76%; EXELBY et al., 1969: 75%). Gleichzeitig bestehende solitäre oder multiple derbe Knoten der Schilddrüse werden erst in zweiter Linie gefunden. Nach WINSHIP waren suspekte knotige Veränderungen der Schilddrüse nur in 23% der Fälle primär ausschlaggebend für die nachfolgende Therapieindikation. Unter 688 Patienten sah er in 12% Lungenmetastasen, wovon bei 8 Patienten durch diese Fernabsiedlung auf das Grundleiden aufmerksam gemacht wurde. Nur dreimal bestanden bei der Erstuntersuchung Knochenmetastasen, die offensichtlich im Kindesalter zu den selteneren Vorkommnissen gehören.

Histomorphologisch ist die weit überwiegende Zahl der kindlichen Schilddrüsencarcinome in die Gruppe der „differenzierten Geschwülste" zu klassifizieren. Nach großen Sammelstatistiken beträgt der Anteil der papillären Carcinome 72% und der der folliculären Carcinome 19% (WINSHIP et al., 1961), während die entdifferenzierten Tumorformen zu den Seltenheiten gehören. Daraus resultiert eine relativ gute prognostische Beurteilbarkeit. Obgleich bei Behandlungsbeginn die Mehrzahl der Patienten bereits eine regionäre Lymphknotenmetastasierung aufweist, ist eine 10-Jahres-Überlebenszeit in etwa 90% zu erwarten. Selbst vorhandene Lungenmetastasen erlauben gelegentlich eine Lebenserwartung von 15–20 Jahren.

Eigenes Krankengut (Tabelle)

Aufnahmebefund: Bei 2 der 7 in unserer Klinik zur Beobachtung gelangten Kindern wurde bereits in einem anderen Krankenhaus eine Schilddrüsenoperation durchgeführt. In zwei weiteren Fällen war vor der Überweisung zur endgültigen operativen Therapie auswärts durch cervicale Lymphknotenbiopsie die histologische Sicherung eines Schilddrüsencarcinoms erfolgt. 3 Patienten wurden ohne vorherige Maßnahmen erstbehandelt.

Unsere Patientengruppe umfaßte 2 Knaben und 5 Mädchen, somit ein Geschlechtsverhältnis von 1 : 2,5. Dieses Verteilungsmuster entspricht der Situation im Erwachsenenalter. Nach größeren Beobachtungsserien von Schilddrüsencarcinomen des Kindesalters ist die Relation von männlich : weiblich meist mit 1 : 2 angegeben.

Bei 3 Patienten gaben tastbar vergrößerte Lymphknoten einer Halsseite den ersten Anlaß zu weiterer diagnostischer Abklärung und schließlich zur Auffindung des bösartigen Grundleidens. Zweimal fand sich zusätzlich eine suspekte Knotenbildung im gleichseitigen Schilddrüsenlappen, einmal auf der Gegenseite. Eine weitere Patientin bot primär durch isolierte derbe Knoten des linken Seitenlappens einen malignitätsverdächtigen Tastbefund der Schilddrüse, hatte gleichzeitig aber auch homolateral palpable Halslymphknoten. Diese wurden später histologisch als metastatische Absiedlungen erkannt.

Eine Größenzunahme der Schilddrüse mit solitären oder multiplen Knotenbildungen stand bei 3 Kindern im Vordergrund des Aufnahmebefundes. In keinem dieser Fälle wurden klinisch oder später histologisch carcinomatös veränderte Lymphknoten vorgefunden.

Szintigraphie: Die bei 5 Kindern durchgeführte Radiojodszintigraphie stützte ausnahmslos die präoperative Verdachtsdiagnose. Es fanden sich jeweils dem Palpationsbefund entsprechende Speicherdefekte im Sinne „Kalter Knoten". Zweimal wurden cervicale Lymphknoten aufgrund ihrer Aktivitätsanreicherung als Metastasen erkannt.

Tabelle. *Eigenes Krankengut*

Patient	Klin. Befund	Histologie	Operation	Bestrahlung	Spätschicksal
1. W.K. 0–15 J. 1955	Strumaknoten links	Adenoca. (?)	Subtot. Resektion bds.	∅	?
2. G.L., 0–8 J. 1958	Solit. Knoten li. SD-Lappen	Follic. Ca	Subtot. Resektion bds.	∅	?
3. R.M., 0–14 J. 1960–1967	1960: Ly. N. Li. cervic. Knoten re. SD-Lappen 1967: Ly. N. re. cervic.	Papill. Ca.	1960: Ly. N.-Exstirp. li. Lobektomie re. Subtot. Resektion li. 1967: neck-dissectl. re.	RJ + Megavolt	lebt o. B.
4. R.St., 0–15 J. 1965, 1967	1965: Ly. N. re. cervic. Knoten re. SD-Lappen 1967: Ly. N. re. cervic.	Papill. Ca	1965: Ly. N.-Exstirp. re., Lobektomie re. Subtot. Resektion li. 1967: neck dissect. re.	RJ — Megavolt	lebt o. B.
5. A.Sch., 0–13 J. 1968	Strumaknoten li. Ly. N. Li. cervic.	Papill. Ca.	Lobektomie li., Subtot. Resektion re., neck-dissect. li.	RJ	lebt o. B.
6. H.P.G., 0–12 J. 1969	Struma (II) Solit. Knoten re.	Papill. Ca.	Thyreoidektomie	RJ	lebt o. B.
7. S.Sch., 0–14 J. 1969	Ly. N. Li. cervic., Knoten re., SD-Lappen	Papill. Ca.	Thyreoidektomie, neck-dissect. li.	RJ	lebt o. B.

Histologie: Sämtliche Tumoren waren in die Gruppe der „differenzierten" Schilddrüsencarcinome zu klassifizieren. Fünfmal handelte es sich um ein papilläres, einmal um ein folliculäres Carcinom. In 1 Fall bestand ein beginnendes ausgereiftes Adenocarcinom, ohne daß histomorphologisch eine nähere Spezifizierung vorgenommen werden konnte. Regionäre Lymphknotenmetastasen wurden ausschließlich bei papillären Tumoren beobachtet.

Therapie: Bei 2 unserer Patienten (1955, 1958) wurde lediglich eine beiderseitige subtotale Schilddrüsenresektion durchgeführt. Dreimal erfolgte entsprechend der Haupttumorlokalisation eine einseitige Lobektomie mit anderseitiger subtotaler Resektion und in gleicher oder zweiter Sitzung eine zusätzliche unilaterale, modifizierte neck-dissection. In 2 Fällen bestand der operative Eingriff in einer Thyreoidektomie, die bei einer Patientin durch eine zeitlich getrennte neck-dissection ergänzt wurde.

Zur Ausschaltung verbliebenen Restgewebes schloß sich nach 1960 bei 5 Kindern eine Radiojod-Therapie an. Eine zusätzliche externe Megavolt-Bestrahlung erhielten 2 Patienten.

Mit Ausnahme der Behandlungsfälle aus den Jahren 1955 und 1958, die unserer weiteren Nachsorge verloren gingen, wurde allen Patienten eine Hormondauertherapie zur Substitution und Suppression in maximal verträglicher Dosierung verordnet. Sie befinden sich in unserer laufenden Kontrolle.

Zusammenfassung

In die Differentialdiagnose schmerzloser, überwiegend einseitiger Halslymphknotenschwellungen des Kindesalters ist als mögliche Ursache ein metastasierendes Schilddrüsencarcinom vorrangig einzubeziehen. Nach den Angaben großer Behandlungsserien sind sie in über 75% der Fälle das Leitsymptom dieser Erkrankung (im eigenen Krankengut 50%). Schnellwachsende solitäre, aber auch multiple Schilddrüsenknoten im Kindes- und Jugendalter verlangen wegen des hohen Malignitätsverdachtes nach gewissenhafter diagnostischer Klärung, die letztlich nur durch die Histologie gelingt. Unter einer konsequenten Behandlung (operativ, radiologisch, hormonell) haben die weitüberwiegenden differenzierten Schilddrüsencarcinome des frühen Lebensalters, selbst bei bereits erfolgter Metastasierung, eine prognostisch günstige Überlebensaussicht. Dem möglichst radikalen chirurgischen Eingriff gebührt die vorrangige Stellung in der Therapie, er ist allein häufig kurativ. Radiologische Maßnahmen haben als Ergänzung nur zur Ausschaltung von Restparenchym und zur Therapie operativ nicht erreichbarer Metastasen (Lunge, Knochen) ihre Berechtigung. Der Wert einer externen Bestrahlung bleibt umstritten (geringe Strahlensensibilität differenzierter Tumoren). Sie kann als ultima ratio bei lokal weit fortgeschrittenen Tumoren oder Fernmetastasen eventuell von Hilfe sein.

Literatur

BOKELMANN, D., DÖRR, D., LINDER, F., OELLERS, B., RÖHER, H. D., RUDOLPH, H., TRUMM, F. A.: Zur Pathologie und Therapie der Struma maligna. Dtsch. med. Wschr. **95**, 666 (1970).

EHRHARDT, O.: Zur Anatomie und Klinik der Struma maligna. Beitr. Klin. Chir. **35**, 343 (1002).

EXELBY, P. E., FRAZELL, E. L.: Carcinoma of the thyroid in children. Surg. Clin. N. Americ. **49**, 249 (1969).

PENDERGRAST, J. W., MILMORE, B. K., MARCUS, S. C.: Thyroid cancer and thyrotoxicosis in the united states: Their relation to endemic goiter. J. chronic. Dis. **13**, 22 (1961).

RÖHER, H. D.: Klassifizierung der Struma maligna und ihre Kombinationsbehandlung. Med. Welt **20**, (N.F.), 1480 (1969).

RUSSELL, W. O., CLARK, R. L., IBANEZ, M. L., WHITE, E. C.: Intragrandular distribution of thyroid cancer as shown by wholl organ subserial sections. Amer. J. Path. **34**, 552 (1958).

SOCOLOW, E. L., HASHIZUME, A., NERIISHI, S., NIITANI, R.: Thyroid cancer in man after exposure to ionizing radiation. A summary of findings in Hiroshima and Nagasaki. New. Engl. J. Med. **286**, 406 (1963).

WEGELIN, C.: Malignant disease of the thyroid gland and its relation to goiter in man and animals. Cancer Rev. **3**, 297 (1928).

WINSHIP, T., ROSVOLL, R. V.: Childhood thyroid carcinoma. Cancer (Amst.) **14**, **734** (1961).

— —: Cancer of the thyroid in children in Thyroid Cancer. UICC-Monograph Series **12**, 75 (1969).

Diagnosesicherung und TNM-Klassifizierung beim Brustkrebs *

Von

D. SUSEMIHL, D. BERANECK u. G. OTT

Medizinische Statistik ist der einzige Weg, auf dem die methodisch-therapeutische Forschung zu meßbaren Größen gelangt (v. REDWITZ, 1951). Mit ihrer Hilfe weitet sich die ärztliche Erfahrung vom Erlebnis beim Einzelfall zu reproduzierbaren Erfahrungswerten bei vielen Patienten. Die *einheitliche Beschreibung und Gruppierung der klinisch feststellbaren Ausdehnung* maligner Neubildungen eines Organs dient mehreren Zwecken zugleich. Diese Klassifizierung ist notwendig:

a) für die Festlegung eines Behandlungsplanes mit optimalen Heilchancen nach Auswertung unterschiedlicher Therapiefolgen bei einer Großzahl gleichartiger Fälle,
b) zur Beurteilung neuer Behandlungsverfahren und
c) um die Erfahrungen bei der Behandlung verschiedener Behandlungszentren miteinander vergleichen zu können.

Das TNM-System

Bereits seit 1931 bemühten sich SCHINZ u. ZUPPINGER, die Stadieneinteilung bösartiger Tumoren durch eine getrennte Klassifizierung der Größe des Primärtumors und des regionalen Lymphknotenbefalls zu verbessern. Erstmals wurde diese morphologische Studie durch DENOIX beim Brustkrebs zur detaillierten Stadienbeschreibung angewandt. Dieses TNM-System wurde schließlich 1953 auf dem Internationalen Radiologenkongreß in Kopenhagen von der Union Internationale Contre le Cancer (UICC) übernommen und für die meisten Organtumoren ausgebaut.

Das TNM-System ermöglicht beim Brustkrebs *90 verschiedene Tumorformeln* unterschiedlicher Befundkombinationen von Primärtumor, Regional- und Fernmetastasen.

* Diese Untersuchungen wurden ermöglicht durch die Unterstützung der Stiftung für Krebs- und Scharlachforschung (Strebelstiftung) Mannheim.

Tabelle 1. *Das TNM-System zur Klassifizierung der Geschwulstausbreitung beim Brustkrebs*

T Primärtumor

T0 Kein Primärtumor nachweisbar.

T1 Der Tumor mißt in seiner größten Ausdehnung 2 cm oder weniger, die Haut ist nicht befallen, es sei denn in einem Fall von Morbus Paget, der sich auf die Brustwarze beschränkt; die Brustwarze ist nicht eingezogen; keine Fixierung am Brustmuskel; keine Fixierung an der Brustwand.

T2 Der Tumor mißt in seiner größten Ausdehnung mehr als 2 cm, aber nicht mehr als 5 cm, oder ist nicht vollständig an der Haut fixiert (band- oder grübchenförmig), oder die Brustwarze ist eingezogen (bei Subareolar-Tumoren), oder Morbus Paget, der sich über die Brustwarze hinaus ausdehnt; keine Fixierung am Brustmuskel; keine Fixierung an der Brustwand.

T3 Der Tumor mißt in seiner größten Ausdehnung mehr als 5 cm, jedoch weniger als 10 cm, oder ist vollständig an der Haut fixiert (infiltriert oder ulceriert), oder zeigt „Orangenhaut" im Tumorbereich oder Fixierung am Brustmuskel (vollständig oder unvollständig)[a]; keine Fixierung an der Brustwand.

T4 Der Tumor mißt in seiner größten Ausdehnung mehr als 10 cm, oder Befall der Haut, oder „Orangenhaut", unabhängig vom Tumor, jedoch nicht außerhalb der Mamma, oder Fixierung an der Brustwand[b].

T9 Fehlende Angaben.

N Regionale Lymphknoten

Der Kliniker sollte vermerken, ob er die palpablen Lymphknoten für befallen hält oder nicht.

N0 Keine palpablen homolateralen Axillar-Lymphknoten.

N1 Bewegliche, homolaterale Axillarlymphknoten.
N1a Die Lymphknoten scheinen nicht befallen zu sein.
N1b Die Lymphknoten scheinen befallen zu sein.

N2 Homolaterale Axillarlymphknoten, die untereinander oder an andere Strukturen fixiert sind.

N3 Homolaterale supra- oder infraclaviculäre Lymphknoten, beweglich oder fixiert, oder Ödem des Armes[c].

N9 Fehlende Angaben.

M Fernmetastasen

M0 Keine Fernmetastasen nachweisbar.

M1 Fernmetastasen vorhanden.

M9 Fehlende Angaben.

[a] Unvollständige Fixierung am Brustmuskel bedeutet, daß die Kontraktion des Muskels die Beweglichkeit des Tumors einschränkt. Vollständige Fixierung am Brustmuskel bedeutet, daß die Kontraktion des Muskels jede Beweglichkeit des Tumors aufhebt.

[b] Die Brustwand schließt Rippen, Intercostalmuskeln und Musculus serratus anterior ein, jedoch nicht den Pectoralis-Muskel.

[c] Das Ödem des Armes kann durch lymphatische Stauung verursacht werden; dann sind die Lymphknoten unter Umständen nicht palpabel.

Nach Vorschrift der UICC darf die TNM-Klassifizierung *nur durch klinische Untersuchungen* vor Beginn jeglicher Therapie bestimmt werden. Sie bleiben durch die spätere Information während der Operation und durch die feingewebliche Untersuchung des Operationspräparates unverändert. Diese Forderung ist *für operative Fächer*, wie noch darzulegen ist, *unzumutbar*. Hier bedarf das TNM-System dringlich einer Ergänzung, wenn mit seiner Hilfe reproduzierbare Ergebnisse erzielt werden sollen.

Die Klassifizierung der Diagnosesicherung (S-Schlüssel) zur Ergänzung des TNM-Systems

Die Erfassung des Mammacarcinoms mit dem TNM-System ist wegen der guten Sicht- und Tastbarkeit dieses Tumors relativ einfach, bei der Beschreibung anderer Tumoren entstehen jedoch Schwierigkeiten. Es liegen Vorschriften der UICC vor, wie nach dem TNM-System der größte Teil der Organtumoren zu klassifizieren ist. Trotz dieser Anwendungsvorschriften konnten die Unklarheiten über den Erhebungsmodus der Merkmale T, N und M nicht beseitigt werden. Es war nicht zu verhindern, daß klinische Befunde in gleicher Weise verschlüsselt wurden wie operativ oder autoptisch gesicherte Befunde, einfach weil diese Ergebnisse zur Analyse der Behandlungsergebnisse bei den operativen Fächern unerläßlich sind. Der *„Deutschsprachige TNM-Ausschuß“* sah sich daher veranlaßt, einen *„gesicherten TNM-Schlüssel“* zu entwickeln. Hierbei wird empfohlen, die zugrunde gelegte *Diagnosesicherung* bei der Befunderhebung mit dem Merkmal S (Sicherheit, security) jeweils für T, N und M zu kennzeichnen. Damit würde jeweils der Tumorbefund mit einer sechsstelligen TSNSMS-Formel anstelle der dreistelligen TNM-Tumorformel verschlüsselt. Das Merkmal S gibt jeweils an, *mit welchem Sicherheitsgrad bzw. welcher Methode die Diagnose gestellt* wurde. Damit wird verhindert, daß eine klinische oder subjektive Aussage nach dem Tastbefund (S 1) verglichen wird mit einer Aussage, die sich auf einen operativen Eingriff mit pathologisch-anatomischer und histologischer Beurteilung des Operationspräparates (S 6) stützt. Da das Sicherungsmerkmal hinter T, N und M getrennt erscheint, sind auch die Angaben zur Diagnosesicherung der Regional- und Fernmetastasierung gekennzeichnet.

Wie verläßlich der klinisch erhobene Befund gegenüber der intraoperativ und bei der histologischen Untersuchung des Operationspräparates gefundenen Tumorausdehnung beim Brustkrebs der Frau tatsächlich ist, wurde von uns in einer *retrospektiven Erhebung bei 881 Patientinnen*, ergänzt durch eine *prospektive Erhebung bei 331 Patientinnen*, untersucht.

Tabelle 2. *Der S-Schlüsse zur Klassifizierung der Diagnosesicherung von T, N und M*

	S = Sicherung für T, N und M
S0	Aussage ohne jede Sicherung (nur Verdacht).
S1	Aussage ohne Anwendung spezieller klinischer Hilfsmittel (z. B. nur Anamnese, Tastbefund usw.).
S2	Aussage gestützt auf spezielle klinische Hilfsmittel (z. B. Röntgen, Endoskopie usw.).
S3	Aussage gestützt auf Operation, aber ohne pathologische oder histologische Untersuchung.
S4	Aussage wie 2, aber mit histologischem, und/oder cytologischem Befund aus Exkreten, von Organabstrichen, Punktionsmaterial und dergleichen.
S5	Aussage aufgrund eines Probeeingriffes mit histologischer Untersuchung (Probeexcision).
S6	Aussage gestützt auf Operationsbefund mit pathologisch-anatomischer und histologischer Beurteilung des Operationspräparates.
S7	Aussage gestützt auf Sektionsbefund.
S9	Fehlende Aussage.

Retrospektive Analyse der Bedeutung des S-Schlüssels für die TNM-Klassifizierung

Von 1943–1964 wurden an der Chirurgischen Universitätsklinik Heidelberg 1762 Frauen mit malignen Tumoren der Brustdrüse behandelt (Ott u. a., 1968), bei 1020 Patientinnen erfolgte die Diagnosestellung und Therapie ausschließlich in dieser Klinik. Hiervon wurden die 881 Frauen ausgewählt, bei denen die *Geschwulstausdehnung prä-, intraoperativ und histologisch dokumentiert* worden war. Die Beurteilung mußte bei der ersten klinischen Untersuchung, während der Operation und bei der histologischen Untersuchung des Operationspräparates aus dem Krankenblatt, dem Operationsbericht und dem Histologiebefund eindeutig hervorgegangen sein. Weiterhin war erforderlich, daß bei diesen Fällen stets eine TNM-Formel zugeordnet werden konnte. Da zwischen der Erstuntersuchung, dem intraoperativen Befund und der histologischen Untersuchung des Operationspräparates nur wenige Tage Zeitdifferenz lagen, konnten der Befund der Erstuntersuchung und der intraoperative anhand der histologischen Untersuchung des Operationspräparates für die Tumoreigenschaften T und N auf ihre Richtigkeit hin überprüft werden, während bei der Beurteilung des Merkmals M der intraoperativ und histologisch erstellte Befund gegenüber dem bei der Erstuntersuchung keine Unterschiede brachte.

Die *Klassifikation des Lymphknotenbefundes* mit den Sicherheitsgraden S1, S3 und S6 war in einem hohen Maß vom Sicherheitsgrad abhängig.

Abbildung 1 läßt erkennen, daß 55,4% der klinisch mit N0 klassifizierten Lymphknoten intraoperativ und bei der histologischen Untersuchung des Operationspräparates übereinstimmend carcinombefallen waren, bei N1 stimmten 21% der Erstuntersuchungsfälle nicht mit dem intraoperativen und histologischen Befund überein, bei N2–3 waren es noch 14%, die mit dem intraoperativen und histologischen Befund keine Übereinstimmung zeigten.

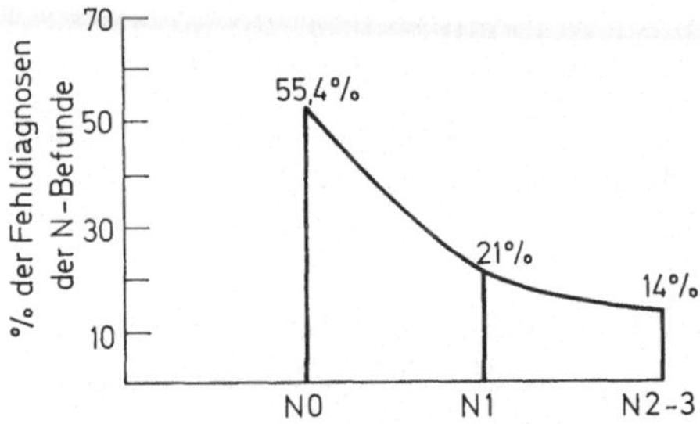

Abb. 1. Prozentsatz präoperativer Fehldiagnosen bei der Beurteilung des axillären Lymphknotenbefundes gegenüber dem intraoperativen und histologischen Befund

Von den histologisch gesicherten Fällen konnten, wie der nachfolgenden Abbildung zu entnehmen ist, bei N0 34,5%, bei N1 und N2–3 jeweils 43% der Fälle sowohl bei der Erstuntersuchung als auch bei der intraoperativen Befunderhebung nicht in das gleiche Stadium eingeordnet werden.

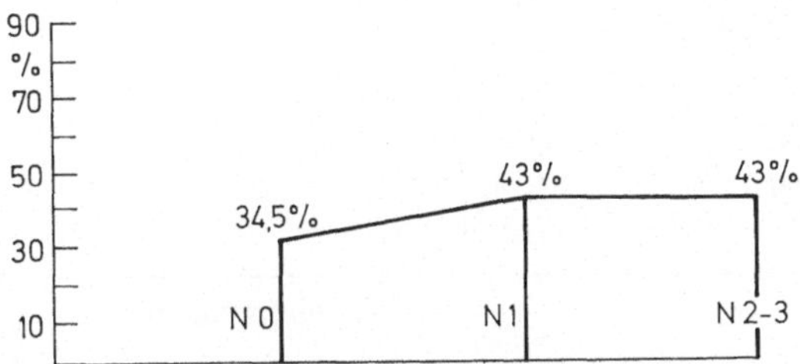

Abb. 2. Prozentsatz der histologisch gesicherten Fälle, die sowohl bei der Erstuntersuchung als auch intraoperativ keine Übereinstimmung mit dem histologischen Befund erbrachten

Die Erhebung unterschiedlicher Lymphknotenbefunde bei derselben Patientin zur Zeit der Erstuntersuchung (S1), intraoperativ (S3) und bei der histologischen Untersuchung des Operationspräparates (S6) läßt 6 Möglichkeiten zu:

1. Klinisch und intraoperativ tumorverdächtige Lymphknoten, die histologisch negativ sind: 12,5%
2. Klinisch positive Lymphknoten, die intraoperativ und histologisch negativ sind: 2,5%
3. Klinisch und intraoperativ negative Lymphknoten, die histologisch positiv sind: 35,8%
4. Klinisch negative Lymphknoten, die intraoperativ und histologisch positiv sind: 23,4%
5. Klinisch positive Lymphknoten, die intraoperativ negativ, histologisch jedoch wieder positiv sind: 0,5%
6. Klinisch negative Lymphknoten, die intraoperativ positiv, histologisch jedoch wieder negativ sind: 11,7%

Prospektive Analyse der Bedeutung des S-Schlüssels für die TNM-Klassifizierung

Die zusätzlichen *prospektiven Erhebungen* bei insgesamt 321 Patientinnen der Jahre 1966–1970 ergänzen und sichern die retrospektive Analyse. Bei jeder Patientin wurde vor der Operation die TNM-Tumorformel ermittelt und mit dem intraoperativen Befund und dem Ergebnis der histologischen Untersuchung des Operationsbefundes, für die jeweils eine entsprechende TNM-Tumorformel in einem dokumentationsgerechten Erhebungsbogen festgelegt wurde, verglichen[1].

In der folgenden Tabelle 3 wird die Aussage „keine Lymphknotenschwellung (N0)" der Aussage „Lymphknotenschwellung (N1–3)" gegenübergestellt. Abweichungen innerhalb der Stadieneinteilung N1–3 werden nicht berücksichtigt.

Tabelle 3. *Prospektive Untersuchung bei 321 Patientinnen mit Brustkrebs zur Feststellung, wie häufig der prä-, der intraoperative und der histologische Befund der axillären Lymphknoten nicht übereinstimmen*

	Übereinstimmend	Nicht übereinstimmend
Prä- und intraoperativ	224	97
Präoperativ und histologisch	216	105
Intraoperativ und histologisch	249	72

[1] Für die Auswertung unserer Erhebungen mit Hilfe der elektronischen Datenverarbeitungsanlage und die notwendigen Berechnungen danken wir Herrn C. Köhler und Herrn Thomé vom Institut für Dokumentation, Information und Statistik am Deutschen Krebsforschungszentrum Heidelberg (Direktor: Prof. Dr. G. Wagner).

Zusammenfassung

Die vorliegenden Zahlen veranschaulichen die beachtliche Ungenauigkeit der Klassifikation der Geschwulstausbreitung nach dem TNM-System beim Brustkrebs, wenn man der Vorschrift der UICC folgt und die TNM-Tumorformel allein aufgrund klinischer Untersuchungen vor jeglicher Therapie festlegt und die größere Genauigkeit, die man durch eine operative und histologische Diagnosesicherung erhält, nicht berücksichtigt.

Wie sollen reproduzierbare Behandlungsergebnisse durch solch eine Tumorklassifikation ermöglicht werden, wenn nach dieser Vorschrift *über 50% der Befunde unterschiedlich bzw. falsch klassifiziert werden* können?

Die Ziele der Klassifikation einer Tumorausbreitung sind nur zu erreichen, wenn derartig große Fehlerquellen bei der Zuordnung ungleicher Ausbreitungsgrade verschleiert durch unterschiedliche diagnostische Methoden beseitigt werden.

Was für den Brustkrebs gilt, hat in noch viel höherem Grade Bedeutung für die präoperativ viel schlechter zu diagnostizierenden Tumoren innerer Organe. Die *Ergänzung des TNM-Systems mit Hilfe des S-Schlüssels zum TSNSMS-System* beseitigt die Unschärfen dieser Klassifikation. Es erlaubt, nach einheitlichem und verständlichem Prinzip in jeder Phase des Behandlungsverlaufs die Ausdehnung der Tumorerkrankung festzulegen und verhindert, daß unterschiedliche Erkrankungsfälle in Gruppen gleicher TNM-Tumorformeln zusammengefaßt werden.

Literatur

Arnal, M. L., Dold, U., Ehlers, C. Th., Gögler, E., Hamperl, H., Karrer, K., Ott, G., Pascher, W., Proppe, A., Scheibe, O., Schmolling, E., Spiegel, B., Thurmayr, R., Wildner, E. P.: Zur Klassifikation der Geschwulstkrankheiten. Der „gesicherte“ TNM-Schlüssel (Erweiterungsvorschlag zu den „General Rules“ der UICC). Method. Inform. Med. **2**, 70 (1967).

— — — — — — Oberhofer, G., Ott, G., Pascher, W., Proppe, A., Scheibe, O., Schmolling, E., Schwab, W., Spiessl, B., Thurmayr, R., Wildner, E. P., Wustrow, F.: Das TNM-System zur Beschreibung der Ausdehnung maligner Tumoren. Vorschlag einer zusätzlichen Kennzeichnung des Sicherheitsgrades der Aussage. Dtsch. med. Wschr. **93**, 699 (1969).

Denoix, P.: De la diversité des cancers du slin Mém. Acad. Chir. **80**, 532–538 (1954).

Klassifizierung der malignen Tumoren nach dem TNM-System. Berlin-Heidelberg-New York: Springer 1970.

Ott, G., Nuri, M., Hochberg, K., Köhler, C.: Brustkrebs der Frau. Langenbecks Arch. klin. Chir. **322**, 1341 (1968).

Redwitz, E. Frhr. von: Eröffnungsansprache 67. Tagung der Deutschen Gesellschaft für Chirurgie. Langenbecks Arch. klin. Chir. **3**, 267 (1951).

Schinz, H. R., Zuppinger, A.: Acta der Internationalen Vereinigung für Krebsbekämpfung **2**, 262 (1937).

Behandlungsrichtlinien bei Rezidiven von Brustkrebs*

Von

G. Ott, M. Nuri, W. Brechmann u. R. Clorius

Die Behandlungserfolge beim Brustkrebs für verschiedene Ausbreitungsgrade konnten bisher nicht standardisiert werden. Trotz 4000 Jahre ärztlicher Erfahrung war es bislang nicht möglich, bestimmte Therapiefolgen bei klinisch bestimmbaren Ausgangssituationen festzulegen, um optimale Heilchancen zu gewährleisten. Die Behandlung hängt oft davon ab, welche Klinik zuerst konsultiert wird. Dementsprechend wird primär operiert, zunächst vorbestrahlt oder zunächst einmal cytostatisch oder antihormonell vorbehandelt. Werden diese Patienten an andere Kliniken überwiesen, so wird hier die Therapiefolge oft geändert. Der Patient resigniert bei einer solchen Vielzahl von Ansichten. Erst mit Hilfe international verbindlicher Klassifizierungsprinzipien, durch koordinierte Arbeitskreise an verschiedenen Zentren werden einmal mit Hilfe der elektronischen Datenverarbeitung und Statistik verbindliche Therapiepläne bei klinisch bestimmbaren Ausgangssituationen erarbeitet werden.

Völlig unverbindlich sind bislang unsere ärztlichen Empfehlungen zur Behandlung von lokalen Rezidiven bei diesem Organkrebs. Rezidivoperationen, Vor- und Nachbestrahlung oder Bestrahlung allein, Ovariektomie, Hypophysektomie, antihormonelle Therapie und verschiedenartigste Cytostatica-Behandlungsformen werden allein oder kombiniert empfohlen.

Wir haben in einem Arbeitskreis in mehreren Jahren insgesamt 1762 Patientinnen mit bösartigen Brusttumoren einheitlich dokumentiert, verschlüsselt und in einer elektronischen Datenverarbeitungsanlage ausgewertet. Bei 208 dieser stationär behandelten Patientinnen wurde ein lokales Rezidiv der Brustwand oder der Achselhöhle nach unterschiedlichen Zeitintervallen diagnostiziert. 91 dieser Patientinnen wurden noch einmal einer Radikaloperation des Rezidivs zugeführt (Abb. 1). 117 Patientinnen wurden radiologisch, antihormonell oder cytostatisch behandelt. Bei den 91 operierten Patientinnen wurden insgesamt

* Mit Unterstützung des Badischen Landesverbandes zur Bekämpfung des Krebses, Karlsruhe.

171 Rezidive noch einmal chirurgisch angegangen. Hierbei wurden bis zu 5 Rezidive bei derselben Patientin sukzessiv noch der Operation zugeführt. Welche Ergebnisse und Schlußfolgerungen lassen sich auf Grund dieser klinischen Beobachtungen festlegen?

1. Eine stattgehabte Nachbestrahlung mindert nicht das Risiko eines lokalen Rezidivs. Über $^{2}/_{3}$ der von uns beobachteten Rezidive bildeten sich im Bestrahlungsfeld nach einer vorangegangenen Nachbestrahlung nach der Erstoperation. Die Latenzzeit zwischen der Erstoperation und dem Auftreten des ersten Rezidivs wird durch eine zusätzliche Strahlentherapie nicht erkennbar verlängert.

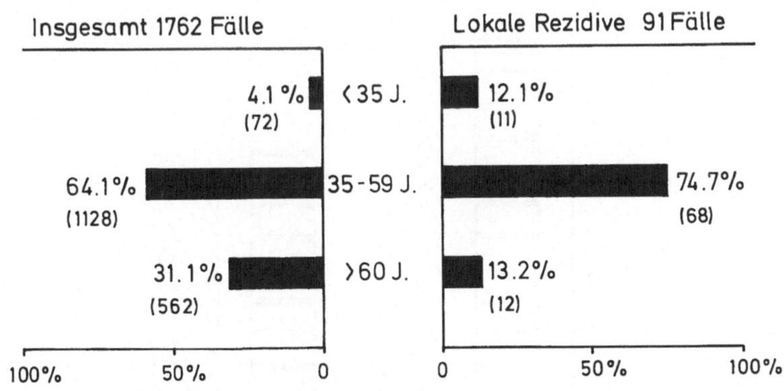

Abb. 1. Häufigkeit von Brustkrebs und lokalen Rezidiven in 3 Altersgruppen

2. Die 5- bzw. 10-Jahres-Überlebenszeit von Patienten mit operierten Rezidiven entspricht derjenigen von Primärgeschwülsten (Abb. 2). Mit anderen Worten, ein operables lokales Rezidiv hat dieselben Heilchancen wie die Primärgeschwulst, wenn diese Tumoren vorrangig operativ angegangen werden.

3. Die Histologie dieser Carcinome hat keine Bedeutung für das Rezidivrisiko. Die verschiedenen Geschwulstformen lassen dieselbe Häufigkeit von lokalen Rezidiven erkennen.

4. Die Lokalisation des Primärtumors ist ohne wesentliche Bedeutung für das Rezidivrisiko. Mediale und laterale Primärgeschwülste haben die gleiche Häufigkeit von lokalen Rezidiven.

5. Das erste Rezidiv tritt in $^{3}/_{4}$ aller Fälle innerhalb von 3 Jahren nach der Erstoperation auf. Immerhin in rund 4% der Fälle kommt es erst nach über 10jährigem Intervall zum Erstrezidiv.

6. Die Heilchancen sinken mit der Zahl der erneut auftretenden Rezidive. Hierbei verkürzen sich die Zeitintervalle zwischen den einzelnen Rezidiven.

7. Seit Einführung einer systematischen Nachsorge für unsere Krebspatientinnen ist die Quote lokal operabler Rezidive markant angestiegen. Durch diese Nachsorgeuntersuchungen verbessern sich die Dauerheilchancen meßbar.

8. Die zusätzliche Behandlung durch Strahlentherapie, antihormonelle Therapie oder mit Hilfe von Cytostatica, die Ovariektomie oder die Hypophysenausschaltung lassen keinen prognosebegünstigenden Effekt bei unseren Rezidivpatientinnen erkennen. Die Heilchance dieser Patien-

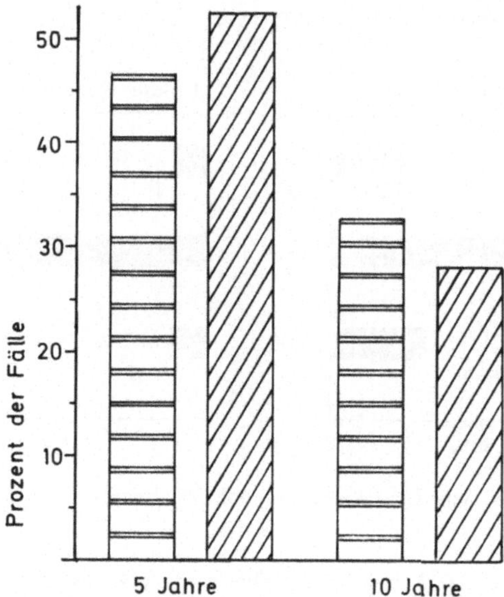

Abb. 2. 5- und 10-Jahresüberlebensrate bei Frauen mit primarem Brustkrebs im Vergleich mit Erstrezidivfällen. ▭: Überlebende Rezidivpatienten. ▨: Überlebende Gesamtpatienten

tinnen entscheidet allein die nochmalige Radikaloperation (Abb. 3). Hierzu ist allerdings oft ein erheblicher operationstechnischer Einsatz erforderlich, beispielsweise sind Brustwandteilresektionen unter Mitnahme mehrerer Rippen, Verschiebeplastiken, gestielte Transplantationen der gesunden Brustdrüse auf die erkrankte Seite zur Deckung des Defektes hierzu gelegentlich erforderlich.

Welche Schlußfolgerungen lassen diese klinischen Beobachtungen zu?

1. Lokale Rezidive der Brustwand und der Axilla sollten möglichst frühzeitig dem Chirurgen zur nochmaligen Radikaloperation zugeführt werden.

2. Jede krebsbehandelnde Klinik sollte heute eine nachgehende Betreuung für ihre operierten Krebspatienten haben. Nur so können diese Rezidivgeschwülste in einem höheren Prozentsatz noch einmal radikal operativ angegangen werden. Beim Brustkrebs empfiehlt sich hierfür für 3 Jahre in 6monatigem Abstand eine Nachuntersuchung und wenigstens bis zum 5. Jahr in 12monatigem Abstand.

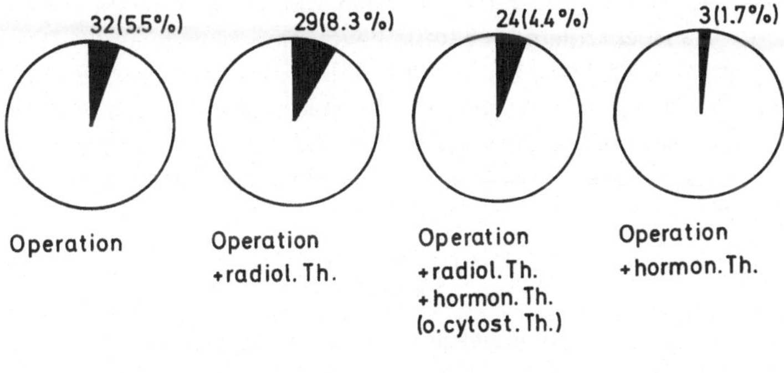

Abb. 3. Rezidivhäufigkeit von Brustkrebs bei verschiedenen Behandlungskombinationen

3. Unsere Ergebnisse haben dazu geführt, daß in Heidelberg die Technik für die Nachbestrahlung beim Mammacarcinom geändert wurde. Die Brustwand und Axillaregion werden primär nicht mehr nachbestrahlt. Hier auftretende lokale Rezidive gehören in die Hand des Chirurgen. Eine stattgehabte Bestrahlung erhöht nur das Operationsrisiko. Primär werden hier nur noch die Supraclaviculargrube und die parasternale Region nachbestrahlt, also Gebiete, die chirurgisch nur in Ausnahmefällen angegangen werden (Kuttig, 1970).

4. Auch am Beispiel des Brustkrebses erhält die Notwendigkeit für die Zentralisation der klinischen Onkologie ihre Bedeutung. Nur in solchen gemeinsamen Arbeitskreisen verschiedener Fachkliniken von verschiedenen, mit dem Tumorproblem in besonderem Maße vertrauten Ärzten, können optimale Therapiepläne erarbeitet und gewährleistet werden.

Zusammenfassung

1762 Patientinnen mit bösartigen Brusttumoren wurden einheitlich dokumentiert, verschlüsselt und in einer elektronischen Datenverarbeitungsanlage ausgewertet. Bei 208 dieser stationär behandelten Patientinnen wurde ein lokales Rezidiv der Brustwand oder Achselhöhle nach unterschiedlichen Zeitintervallen diagnostiziert. 91 dieser Patientinnen wurden noch einmal einer Radikaloperation des Rezidivs zugeführt. Aus diesen klinischen Beobachtungen wurde die Schlußfolgerung gezogen, daß lokale Rezidive möglichst frühzeitig dem Chirurgen zur nochmaligen Radikaloperation zugeführt werden sollten. Die erzielten Ergebnisse haben uns dazu veranlaßt, Rezidive der Brustwand- und Axillaregion vorrangig operativ anzugehen, da eine stattgehabte Bestrahlung nur das Operationsrisiko erhöht. Es ergibt sich die zwingende Notwendigkeit, daß jede krebsbehandelnde Klinik heute eine nachgehende Betreuung ihrer operierten Krebspatienten durchführen sollte, da durch eine systematische Nachsorge die Häufigkeit operabler Rezidive markant ansteigt. Eine Zentralisation der klinischen Onkologie als Voraussetzung für die Einrichtung qualifizierter Zentren zur Geschwulstbehandlung ist dringend erforderlich.

Literatur

Bauer, K. H.: Das Krebsproblem, 2. Auflage. Berlin-Göttingen-Heidelberg: Springer 1963.

Brown, A.: Late recurrences in the skin following radical amputation of the breast for carcinoma. Trans. west. surg. Ass. **53**, (1945).

Chmelisch, R.: Die Rezidive und Metastasen beim Mamma-Carcinom, deren zeitliches Auftreten, Lokalisation sowie Heilungsaussichten, dargestellt am Krankengut der UFK Erlangen. Dissertation 1951.

Demaree, E. W.: Local recurrences following surgery for cancer of the breast. Ann. Surg. **134**, 863 (1951).

Giarelli, L., Giordano, G.: Le recidive da carcinoma della mammella. Studio statistico e anatomo-pathologico. Riv. Anat. pat. **21**, 555 (1962).

Hintze, A.: Rezidiv und Metastase – Entstehung und Verhütung – dargetan am Beispiel des Mammacarcinoms. Arch. klin. Chir. **189**, 563 (1937).

Hoffert, P. W., Pendergrass, E. P.: Recurrences and metastases in cancer of the breast. Amer. J. Roentgenol. **70**, 376 (1953).

Kirchmair, W.: Die chirurgisch-radiologische Kombinationsbehandlung des weiblichen Brustkrebses. Klin. Med. (Wien) **17**, 372 (1962).

Lahm, W.: Vorbeugende und radio-chirurgisch (kombinierte) Behandlung des Mamma-Karzinoms. Strahlentherapie **100**, 518 (1956).

Linder, F.: Die Behandlung des Prostata- und Mammakrebses. Ärztl. Wschr. **5**, 317 (1950).

— Ergebnisse der Heidelberger Klinik mit der transcutanen Hypophysenausschaltung nach K. H. Bauer. Bulletin de la Société internat. de Chir. No. **2** (1964).

Nowakowski, H.: Endokrine Therapie des metastasierenden Mammakarzinoms. Dtsch. Ärztebl. Nr. **30**, 1585 (1967).

Ott, G., Hochberg, K., Nuri, M., Köhler, C.: Auswertungsergebnisse bei Mammatumoren der Chirurgischen Universitätsklinik Heidelberg. Aktuelle Probleme aus dem Gebiet der Cancerologie II. Berlin-Heidelberg-New York: Springer 1968.

— Nuri, M., Hochberg, K., Köhler, C.: Brustkrebs der Frau. Langenbecks Arch. klin. Chir. **322**, 1341 (1968).

— Rueff, J.: Sarkome der Brustdrüse. Langenbecks Arch. klin. Chir. **297**, 557 (1961).

SCHWAIGER, M.: Die Erfolgschancen der Rezidivoperationen bei malignen Geschwülsten, insbesondere beim Mammacarcinom. Langenbecks Arch. klin. Chir. **279**, 113 (1954).

SHIMKIN, E. L., LOW-BEER, B. V. A., BELL, H. G.: Recurrent cancer of the breast. Analysis of frequency, distribution and mortality at the University of California Hospital 1918 to 1947, inclusive Cancer. (Philad.) **7**, 29 (1954).

STEINTHAL, C.: Zur Dauerheilung des Brustkrebses. Beiträge zur Klin. Chir. **47**, 226. Tübingen: Verlag H. Lauppsche Buchhandlung 1905.

— Zur Dauerheilung des Brustkrebses. Bd. **86**, 775. Berlin: Verlag v. August Hirschwald 1908.

TRIMBLE, F. H., LEWISON, E. F., WALEWSKI, A. C.: First metastasis of breast cancer. A.M.A. Archives of Surgery **78**, 620 (1959).

ZIMMERMANN, K. W., MONTAGUE, E. D., FLETSCHER, G. H.: Frequency, anatomical distribution and management of local recurrences after definitive therapy for breast cancer. Cancer (Philad.) **19**, 67 (1966).

Aufgaben und Probleme der Nachsorge beim operierten Mamma-Carcinom

Von

W. BRECHMANN u. B. HENNINGSEN

In der Chirurgischen Universitätsklinik Heidelberg wurden seit 1962 jährlich 80–100 Patientinnen wegen eines Mamma-Carcinoms operiert. Es wurde mit wenigen Ausnahmen die Ablatio mammae nach HALSTED u. ROTTER durchgeführt. Zwei Drittel dieser Patientinnen erhielten eine postoperative Nachbestrahlung. Bereits seit 1963 besteht für diese Patientinnen eine nachsorgende Sprechstunde, in der z.Z. 544 Frauen regelmäßig betreut werden.

Organisation und Durchführung

Alle Patientinnen werden bei der Entlassung aus der stationären Behandlung aufgefordert, nach 6 Wochen zu einer ersten Nachuntersuchung in die Sprechstunde zu kommen. Bei Nichterscheinen werden diese Frauen nochmals schriftlich einbestellt und Kontakt mit dem Hausarzt aufgenommen, so daß eine nahezu 100%ige Kontrolle erfolgt. Die weiteren Nachuntersuchungen werden zunächst in Abständen von 3 Monaten durchgeführt. In Abhängigkeit vom TNM-Stadium und dem postoperativen Verlauf werden diese Intervalle im 3. Jahr auf 6 Monate; nach komplikationslosem Verlauf über 5 Jahre auf 12 Monate ausgedehnt.

Zur Früherkennung lokaler Rezidive oder einer beginnenden Metastasierung hat sich ein standardisiertes Vorgehen bei der Nachuntersuchung bewährt (s. Tabelle).

Im Gegensatz zur Röntgendiagnostik, die häufig vor Auftreten entsprechender Symptome oder bei uncharakteristischem Beschwerdebild Metastasen zeigt, haben sich die Laboruntersuchungen zur Früherkennung einer eingetretenen Metastasierung als wenig aussagekräftig erwiesen.

Es ist vielleicht die schwierigste Aufgabe während der häufigen Nachuntersuchungen in den ersten Jahren, die Patientinnen auf der einen Seite von der Notwendigkeit kurzfristiger Kontrollen und regelmäßiger Selbstbeobachtung zu überzeugen, auf der anderen Seite sie aber nicht in einer dauernden Krebsangst leben zu lassen. Nur wenn es gelingt, ein bei der Betreuung krebskranker Frauen unbedingt erforderliches Vertrauensverhältnis zu schaffen, ist es überhaupt verantwortbar, das Untersuchungsintervall auf 6 oder 12 Monate auszudehnen. Unsere Erfahrung zeigt, daß dann diese Patientinnen unabhängig von vereinbarten Wiedervorstellungsterminen bei Auftreten von Beschwerden oder selbstbeobachteten Veränderungen von sich aus die Sprechstunde aufsuchen. Voraussetzung hierfür ist, daß die Nachuntersuchungen immer von den gleichen, jeder Patientin bekannten Ärzten durchgeführt werden.

Tabelle. *Nachsorgeuntersuchung bei Mammacarcinompatientinnen*

Routineuntersuchung	Ergänzende Untersuchungen
1. *Zwischenanamnese*	
2. *Inspektion und Palpation*	
Operationsbereich	Palpation der Leber
Mamma	
Regionäre Lymphknoten bds.	
3. *Röntgenuntersuchung*	
Thoraxübersicht	Rö-Aufnahmen der Wirbelsäule
Beckenübersicht	Mammographie
	Durchleuchtung
	Tomographie
	Szintigraphie
4. *Laboruntersuchung*	
BKS	alk. u. saure Phosphatase
Blutbild	Transaminasen

Befunde und therapeutische Möglichkeiten

Die bei den Nachuntersuchungen festgestellten krankhaften Befunde lassen sich in 3 Gruppen aufgliedern:

1. Folgen des Grundleidens (lokales Rezidiv, Metastasierung).
2. Folgen der durchgeführten Behandlung (Bewegungseinschränkung des Schultergelenkes, Lymphödem des Armes und Strahlenulcera).
3. Vom Grundleiden und der Behandlung unabhängige Erkrankungen.

Die wichtigste Aufgabe ist die frühzeitige Erfassung und Behandlung der prognostisch günstigen lokalen Rezidive, isolierter Tumorbildung im Bereich des Operationsgebietes, die von prä- oder intraoperativ in die

Lymphbahn verschleppten Zellen des Primärtumors ausgehen (Büchner et al., 1956; Demaree, 1951).

In dem statistisch ausgewerteten Krankengut unserer Klinik aus den Jahren 1943–1964 fanden sich 208 (11,8%) lokale Rezidive bei 1762 operierten Patientinnen. Diese lokalen Rezidive traten zu über 70% während der ersten 3 postoperativen Jahre auf (im 1. Jahr 34,1%, im 2. Jahr 24,2%, im 3. Jahr 13,2%). Viermal wurde jedoch ein lokales Rezidiv erst nach mehr als 10 Jahren beobachtet (Clorius, 1968).

Bei jeder umschriebenen Gewebsverhärtung oder Knotenbildung im Operationsgebiet wird diese so radikal wie möglich excidiert und histologisch untersucht. Finden sich in den Randgebieten des entnommenen Gewebes noch Tumorzellen, wird eine lokale Nachbestrahlung angeschlossen. Eine vergleichende Untersuchung der so behandelten Patientinnen zeigte, daß die Prognose selbst bei mehrfachem lokalen Rezidiv nicht signifikant verschlechtert wird (Clorius, 1968).

Im Gesamtkrankengut der Heidelberger Klinik in den Jahren 1943 bis 1964 fand sich bei ca. 35% der Patientinnen das Tumorstadium $T_{1-2}\ N_0\ M_0$. Eine Gegenüberstellung zeigte eine erfreuliche Zunahme des prozentualen Anteiles dieser prognostisch günstigen Gruppe von 32,5% in den 50iger Jahren auf 41,4% 10 Jahre später. Bei etwas mehr als 50% wurden bei histologischer Untersuchung des Operationspräparates axilläre Lymphknotenmetastasen festgestellt ($T_{1-4}\ N_{1-2}\ M_0$). In ca. 8% der Fälle waren bereits bei Diagnosestellung Fernmetastasen nachweisbar (Hochberg, 1967; Ott et al., 1968). Diese Stadienverteilung bedeutet, daß bei etwa der Hälfte der Patientinnen innerhalb von 5 Jahren die Einleitung einer palliativen Behandlung wegen einer Metastasierung erforderlich wird.

Beim metastasierenden Mamma-Carcinom stehen hormonelle, cytostatische und radiologische Behandlungsmöglichkeiten zur Verfügung. In den letzten Jahren wurden in Zusammenarbeit mit den Radiotherapeuten und den auf dem Gebiet der Onkologie arbeitenden Internisten im Bereich der Heidelberger Universitätskliniken folgende therapeutische Richtlinien befolgt: Bei ausschließlicher Knochenmetastasierung wird eine Hormontherapie durchgeführt. Hierbei steht bei Frauen bis zu 3 Jahren nach der Menopause die im Regelfall operativ durchgeführte Ovarektomie an 1. Stelle. Wird nach mehrmonatiger Remission mit eindeutiger Rückbildung zumindest eines Teiles der Metastasen erneut eine Ausbreitung der Metastasierung beobachtet, wird eine gegengeschlechtliche Hormontherapie durchgeführt. Treten Knochenmetastasen erstmals mehr als 3 Jahre nach der Menopause auf, beginnt die Hormonbehandlung mit Androgenen sofort. Als weiterer Schritt der Hormontherapie steht die Radiogoldimplantation der Hypophyse zur Verfügung (Bauer, 1963). Mit diesem fast risikolosen Verfahren konnte bei über 600 so behandelten

Patientinnen in einem Drittel der Fälle häufig fast schlagartig ein Nachlassen der Beschwerden oder sogar Beschwerdefreiheit bei gleichzeitiger Rekalzifizierung von osteolytischen Metastasen erreicht werden (PIOTROWSKY). Eine signifikante Verlängerung der Lebenserwartung ist von diesem Verfahren nicht zu erwarten. Adrenalektomien wurden in unserem Krankengut nur vereinzelt durchgeführt.

Eine cytostatische Behandlung, wenn möglich als Endoxanstoßtherapie, kommt bei primärer Lungenmetastasierung und Pleuritis carcinomatosa zur Anwendung, hier evtl. kombiniert mit einer Strahlentherapie. Indikationen für eine Bestrahlung sind fortschreitende Lymphknotenmetastasierung, Hautmetastasen, Cancer en curasse und isolierte Knochenmetastasen im Bereich der Wirbelsäule, des Beckens und des Femurs bei drohender Spontanfraktur.

Bei kombiniertem Auftreten von Weichteil- und Knochenmetastasen wird nach Vorstellung der Patientin in dem onkologischen Arbeitskreis der Heidelberger Universitätskliniken und Diskussion der Befunde ein individueller Therapieplan festgelegt, wobei dann Kombinationen der Therapieformen zur Anwendung kommen.

Eine postoperative hormonelle oder cytostatische Rezidivprophylaxe wird nicht durchgeführt. Auch die prophylaktische Kastration lehnen wir trotz des unbestrittenen günstigen Effektes mit Verlängerung des metastasefreien Intervalles und der durchschnittlichen Überlebenszeit ab (COLE, 1968; NISSEN-MEYER, 1967). Mit gezieltem Einsatz der immer noch wirksamsten Form der Hormonbehandlung bei eingetretener Metastasierung kann eine entsprechende Verlängerung der durchschnittlichen Überlebenszeit erreicht werden (KENNEDY et al., 1964), ohne daß bei der Hälfte der meist noch jungen Frauen eine Kastration mit allen ihren subjektiven und objektiven negativen Folgen unnötig durchgeführt wird.

Folgen der durchgeführten Behandlung

Obwohl dank der radikalen operativen Behandlung des Mamma-Carcinoms die 5-Jahres-Überlebenszeit unter Berücksichtigung aller Stadien von ca. 5% um die Jahrhundertwende auf über 50% heute angestiegen ist (BAUER, 1963; OTT et al., 1968), sind negative Folgen der Behandlung in etwa 20% aller Fälle nicht zu übersehen.

Trotz der am 3. Tag postoperativ einsetzenden Übungsbehandlung finden sich bei der ersten Nachuntersuchung nicht selten deutliche Bewegungseinschränkungen des Schultergelenkes. Die Ursache liegt fast ausschließlich in der Inaktivität der Patientin. Durch eine krankengymnastische Behandlung kann bei Mitarbeit der Patientin eine völlige Wiederherstellung der Funktion erreicht werden. In den seltenen Fällen einer Bewegungseinschränkung durch Narbenstriktur ist durch operatives Vorgehen ebenfalls eine freie Beweglichkeit im Schultergelenk zu erzielen.

Ein zahlenmäßig und therapeutisch größeres Problem stellen die postoperativen Lymphödeme des Armes dar. In unserem Krankengut fand sich bei 16,4% der Fälle ein Lymphödem mit einer Umfangsdifferenz von mehr als 1 cm im Vergleich zur nichtoperierten Seite. Nach zusätzlicher Bestrahlung war diese Rate um 50% höher als nach ausschließlicher Operation (Hochberg, 1967; Millicevic u. Nikolic, 1963). Berücksichtigt man nur die Lymphödeme mit einer Umfangsdifferenz von mehr als 4 cm (29,3% aller Lymphödeme), so treten diese bei nachbestrahlten Patientinnen zehnmal häufiger auf als bei nur operativ behandelten Patientinnen (Hochberg, 1967). Bei Auftreten eines Lymphödems muß zunächst immer eine supraclaviculäre oder intrathorakale Lymphknotenmetastasierung ausgeschlossen werden (7,3% in unserem Krankengut).

Die Ergebnisse der bisher angegebenen Drainage-Operationen sind nicht ermutigend. Nach metastasenfreiem Verlauf über 5 Jahre ist bei jungen Patientinnen eine Verdünnungsoperation mit Exstirpation des gesamten Subcutangewebes nach Gaetano (1928) und Servelle (1947) zu diskutieren.

Mit einer konservativen Behandlung ist bei geringem Ödem oft eine Besserung oder sogar völlige Rückbildung zu erreichen. Neben physikalischen Maßnahmen wie Hochlagerung des Armes während der Nachtzeit und manuell oder mechanisch mit dem Jobst-Gerät (Hasse, 1961) durchgeführten Massagen bei gleichzeitigem Tragen eines Kompressionsstrumpfes werden medikamentös venentonisierende Präparate, Vitamin-B-Komplex und Diuretika mit unterschiedlichem Erfolg angewendet. Mäßige Lymphödeme bilden sich jedoch nach 1–2 Jahren in manchen Fällen auch unbehandelt völlig zurück. Demgegenüber sind gerade bei den excessiven Lymphödemen die Therapieerfolge äußerst schlecht. Notgedrungen beschränken wir uns auch hier auf die konservative Behandlung, um zumindest einer Verschlechterung des Befundes entgegenzuwirken. Ein besonderes Problem beim Lymphödem ist das rezidivierend auftretende Erysipel. Hierdurch werden häufig konservative Behandlungserfolge wieder zunichte gemacht. Im glücklicherweise ganz seltenen Einzelfall kann das excessive Ödem durch sein Gewicht und stauungsbedingte Schmerzen zur Amputation des immobilen und monströsen Armes zwingen.

Dank der modernen Bestrahlungsmethoden sind Ulcera radiologica selten geworden. Auch jetzt noch werden immer wieder Fälle nach vor Jahren durchgeführter Röntgenbestrahlung mit völliger Destruktion der Weichteile und teilweise auch der Thoraxwand vorgestellt. Hier sind ausgedehnte Verschiebeplastiken, in der Regel die Verlagerung der anderen Mamma auf den Defekt, die Therapie der Wahl.

Vom Grundleiden unabhängige Erkrankungen

Bei den regelmäßigen Nachuntersuchungen werden oft vom Grundleiden unabhängige krankhafte Befunde erhoben. Am häufigsten finden sich degenerative Erkrankungen der Wirbelsäule und der Gelenke sowie Ödeme und Stauungslunge bei nicht kompensierter Herzinsuffizienz. Diese Befunde werden dem Hausarzt mitgeteilt, evtl. verbunden mit einem Therapievorschlag.

Neben der eigentlichen Nachsorge der Carcinom-Patientinnen führte die Einrichtung der Spezialsprechstunde dazu, daß auch diagnostische Problemfälle vorgestellt werden. Außerdem wird eine große Gruppe von z.Z. 283 Patientinnen, bei denen ein benigner Mammatumor entfernt wurde, in größeren Abständen nachuntersucht.

Zusammenfassung

In der Heidelberger Chirurgischen Universitätsklinik wurde 1963 eine Sprechstunde zur postoperativen Betreuung der Mamma-Carcinom-Patientinnen eingerichtet, in der z.Z. 554 Frauen regelmäßig nachuntersucht werden. Neben der Verlaufsdokumentation und der psychischen Führung der krebskranken Frauen ist die wichtigste Aufgabe die Früherkennung lokaler Rezidive und einer beginnenden Metastasierung. Die Richtlinien der palliativen Therapie bei den unterschiedlichen Organmanifestationen der Metastasen wurden in dem onkologischen Arbeitskreis des Heidelberger Klinikums erarbeitet. In den entsprechenden Fachabteilungen wird die erforderliche radiologische, hormonelle und cytostatische Behandlung durchgeführt.

Eine weitere Aufgabe ist die Behandlung von Therapiefolgen wie Schultergelenkversteifungen, Armödemen und Ulcera radiologica, wobei das Lymphödem des Armes zahlenmäßig und therapeutisch das größte Problem darstellt.

Literatur

Bauer, K. H.: Das Krebsproblem, 2. Aufl. Berlin-Göttingen-Heidelberg: Springer 1963.

Büchner, F., Letterer, E., Roulet, F.: Handbuch der allgemeinen Pathologie, VI/3. Geschwülste, S. 409. Berlin-Göttingen-Heidelberg: Springer 1956.

Clorius, R.: Das lokale Rezidiv beim weiblichen Mamma-Karzinom. Diss. Heidelberg 1968.

Cole, M. P.: Suppression of ovarian function in primary breast cancer. In: Prognostic Factors in breast cancer. p. 146. Eds.: Forrest, A. P. M., Kunkler, P. B. Edinburgh: Livingstone 1968.

Demaree, E. W.: Local recurrences following surgery for cancer of the breast. Ann. Surg. **1934**, 863 (1951).

Gaetano, de, L.: Sulla cura chirurgica della elefantiasi degli arti inferiori. Rif. med. **44**, 1649 (1928), zit. n. Brunner, U.: (s. Servelle, M.).

HASSE, H. M.: Über eine neue Methode zur Behandlung des postthrombotischen Syndroms und lymphogener Stauungen an den Gliedmaßen. Verh. dtsch. Ges. inn. Med. 67. Kongr. 667–669 (1961).

HOCHBERG, I.: Aktuelle Probleme in der Brustkrebs-Sprechstunde. Diss. Heidelberg 1967.

KENNEDY, B. J., MIELKE, P. W., FORTUNY, I. E.: Therapeutic castration versus prophylactic castration in breast cancer. Surg. Gynec. Obstet. **118**, 524 (1964).

MILLICEVIC, D., NIKOLIC, S.: Beobachtungen über die Ursachen des Auftretens von Armödemen bei behandelten Mammacarzinomen sowie Möglichkeiten ihrer Verhütung. Strahlentherapie **120**, 219–227 (1963).

NISSEN-MEYER, R.: The rôle of prophylactic castration in the therapie of human mammary cancer. Europ. J. Cancer **3**, 395 (1967).

OTT, G., HOCHBERG, K., NURI, M., KÖHLER, C.: Auswertungsergebnisse bei Mammatumoren der Chirurg. Univ. Klinik Heidelberg. In: Aktuelle Probleme aus dem Gebiet der Cancerologie II, 125–132. Berlin-Heidelberg-New York: Springer 1968.

PIOTROWSKY, W.: Hypophysenausschaltung mit Radioisotopen bei fortgeschrittenen Krebserkrankungen. In diesem Band, S. 70.

SERVELLE, M.: La Lymphangiectomie superficielle totale. Traitement chirurgical de l'éléphantiasis. Rev. Chir. (Paris) **66**, 294 (1947); zit. n. BRUNNER, U. Das Lymphödem der unteren Extremitäten in: Aktuelle Probleme in der Angiologie Bd. 5. Bern, Stuttgart, Wien: H. Huber Verlag 1969.

Das Narbencarcinom der Lunge

Von

D. Zeidler, G. Ott u. I. Daub

Der ursächliche Zusammenhang einer Narbe mit der Entstehung eines Carcinoms ist selten zu erkennen. Diese Frage ist hinsichtlich der Tumorgenese und für die Versicherungs- und Begutachtungsmedizin ein bislang umstrittenes Problem. Tierexperimentelle Sarkome nach der Implantation von Fremdkörpern erlauben es, diese Fragen des Narbenkrebses neu zu interpretieren.

Klinische und morphologische Untersuchungen beim Narbenkrebs der Lunge teilte erstmals Friedrich (1939) mit, dabei wurden tuberkulöse Narben, silicotische Granulome und durch andere Pneumokoniosen bedingte Narben ebenso wie durch Infarkte und Traumen entstandene Narben diskutiert.

Für das Carcinom des Bronchialsystems wird als Präblastomatose vor allem die Metaplasie der Schleimhaut bei einer chronischen Bronchitis angesehen. In vielen Fällen gleichermaßen bedeutsam dürfte aber auch die fibröse Umwandlung des Lungenparenchyms selbst sein, so z.B. bei der Asbestose, der Silicose oder nach der Einwirkung radioaktiver Strahlen. Bei diesen Fällen ist das gemeinsame pathologisch-anatomische Substrat eine fibröse Umwandlung der Lunge. Diese Fibrosierung ist mit hoher Wahrscheinlichkeit als eine weitere mesenchymale Präneoplasie des Narbenkrebses der Lunge anzusehen. Frische, akut entzündliche Proliferationsprozesse führen weder im Bereich der epithelialen noch der mesenchymalen Gewebe zur malignen Entartung. Unter insgesamt 1159 an der Chirurgischen Universitätsklinik in Heidelberg von 1960 bis 1968 beobachteten Bronchialcarcinomen fanden sich 20 histologisch gesicherte Narbencarcinome. Von diesen Carcinomen waren 11 Fälle erst bei der Operation bzw. durch die histologische Untersuchung festgestellt worden, 9 Patienten kamen zur Begutachtung. In keinem der 11 Fälle konnte die richtige Diagnose eines Narbencarcinoms bereits klinisch, röntgenologisch oder bei der Bronchoskopie präoperativ gestellt werden. Es handelte sich stets um periphere, bronchoskopisch nicht einsehbare Herde, nur in einem Fall ergab sich durch eine extraluminale Tumorkompression eine leichte Bronchusstenose.

Die Art und die Dauer der Beschwerden dieser 11 Patienten waren uncharakteristisch (Tab. 1). Bei 3 Patienten brachte die Röntgenreihenuntersuchung das Vorliegen eines pulmonalen Befundes. Wegen des peripheren Sitzes und des Fehlens von regionalen Lymphknotenmetastasen konnte 8 mal eine Lobektomie und je einmal eine Segment-Resektion

Tabelle 1. *Erstsymptome und Zeitintervall von tumorbedingten Beschwerden bis zur Diagnosestellung*

Fall-Nr.	Erstsymptome	Zeit bis zur Carcinom-Diagnose
1	Keine (Rö-Kontrolle)	—
2	Hämoptoe	7 Monate
3	Hämoptoe	5 Tage
4	Gewichtsabnahme	3 Monate
5	Schmerzen	1 Monat
6	Keine (Rö-Kontrolle)	—
7	Husten, Dyspnoe, Brechreiz	5 Monate
8	Hämoptoe	Wenige Monate
9	Keine (Rö-Kontrolle)	—
10	Dyspnoe, Husten, Gewichtsabnahme	—
11	Schmerzen	6 Monate

und eine erweiterte Pneumonektomie durchgeführt werden. 1 Patient kam moribund in die Klinik (Tab. 2). In den meisten Fällen erlaubte die klinische Diagnose keine Angaben für einen Narbenkrebs der Lunge. Spezifische Hinweise gibt es nicht. Nur zu oft fehlen die gutachtlich zu gerne geforderten „Brückensymptome" zwischen einer früheren durchgemachten Erkrankung der Lunge und dem jetzigen Bronchialcarcinom. Die Lungenübersichtsaufnahme ergibt meist eine im Lungenmantel gelegene rundliche, fast immer gut abgrenzbare Verschattung. Der beim zentralen Bronchialcarcinom oft nachweisbare Bronchusabbruch im Bronchogramm wird hier fast immer vermißt, nur selten zeigen sich Abdrängungen oder Kompressionen des Bronchialsystems. Laborchemische Untersuchungen bringen nichts. Die Tatsache, daß röntgenologisch meist eine Lungenmetastase eines extrapulmonalen Primärtumors nicht ausgeschlossen werden kann, macht die Differentialdiagnose dieser Tumoren besonders schwierig. In den meisten Fällen bringt erst die Probethorakotomie mit der histologischen Schnellschnittuntersuchung die Diagnosesicherung. Bei der Thorakotomie sieht man häufig derbe oder flächenhafte Verwachsungen der beiden Pleurablätter in der Nachbarschaft des Tumors als Residium der früher abgelaufenen Entzündungen.

Bedingt durch die relative Symptomarmut und die oft zu späte Entdeckung dieser Narbencarcinome ist die Prognose meist nicht günstig. Größere Sammelstatistiken gibt es hierzu bislang noch nicht. Die zu begutachtenden Fälle hatten fast ausnahmslos bereits hämatogene oder lymphogene Metastasen (Tab. 3). An dieser Stelle soll noch einmal betont werden, daß die vorbestehende pulmonale Erkrankung meist die rechtzeitige Diagnose des Carcinoms erschwert. Die Frühdiagnose ist aber für den Patienten die Voraussetzung für eine Heilchance.

In vielen Fällen gibt die Anamnese keinen sicheren Hinweis für ein entsprechendes Trauma oder einen anderen spezifischen Prozeß, der ätiologisch für die Narbenbildung in Frage kommen könnte. In erster Linie werden tuberkulöse Narben, in geringem Maße auch silicotische Schwielen, Schußverletzungen u.a. verantwortlich gemacht. Die Ätiologie der Narbe ist aber für die Blastogenese unwichtig. Bedeutsam ist der Endzustand der Narbe. Daß die Narben selbst nicht in jedem Fall als Präblastomatose eines Tumors aufgefaßt werden dürfen, wird dadurch bekräftigt, daß es nach den unzähligen täglichen Bagatellverletzungen und Operationswunden nur extrem selten zu einer Geschwulstbildung in solchen Narben kommt. Im Tierexperiment gelingt es dagegen, Narbensarkome durch Implantation von Fremdkörpern entsprechender Größe und Form regelmäßig auszulösen (Ott, 1970).

270 Ratten wurden insgesamt 2160 Polypropylen-Scheiben subcutan eingepflanzt. Bei 60 Tieren wurden diese Fremdkörper nach 8 Monaten unter Belassung der umgebenden Narbenkapsel wieder entfernt, 70mal verblieben sie auf Lebenszeit. Bei 67 Tieren wurde zusätzlich eine Ganzkörperbestrahlung durchgeführt, 70mal wurde das Polypropylen als Pulver implantiert.

Dabei wurde bei den scheibenförmigen Implantaten das erste Sarkom bereits nach 7 Monaten, bei den pulverförmigen Implantaten erst nach 11 Monaten beobachtet. 112 Sarkome entstanden bei den scheibenförmigen Implantaten, denen 5 Sarkome bei dem pulverförmigen Propylen gegenüberstanden. In der Versuchsreihe, in welcher die Implantate nach 8 Monaten wieder entfernt wurden, entstanden 88 Sarkome. Bei der histologischen Untersuchung fiel auf, daß sich nur bei der Einheilung der Polypropylenscheiben eine fibröse Kapsel um diese gebildet hatte, bei den pulverförmigen Implantaten fehlte eine Narbenkapsel.

Bei den Implantaten von 1,2 cm Durchmesser wurde das erste Sarkom nach 12 Monaten, bei den 2 cm großen Implantaten bereits nach 7 Monaten gesehen. Dabei steht die Größe des Fremdkörpers in direkter Relation zur Menge des gebildeten Narbengewebes. Die zunehmende Quantität des Narbengewebes erhöht wiederum die Sarkomgefährdung.

Die Menge des Narbengewebes ist verantwortlich für die Häufigkeit der Sarkomentstehung. Dazu auch folgende Versuchsreihe.

Tabelle 2. *Klinisch*

Krbl. Nr.	Fall-Nr.	Alter bei der Diagnosestellung	Narbengenese	Latenzzeit in Jahren	Therapie
8550/70	1	54	unbekannt	—	Lobektomie
3731/67	2	48	Tuberkulose	—	erw. Pneumonektomie
9382/66	3	66	unbekannt	—	keine
8070/66	4	70	Lungendurchschuß	49	Lobektomie
5152/66	5	64	unbekannt	—	Lobektomie
6178/64	6	64	unbekannt	—	Lobektomie
6022/63	7	44	Silicose	—	Lobektomie
8026/62	8	66	—	—	Lobektomie
7312/61	9	52	—	—	Segmentresektion
6427/60 + 8260/60	10	62	—	—	Lobektomie (Nachbestrahlung)
3668/60	11	53	Silicose	—	Lobektomie

beobachtete Fälle von 1960–1968

Histologie	Lokalisation	Spätschicksal	Bemerkungen
verh. Pl.-Ca.	re. U.L.	2 Jahre später guter AZ	Nebenbefund: Bestrahltes Collum-Ca.
anepid. Pl.-Ca.	re. M.L.	8 Monate später guter AZ	—
Pl.-Ca.	li. O.L.	Tod kurz nach Einlieferung	Diagnose bei Obduktion gestellt
anepid. Pl.-Ca.	re. U.L.	2 Monate nach Diagnosestellung verstorben	Sektion: Doppel-Carcinom (Cardia-Ca.)
anepid. Pl.-Ca.	li. U.L.	2 Monate nach Diagnosestellung verstorben	—
anepid. Pl.-Ca.	re. U.L.	3 Jahre LK-Metastasen (Kiefer-) Exstirpation und Nachbestrahlung	3 Jahre vor Diagnosestellung invalidisiert wegen chronischer Bronchitis
verh. Pl.-Ca.	li. O.L.	6 Jahre postop. schlechter AZ	Pat. konnte 1969 nicht zur Nachuntersuchung kommen
nicht verh. Pl.-Ca.	re. U.L.	11 Wochen nach Diagnosestellung verstorben	—
kleinzell. Ca.	li. O.L.	7 Monate nach Diagnosestellung verstorben	—
nicht verh. Pl.-Ca.	re. U.L.	24 Monate nach Diagnosestellung verstorben	—
verh. Pl.-Ca.	li. U.L.	12 Monate nach Diagnosestellung verstorben	—

Tabelle 3. *Begutachtungs*

Gutachten Nr.	Alter bei der Diagnosestellung	Narbengenese	Latenzzeit in Jahren	Therapie
2033/52	50	Kavernöse Tbc	4	keine
371/61	51	Indurierte Tbc	9	Pneumothorax
3434/67	—	postprim. Streuherd	ca. 20	—
825/61	67	Lungenabsceß	30	mehrf. Absceßeröffnungen, Rippenresektion
1361/54	55	Schußverletzung	30	—
1769/52 u. 543/55	56	Silicose	9	—
2641/59 u. 87/61	55	Gelbkreuzgas	30–34	—
3145/56	42	Radioaktiver Staub	15	Pneumonektomie
322/56	52	Asbest	11	inoperabel

Es wurden 188 Ratten insgesamt 1502 Knochenscheiben aus maceriertem Kalbsknochen („Kieler Knochenspan") implantiert. 51 Tiere erhielten nur Compacta-Stückchen, 51 Tiere dagegen mehrfach durchbohrte Compacta-Stückchen. 45mal wurde reine Spongiosa und 39mal Spongiosa mit anhängenden Compacta-Teilen implantiert. Die ersten beiden Sarkome wurden nach 8 Monaten in der Spongiosa-Reihe beobachtet. Ebenso waren hier bereits nach 15 Monaten mit 78 Sarkomen die meisten Tumoren zu verzeichnen. Erklärt wird dies durch die große Menge Narbengewebe, das sich in dem dreidimensionalen Maschenwerk der Spongiosa ausgebildet hatte. Physikalische Oberflächenfaktoren wie die Porosität des Materials spielen keine Rolle.

Es ließ sich zeigen, daß die Sarkomgefährdung mit der Implantationszeit ansteigt. Der Verbleib des Implantats ist jedoch nur soweit nötig, bis sich ein nicht mehr umbaufähiges Narbengewebe etabliert hat. Für die Sarkomentstehung ist der Fremdkörper dann nicht mehr nötig. Voraussetzung ist jedoch, daß der akut entzündliche Prozeß abgeschlossen ist.

fälle von 1960–1968

Histologie	Lokalisation	Spätschicksal	Bemerkungen
kleinzell. Ca.	re. O.L.	Diagnosestellung bei Sektion	Brückensymptome vorhanden
Narben-Ca.	li. U.L.	Diagnosestellung bei Sektion	Brückensymptome vorhanden
Pl.-Ca.	re. O.L.	Diagnosestellung bei Sektion	Brückensymptome nicht nachgewiesen
Pl.-Ca.	re. U.L.	Diagnosestellung bei Sektion	während der 30 Jahre schwelender Krankheitsprozeß
—	re. O.L.	Diagnosestellung bei Sektion	Seit 15 Jahren Brükkensymptome
—	re. U.L.	Diagnosestellung bei Sektion	Seit 11 Jahren Silicose, Rente 50%
—	—	Diagnosestellung bei Sektion	Chronische Bronchitis, 40% Rente
verh. Pl.-Ca.	li. O.L.	postop. an Lungenembolie verstorben	12 Jahre mit Thoriumverbindungen gearbeitet
—	re. U.L.	z. Zt. der Diagnosestellung stark reduzierter AZ	Lymphknotenmetastasen am Hals

Chronisch proliferierende Entzündungsvorgänge vermindern die Sarkomgefährdung.

Bei 150 Ratten wurden 1200 Implantate verwendet. 50 Tiere erhielten aufeinandergelegte Zinnfolien von insgesamt 1 mm Dicke und 1,7 cm Durchmesser implantiert. 50 Tieren wurden Polypropylenscheiben, die einseitig mit Zinn bedampft waren, eingesetzt. Bei den restlichen 50 Tieren wurden nur Polypropylenscheiben eingelegt. Das erste Sarkom bei den Zinnfolien entstand erst nach 12 Monaten. Bei den Polypropylenscheiben waren bereits vorher eine größere Anzahl von Sarkomen entstanden. Das entzündliche, lang anhaltend gut vascularisierte Gewebe in der Umgebung des implantierten Zinns verzögerte dabei die Ausbildung der avasculären präsarkomatösen Narbe.

Die hier im tierexperimentellen Modell ablesbaren Gesetzmäßigkeiten der Blastogenese dürften auch für den Menschen bedeutsam sein und begründen unsere gutachtlichen Richtlinien. Die praktische Bedeutung dieser tierexperimentellen Untersuchungen kann man in der auffälligen Übereinstimmung ihrer Ergebnisse mit den Richtlinien für die Anerkennung des Zusammenhangs zwischen Trauma und Krebsentstehung (K. H. Bauer, 1966) sehen. Zu fordern ist immer die örtliche Übereinstimmung der Geschwulstlokalisation mit der Narbenbildung. Die Schwere des Traumas steht in Relation zur Quantität des entstehenden Narbengewebes. Je mehr Narbengewebe, um so höher ist im Tierexperiment die Sarkomgefährdung. Gefordert wird eine angemessene Latenzzeit zwischen Trauma und Geschwulstentstehung. (Tab. 2 und 3). Beim Menschen kann und sollte diese Latenz Jahre, meist sogar Jahrzehnte betragen. Im Tierexperiment betrug die Mindestdauer der Latenzzeit 7 Monate, sie entsprach der Zeitspanne, binnen welcher die Ausbildung des fibrösen avasculären Narbengewebes, der Präsarkomatose, erfolgte. Diese Zeitspanne dürfte für den Menschen nicht unter 2 Jahre betragen. Als ein zusätzliches Kriterium neben der örtlichen und zeitlichen Koinzidenz zwischen Trauma und Krebs wurden Brückensymptome während der Phase zwischen Trauma oder gewerblicher Schädigungen und dem Zeitpunkt der Feststellung des Tumors angesehen. Bei 8 von 9 begutachteten Fällen ließ sich diese Beweiskette führen, bei den übrigen 11 Fällen waren aber nur bei 3 Patienten entsprechende Symptome angegeben worden. Dies entspricht den zahlreichen Mitteilungen der Literatur, bei denen Brückensymptome nicht beobachtet wurden. Das Fehlen von Brückensymptomen spricht nicht gegen ein aus einer Narbe entstandenes Malignom. Auch im Tierexperiment finden sich keine Hinweise für chronisch-rezidivierende Entzündungen als Voraussetzung einer solchen Blastogenese.

Die hier aufgezeichneten Beobachtungen sollten die Zusammenhänge und Parallelen zwischen der klinischen Pathologie des Narbenkrebses der Lunge und den tierexperimentellen Befunden bei der Auslösung von Narbensarkomen aufzeigen.

Die zum Schluß auszugsweise beigefügten Kasuistiken sollen die oben angegebenen Punkte für den Zusammenhang zwischen Narbe und Tumorentstehung am klinischen Beispiel verdeutlichen.

Fall 1: geb. 1913 (weiblich), stationär 1967 (Krbl.-Nr. 8550/67). FA: unauffällig. EA: 1937 Operation wegen Deszensus uteri. 1964 Kollum-Carcinom, Radium-Bestrahlungen. JA: Bei Kontrolluntersuchung Feststellung eines Rundherdes im rechten Unterlappen. 5 kg Gewichtsabnahme innerhalb von 3 Monaten.

Befund: Lokal: Vesiculäratmen, Lungengrenzen gut atemverschieblich, rechts basale Dämpfung, sonst unauffällig.

Labor: BSG 39/63, Hb 83%, Leukocyten 5800.

EKG: Geringe Störung der Erregungsrückbildung über dem linken Herzen.

Spirometrie: Sollwerte.

Röntgen: Lunge: Rundliche, homogene Verschattung, der Pleura aufsitzend, mit glatter Begrenzung, Durchmesser ca. 5,5 cm, nicht atemverschieblich (Abb. 1), bronchographisch geringgradige Abdrängung einiger Subsegmentbronchien.

Histologie: Subpleurales, verhornendes Plattenepithelcarcinom im Bereich einer alten Lungennarbe, keine Metastasen.

Verlauf: Lobektomie des rechten Unterlappens bei peripherem, etwa mandarinengroßem Lungentumor. Komplikationsloser postoperativer Verlauf.

Nachuntersuchung nach 23 Monaten: Subjektives Wohlbefinden. Gewichtszunahme. Beide Lungen voll ausgedehnt. Keine Metastasen nachweisbar.

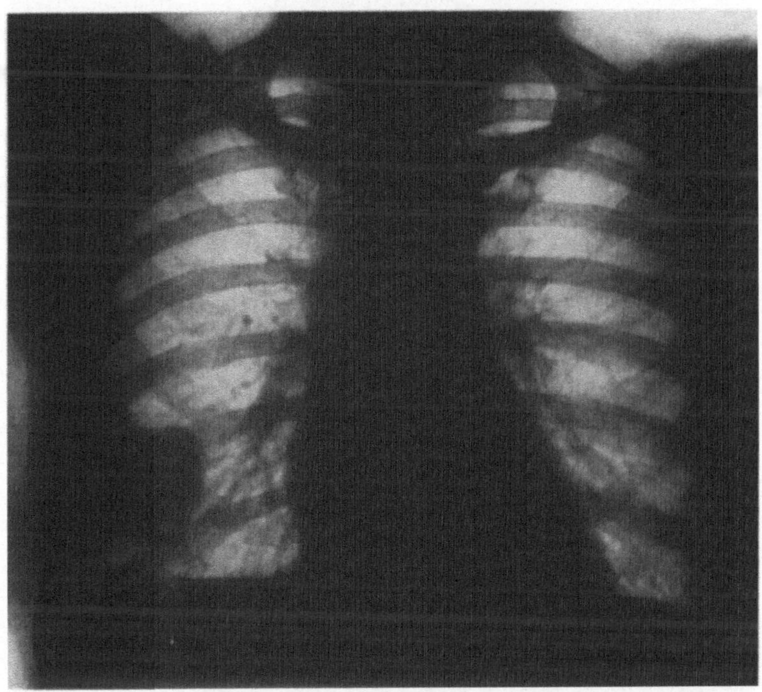

Abb. 1. Rundliche, homogene Verschattung der Pleura aufsitzend mit glatter Begrenzung (Fall 1)

Fall 2: geb. 1896. Stationär 1966 (Krbl.-Nr. 8070/66). FA: unauffällig. EA: 1917 Lungendurchschuß rechts. JA: Seit 3 Monaten Appetitlosigkeit. 15 kg Gewichtsabnahme. Abneigung gegen Fleisch.

Befund: Thorax: Geringe Atemverschieblichkeit, Dämpfung und abgeschwächtes Atemgeräusch rechtes Unterfeld.

Spirometrie: Vitalkapazität 93%. AGW: 61 l/min. Tiffeneau: 71%.

Röntgen: Lunge: Faustgroße, homogene, weitgehend glatt begrenzte Verschattung rechts dorsal im Unterfeld (Abb. 2).

Histologie: Peripher gelegenes, anepidermoidales Plattenepithelcarcinom des rechten Unterlappens. Das Zentrum des Tumors befindet sich in einem schwieligen Narbenbezirk unter einer Pleuraeinziehung, also ein Narbencarcinom.

Verlauf: Lobektomie rechter Unterlappen. Faustgroßer Tumor im Bereich einer eingezogenen Pleuranarbe. Komplikationsloser postoperativer Verlauf.

1967 Wiederaufnahme: Schluckbeschwerden, starker Gewichtsverlust. Diagnose: Kardia-Carcinom. Patient kam unter den Zeichen des akuten Herz-Kreislauf-Versagens ad exitum.

Sektion: Doppelcarcinom: Zustand nach Lobektomie. Weit fortgeschrittenes Kardia-Carcinom (scirrhöses Adenocarcinom).

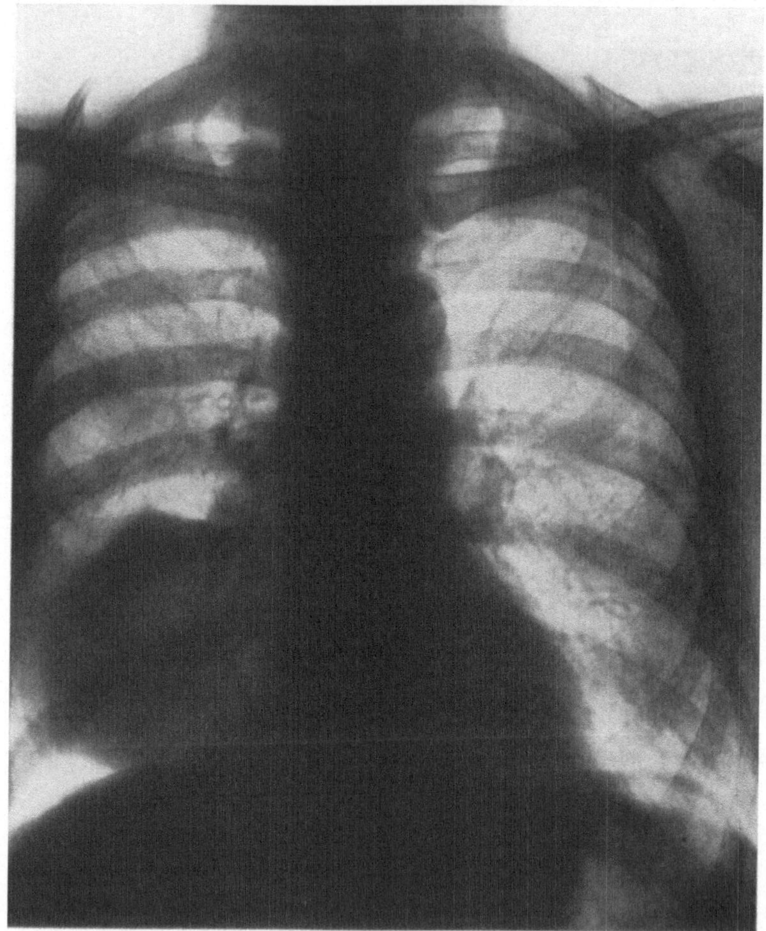

Abb. 2. Faustgroße, weitgehend glattbegrenzte homogene Verschattung rechts dorsal im Unterfeld (Fall 2)

Fall 3: geb. 1919. Stationär 1963 (Krbl.-Nr. 6022/63). FA und EA: unauffällig. JA: Ostern 1963 Herzinfarkt, Röntgenaufnahme der Lunge zeigte eine Verschattung links. Seitdem zunehmend Husten, Auswurf, Brechreiz, Belastungsdyspnoe, 4 kg Gewichtsabnahme. Nicotin: 12 Zigaretten pro die. Beruf: Bergmann.

Befund: Etwas reduzierter Allgemeinzustand. Kirschgroßer Lymphknoten linke Axilla, sonst unauffällig.

Labor: BKS 50/70.

Röntgen: Lunge: Beiderseits Veränderungen im Sinne einer Silicose, schwielige Trübung linkes Oberfeld.

Bronchoskopie: Oberlappensegmente links lassen sich nicht einsehen.

Histologie: Leichte Fibrosierung der Pleura, schiefrige Induration der Spitze, zahlreiche Spitzennarbenblasen. Verhornendes Plattenepithelcarcinom des Bronchus bei Mischstaubsilicose 1. Grades.

Verlauf: Lobektomie linker Oberlappen: Ausgedehnte Verwachsungen zwischen Oberlappen und Pleurakuppe, kirschgroßer Tumor im apiko-dorsalen Bronchialsegmentabgang. Postoperativer Verlauf komplikationslos. Wunde primär verheilt.

Spätschicksal: 1967: Guter Allgemeinzustand, ausgedehnte Restlunge, kein Anhalt für Tumor-Rezidiv. September 1969: Schlechter Allgemeinzustand, kann nicht zur Nachuntersuchung kommen.

Fall 4 (Gutachten-Nr. 371/61), geb. 1905 – gest. 1956: 1945–1947 in russischer Gefangenschaft, dort Tuberkulose im linken Oberlappen festgestellt. Wiederholt Anlage eines Pneumothorax. Danach spezifisch exsudative Pleuritis. 1947–1950 Tuberkulose der ganzen linken Lunge mit ausgedehnter Pleuritis und Verschwartung, vom Lungenfacharzt beobachtete chronische Bronchitis (1947–1956). Mit einer Latenzzeit von 9 Jahren zum Tode führendes Bronchialcarcinom.

Sektion: Chronische Tuberkulose, schiefrig scirrhotische Herde linker und rechter Oberlappen, Pleuraverschwartung links, chronische Bronchitis und Tracheitis, Bronchial-Carcinom linker Unterlappen, ausgehend wahrscheinlich vom apikalen Segmentbronchus links, Metastasen.

Tuberkulose als wesentliche Teilursache des Krebses anerkannt. Adäquate Latenzzeit; Brückensymptome vorhanden.

Fall 5 (Gutachten-Nr. 825/61), geb. 1893 – gest. 1960: 1931 Betriebsunfall: Verbrennung des Gaumens mit heißen Schlacken, offenbar mit Aspiration in die rechte Lunge, danach Pneumonie, Lungengangrän. Ausbildung von Lungenabscessen, Pleuraempyem rechts mit Bronchialfisteln, mehrfach operatives Vorgehen. Ständige Progredienz des Lungenleidens, Rente stieg von 30% auf 100%. Mit einer Latenzzeit von 30 Jahren zum Tode führendes Bronchial-Carcinom.

Sektion: Hühnereigroße Absceßhöhle rechter Unterlappen, Fistelbildung zum Rücken, ausgedehnte, derbe Pleuraschwarte mit narbiger Induration des Lungengewebes, in Umgebung der Absceßhöhle bis zur Lungenbasis reichendes, zerfallendes Bronchial-Carcinom (Plattenepithelcarcinom), zahlreiche Metastasen (Leber, rechte Niere und Nebenniere, Wirbelsäule, Gehirn).

Zusammenhang anerkannt, adäquate Latenzzeit, entzündlicher Prozeß kam während der ganzen 30 Jahre nicht zur Ruhe (Brückensymptome), Lokalisation des Tumors um die Absceßhöhle.

Zusammenfassung

Unter 1159 an der Chirurgischen Universitätsklinik in Heidelberg von 1960–1968 beobachteten Bronchialcarcinomen fanden sich 20 histologisch gesicherte Narbencarcinome der Lunge. Es wird auf die Besonderheiten des klinischen Erscheinungsbildes der Narbencarcinome hingewiesen. Es gibt keine sichere klinische oder röntgenologische Suchmethode zum Nachweis der Narbencarcinome. Meist klärt erst die Probethorakotomie die Diagnose. Als wesentlicher ätiologischer Faktor für die Entstehung der Narbencarcinome wird die fibröse Narbe im Lungenparenchym angesehen. Die Ursache der Narbenbildung spielt dabei keine Rolle mehr. Untermauert wird diese Ansicht durch tierexperimentelle Beobachtungen, so gelingt beispielsweise die Auslösung von Fremdkörpersarkomen in den Narbenkapseln um das Implantat mit den verschiedenen Fremdkörpern. Diese klinischen und experimentellen Beobachtungen erlauben Rückschlüsse für die Begutachtung dieser relativ seltenen Lungengeschwülste.

Literatur

Bauer, K. H.: Geschwulst und Trauma. In: Handbuch der gesamten Unfallheilkunde. Hrsg. von Bürkle de la Camp, H. und Schwaiger, M. 3. Aufl., Bd. 2, S. 1. Stuttgart: Enke 1966.

— Ott, G.: Über die Krebsgefährdung des heutigen Menschen. Mat. med. Nordmark **17**, 261 (1965).

Baytai, A., Pinter, E., Besznyak, J., Juhasz, J.: Über unsere Beobachtungen bei Narbencarcinomen der Lunge. Prax. Pneumol. **23**, 118 (1969).

Eck, H., Haupt, R., Rothe, G.: Die gut- und bösartigen Lungengeschwülste. In: Handbuch der speziellen und pathologischen Anatomie und Histologie. Bd. 3, 1, 4. Berlin-Heidelberg-New York: Springer 1969.

Fischer, W.: Der Lungenkrebs. Zbl. allg. Path. path. Anat. **85**, 196 (1937).

Friedrich, G.: Periphere Lungenkrebse auf dem Boden pleuraler Narben. Virchow's Arch. path. Anat. **304**, 231 (1939).

Grosse, H.: Silikose und Lungenkrebs. Arch. Gewebepath. Gewebehyg. **14**, 357 (1956).

Haupt, R., Kühn, H.: Narben und Vernarbungen in Bronchialcarcinomen. Z. Krebsforsch. **71**, 301 (1968).

— — Vernarbungen in Krebsmetastasen der Lunge. Z. Krebsforsch. **73**, 93 (1969).

Heinicke, G.: Über das Narbencarcinom der Lunge. Dtsch. Gesundh. Wes. **21**, 289 (1966).

Laqua, H., Vogt-Moykopf, I.: Schuß- und Splitterverletzungen der Lunge. Bruns' Beitr. klin. Chir. **207**, 293 (1963).

Linder, F.: Rundherde der Lunge. Langenbecks Arch. klin. Chir. **292**, 371 (1959).

Ott, G.: Hautprothesen und Fremdkörpersarkome. Med. Habil. Schr. Heidelberg (1968).

— Hautprothesen und Fremdkörpersarkome. Fortschr. Med. **87**, 1418 (1969).

— Fremdkörpersarkome. Berlin-Heidelberg-New York: Springer 1970.

Ripstein, Ch., Spain, D.: Scar cancer of the lung. J. thorac. cardiovasc. Surg. **56**, 362 (1968).

Schütz, W., Stein, F.: Lungenkrebs nach Granatsplitterverletzung. Thoraxchirurgie **3**, 429 (1956).

Schwartz, P.: Lungentuberkulose und Lungencarcinom. Wien. Z. inn. Med. **37**, 261 (1956).

Windheim, K. v.: Zur Röntgendiagnose des Narbenkrebses der Lunge. Radiologe **7**, 317 (1967).

Krebs der Leber, der extrahepatischen Gallenwege und der Bauchspeicheldrüse

Von

K.-H. Grözinger

Die extrahepatischen Gallenwege verbinden als *Funktionsbrücke* die großen Oberbauchdrüsen Leber und Pankreas. Fehlleistungen in einem dieser Systeme bewirken nicht selten Funktionsstörungen in den Nachbarorganen.

Gutartige Gallenwegserkrankungen werden in 17% von Gastroduodenalgeschwüren, in 13% von Lebercirrhosen und in 9% von Pankreasaffektionen begleitet. Der Entwicklung *bösartiger* Geschwülste der Leber, der extrahepatischen Gallenwege und der Bauchspeicheldrüse gehen häufig chronische Organerkrankungen voraus. Nicht immer sind diese der klinischen Diagnostik zugänglich. Weit weniger noch dürfte ihre therapeutische Beeinflussung möglich sein.

Sind *chronische Irritationen* übereinstimmend als Ursachen vieler Geschwülste der drüsigen Oberbauchorgane bzw. ihrer Ausführungssysteme bekannt, verhalten sich zahlreiche andere onkologische Kriterien eher gegensinnig.

Bei der Hälfte aller an einem Carcinom Verstorbenen finden sich in der *Leber Metastasen* anderer Primärgeschwülste. Tumorabsiedlungen in die extrahepatischen Gallenwege und in die Bauchspeicheldrüse erfolgen dagegen relativ selten. Diese Organe beherbergen häufiger originäre Tumoren.

Die *Häufigkeit* des Lebercarcinoms zeigt in der Welt krasse Gegensätze. In Schweden mit 8 Mill. Einwohnern sterben jährlich 180 Menschen an einem primären Lebercarcinom. In den Sektionsstatistiken von Europa, Nord- und Südamerika kommt das primäre Lebercarcinom in ungefähr 0,5% vor. In Ostasien zählt das primäre Lebercarcinom bei Kindern und Erwachsenen mit mehr als 15% aller Todesursachen zu den häufigsten Tumoren, noch vor Lungen- und Magencarcinom. Abbildung 1 veranschaulicht die relative Häufigkeit des Lebercarcinoms in den Sektionsstatistiken der Welt.

Primäre Lebergeschwülste kommen bei Säuglingen nicht vor. Lebermetastasen sind bei Kindern außerordentlich selten. Primäre Lebertumoren werden am häufigsten im 7. und 8. Dezennium beobachtet.

Während bei 90% der erwachsenen Patienten mit Lebercarcinom und bei 50% mit extrahepatischem Gallenwegscarcinom gleichzeitig eine *Lebercirrhose* besteht, erreicht der Anteil der kindlichen Cirrhotiker höchstens 6%. Der Sexualquotient ist beim Lebercarcinom ähnlich wie bei der Lebercirrhose. Auf jeweils 100 Frauen kommen 170 Männer mit Lebercarcinom bzw. 169 Männer mit Lebercirrhose.

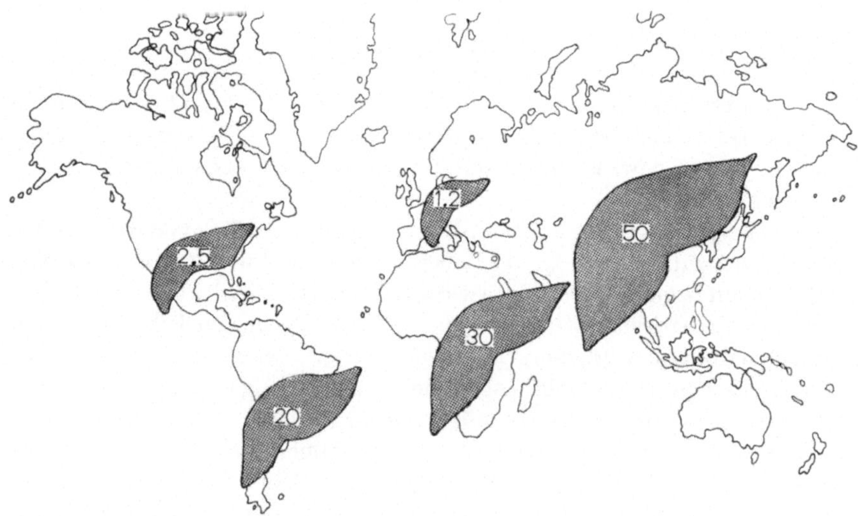

Abb. 1. Relative Häufigkeit des primären Lebercarcinoms in den Sektionsstatistiken der Welt

Maligne Primärtumoren der *extrahepatischen Gallenwege* und des *Pankreas* werden ausschließlich im Erwachsenenalter beobachtet. In den USA sterben jährlich 9000 Menschen daran. Kommen Carcinome der Gallenblase häufiger bei Frauen vor, erkrankt das männliche Geschlecht doppelt so häufig an malignen Pankreastumoren. Bösartige Gallengangsgeschwülste verteilen sich gleichmäßig auf beide Geschlechter.

Im Verlauf eines Jahres fanden sich unter den Obduktionen des Pathologischen Instituts Heidelberg 1,2% extrahepatische Gallenwegscarcinome und 0,7% Pankreascarcinome. Pankreasgeschwülste sind mit 1–3% an allen bösartigen Organtumoren beteiligt. Dem in der ganzen Welt seit 1930 zu beobachtenden Absinken der Sterblichkeit an Magencarcinomen steht eine Zunahme der Todesfälle durch Pankreascarcinome gegenüber.

Inwieweit beim primären Lebercarcinom zu der rassischen und sexuellen *Disposition* noch eine besondere *Exposition* hinzutritt, läßt sich nur ahnen, wenn man die einmaligen experimentellen Untersuchungsergebnisse von SASAKI und YOSHIDA heranzieht. 198–300 Tage nach viermonatiger Verfütterung von o-Amidoazotoluol konnten sie bei weißen Ratten je nach der Dauer der Beobachtungszeit Leberzellwucherungen, Adenome und hepatocelluläre Carcinome feststellen. Eine zusätzlich durch Cholin- und Vitamin B-Mangelernährung provozierte Lebercirrhose vervielfacht noch die Carcinomausbeute.

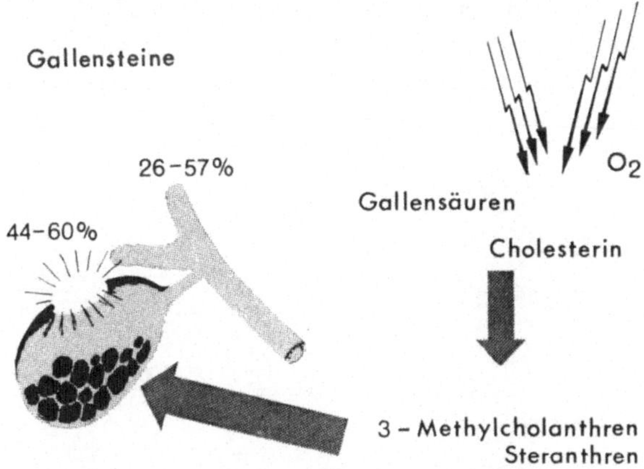

Abb. 2. Syncarcinogenese beim Gallenwegscarcinom

Ein Carcinom entsteht in einer cirrhotischen Leber weniger durch proliferative und regenerative Vorgänge als vielmehr infolge der geringeren Reaktionsschwelle des Leberparenchyms gegenüber *cancerogenen* Reizen. Diese Reize sind die gleichen wie bei der Cirrhose: Fehl- und Mangelernährung, Alkoholismus, Infektionen und Parasiten. Gelten diese Überlegungen für die epithelialen Geschwülste, so können ionisierende Strahlen mesenchymale Tumoren auslösen.

Als Ursachen der frühkindlichen Lebertumoren sind versprengte Gewebeanlagen, bereits embryonal angelegte Hamartome oder auch eine Fehldifferenzierung indifferenter Zellen von hoher maligner Potenz zu vermuten.

Das klassische Beispiel der *Syncarcinogenese* im Sinne von K. H. BAUER läßt sich in typischer Weise am Gallenblasencarcinom demonstrieren (Abb. 2). Neben einer chronisch-entzündlichen Irritation der Gallenblasenschleimhaut und dem mechanischen Dauerreiz durch die sehr oft vorhandenen Steine wirken chemische Substanzen auf das Gewebe ein, die für sich allein, mehr aber noch in Verbindung mit *physikalischen* und *biologischen Aggressoren* eine Krebsentartung induzieren können.

Der aus Gallensäuren und Cholesterin entstehende hochwirksame Kohlenwasserstoff 3-Methylcholanthren ist ähnlich schädlich wie 3,4-Benzpyren. Tierexperimentell lassen sich durch Einbringung von Methylcholanthren in Gallenblasen regelmäßig maligne Epithelwucherungen erzeugen. Ebenfalls aus Cholesterin entsteht angulares Steranthren, das in seiner Wirkung gleichfalls 3,4-Benzpyren nahesteht. Krebserzeugende Kohlenwasserstoffe werden ferner bei der Oxydation oder durch Strahleneinfluß aus Cholesterin freigesetzt.

Ohne Zweifel ist die Gallenblasenwand infolge ihrer besonderen Reaktionsbereitschaft für das Wirksamwerden vieler kleiner Reize empfänglich. Hier kann sowohl die Mutation zuvor gesunder Zellen im Sinne von K. H. Bauer durch übermäßige Regenerationsprozesse, wie Fischer-

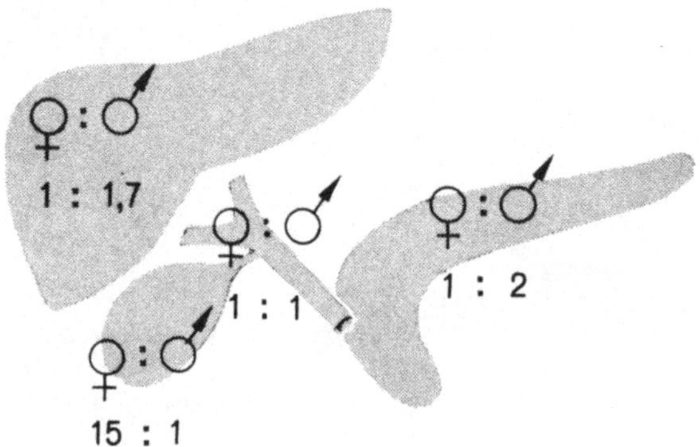

Abb. 3. Geschlechtsverteilung maligner Tumoren der Leber, der extrahepatischen Gallenwege und der Bauchspeicheldrüse (nach dem Weltschrifttum)

Wasels sie forderte, als auch die Störung des Verhältnisses von Epithel zu Bindegewebe nach den Vorstellungen von Virchow und später von Ribbert, aber auch die von Cohnheim vermutete congenitale Keimversprengung, eine hormonelle Funktionsstörung, ja sogar die moderne Virusätiopathogenese ursächlich herangezogen werden. Daß vor dem 40. Lebensjahr keine extrahepatischen Gallenwegscarcinome vorkommen, spricht zudem für eine gewisse Altersdisposition.

Das häufige Zusammentreffen von *Gallensteinen* und extrahepatischen Gallenwegscarcinomen, besonders beim weiblichen Geschlecht (Abb. 3), läßt einen pathogenetischen Kausalzusammenhang vermuten, wie ihn schon 1893 Siegert postuliert hat. Zwar finden sich bei etwa drei Viertel der Kranken mit Gallenblasencarcinom und bei etwa der Hälfte der Patienten mit Gallengangscarcinom Gallensteine. Genügend vorurteilsfreie Statistiken über die Carcinommorbidität der Gallensteinträger sind jedoch selten. Reifferscheid errechnete anhand eines großen Krankengutes eine Carcinomhäufigkeit von 1,8 bis 2%. Immerhin bezeichnete K.-H. BAUER die Cholelithiasis als *fakultative Präcancerose* mit einem Krebsrisiko von 1 : 17; d. h., daß Gallensteinträger 17mal häufiger an einem extrahepatischen Gallenwegscarcinom erkranken als Gallengesunde. Doch bleibt zu bedenken, daß 98% der Gallensteinträger nicht an einem Carcinom erkranken.

Chronisch-entzündliche Epithelwucherungen der Ausführungsgänge der *Bauchspeicheldrüse* bilden häufig Ausgangspunkte von Pankreascarcinomen (BARTHOLOMEW, GROSS und COMFORT, 1958). Bei *Diabetikern*,

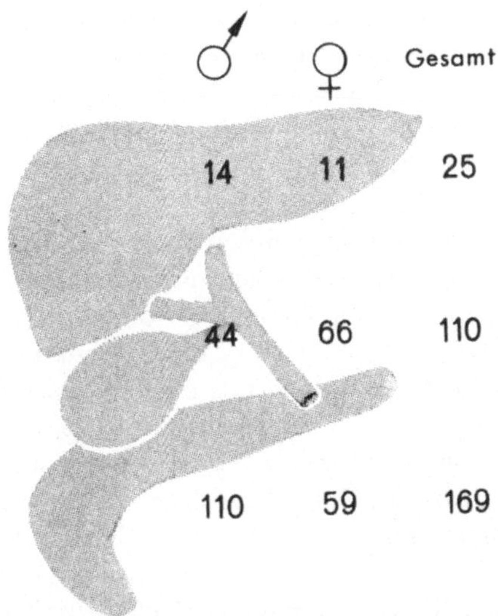

Abb. 4. Verteilung maligner Tumoren der Leber, der extrahepatischen Gallenwege und der Bauchspeicheldrüse im Krankengut der Chirurgischen Universitätsklinik Heidelberg 1943–1966. Gesamtzahl stationärer Patienten: 167970; 18% Tumorpatienten: 30487

die von anderen Organcarcinomen seltener betroffen zu sein scheinen, bestehen derartige Epithelhyperplasien 3mal häufiger als bei Pankreasgesunden. Ein Diabetes mellitus wird deshalb als prädisponierender Faktor für ein Pankreascarcinom angesehen. In eigenen Untersuchungen histologisch verifizierter Pankreascarcinome wurden vorbestehende *Parenchymschäden* in einem Drittel der Fälle gesehen. Teilweise sind solche fibrotischen Parenchymveränderungen sicher als Begleiterscheinungen der Carcinomentwicklung aufzufassen. Indessen ist beim katamnestischen Vergleich des klinischen Verlaufs mit dem pathologisch-histologischen Untersuchungsbefund eine zeitliche Abhängigkeit der Veränderungen nicht zu verkennen. Danach läßt eine 15 Jahre lang bestehende chronischschwelende Pankreopathie in 19%, eine allerdings nur selten erreichte Leidenszeit von 25 Jahren in fast 30% carcinomatöse Veränderungen in der Bauchspeicheldrüse befürchten.

Die klinische Behandlung der Oberbauchtumoren hat in den vergangenen Jahren an den Fortschritten insbesondere der *radiologischen Feindiagnostik* partizipiert. Dies gilt ebenso für die Geschwülste der Leber wie der extrahepatischen Gallenwege und der Bauchspeicheldrüse. Trotz besserer Erkennung sind *therapeutische Konsequenzen* bislang jedoch *spärlich* (Abb. 4).

Den Kliniker interessieren jene Verfahren am meisten, welche die Diagnose schon präoperativ einzuengen erlauben. In der Gunst der Radiologen konkurrieren selektive Gefäßdarstellung und Organszintigraphie mit Radionukliden. Für die therapeutische Konsequenz steht der Tumornachweis durch gezielte Arteriographie noch an der Spitze. Vielleicht gewähren verfeinerte Methoden der Strahlungssubtraktion in Zukunft noch bessere diagnostische Aussichten.

Eine radikale *chirurgische Behandlung* der Oberbauchtumoren ist in der überwiegenden Mehrzahl der Fälle nicht möglich. Lebertumoren sind meist wegen ihrer Ausbreitung, ihres oft multiloculären Wachstums, d.h. aus anatomischen Gründen inoperabel. Dennoch wurden vereinzelte Lebergeschwülste reseziert; Dauerheilungen sind aber sehr selten.

Geschwülste der extrahepatischen Gallenwege und der Bauchspeicheldrüse werden mangels typischer Symptome häufig zu spät erkannt. Eine Radikaloperation des Gallenblasencarcinoms ist nur bei 1% möglich. Biliodigestive Anastomosen können drei Viertel der Erkrankten eine befristete Linderung bringen. Nur wenig mehr Kranke mit einem Pankreascarcinom können radikal operiert werden. 90% ereilt wenige Monate nach dem Palliativeingriff der Tod. Die durchschnittlichen Überlebenszeiten palliativ und radikal operierter Patienten mit Pankreascarcinom scheinen sich zu gleichen. Es bleibt indessen zu berücksichtigen, daß die Fünfjahresüberlebensquote duodenopankreatektomierter Patienten im Weltschrifttum inzwischen 30% erreicht.

Die *Prognose* der Oberbauchgeschwülste ist demnach außerordentlich trüb. Die Verbesserung der präoperativen Diagnostik durch Fortentwicklung der bisherigen Verfahren kann indessen nur *ein* Weg sein, die Frühoperation zu ermöglichen. Zusätzlich muß eine umfassende Aufklärung der Gesunden angestrebt werden, ehe sie krank und womöglich unheilbar geworden sind.

So hoffnungsvoll in Einzelfällen die Ergebnisse der neuzeitlichen Transplantationsforschung und Immunsuppressionstherapie stimmen mögen, so sollte man die *Organverpflanzung* – wenigstens jetzt noch nicht – als einzig erfolgversprechende Behandlung betrachten. Weit mehr therapeutischen Nutzen könnten wir aus der *krebsprophylaktischen* Entfernung einer steinhaltigen Gallenblase oder einer chronisch-entzündeten Bauchspeicheldrüse ziehen.

Die Verhütung einer Lebercirrhose, die Verhinderung einer chronischen Pankreopathie und der Gallensteinbildung sollten Ziele der modernen Ernährungsforschung, der Pharmakologie und Toxikologie sein. Vielleicht hilft dann eine Anti-Syncarcinogenese weiteres Unheil abzuwenden.

Literatur

BARTHOLOMEW, L. W., GROSS, J. B., COMFORT, N. W.: Carcinoma of the pancreas associated with chronic relapsing pancreatitis. Gastroenterology **35**, 473 (1958).

BAUER, K. H.: Das Krebsproblem, 2. Aufl. Berlin-Göttingen-Heidelberg: Springer 1963.

EHLERS, P. N., GRÖZINGER, K.-H., GRIMSEHL, H.: Kritische Betrachtungen zur Frage „Radikaloperation oder Palliativeingriff“ beim Pankreascarcinom. Langenbecks Arch. klin. Chir. **297**, 461 (1961).

REIFFERSCHEID, M.: Das Carcinom der extrahepatischen Gallenwege, seine Ätiologie, Therapie und Prognose unter neueren Gesichtspunkten. Münch. med. Wschr. **101**, 272 (1959).

RIBBERT, H., HAMPERL, H.: Lehrbuch der allgemeinen Pathologie und der pathologischen Anatomie. Leipzig: Vogel 1940.

SASAKI, T., YOSHIDA, T.: Experimentelle Erzeugung des Lebercarcinoms durch Fütterung mit o-Amidoazotoluol. Virchows Arch. path. Ant. **295**, 175 (1935).

SIEGERT, F.: Zur Ätiologie des primären Carcinoms der Gallenblase. Virchows Arch. path. Ant. **2**, 132 (1893).

VIRCHOW, R.: Die krankhaften Geschwülste. Berlin: Hirschwald 1863.

Therapie und Prognose bei 60 Wilms-Tumoren

Von

M. Pieper, U. Schütze u. R. Daum

In der Chirurg. Univ. Klinik Heidelberg wurden in der Zeit vom 1. Januar 1943 bis 31. August 1970 insgesamt 60 Kinder mit einem Wilms-Tumor behandelt. Bei 34 Jungen und 26 Mädchen betrug das Geschlechtsverhältnis männlich : weiblich 1 : 3. Der Tumor nahm in 36 Fällen seinen Ausgang von der rechten Niere, 22mal von der linken (Tab. 1). In 2 Fällen, bei je 1 Jungen und 1 Mädchen, fand sich ein beidseitiger Tumor von etwa gleicher Größe. Es muß in beiden Fällen ein gleichzeitiger primärer Befall beider Seiten diskutiert werden. Bei 1 Mädchen kam es 1 Jahr nach der Nephrektomie links zu einer Metastasierung der verbliebenen rechten Niere.

Tabelle 1

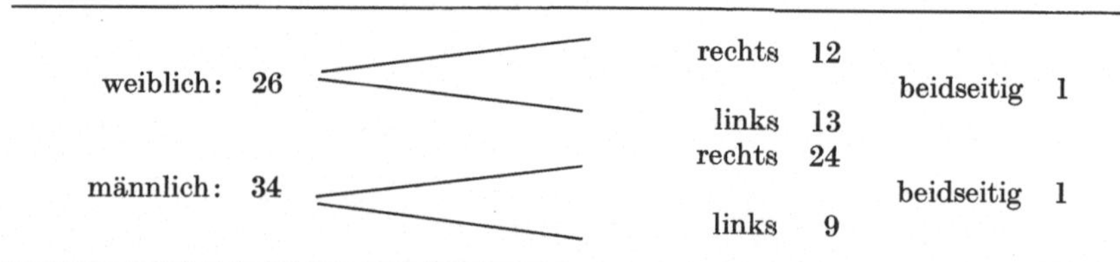

weiblich: 26	rechts 12	links 13	beidseitig 1
männlich: 34	rechts 24	links 9	beidseitig 1

Aus der Altersverteilung der 60 Kinder kann entnommen werden, daß 49 Patienten vor dem 5. Lebensjahr erkrankten (82%). Das jüngste Kind war wenige Stunden alt, der älteste Patient war 14 Jahre alt. Hinsichtlich der pränatalen Manifestation lassen sich die Tumoren von 11 Kindern, die innerhalb des 1. Lebensjahres behandelt wurden, folgendermaßen klassifizieren:

1.–14. Lebenstag = sichere pränatale Manifestation: 4 Patienten
3.–12. Lebenswoche = wahrscheinliche pränatale Manifestation: 3 Patienten.
4.–12. Lebensmonat = mögliche pränatale Manifestation: 4 Patienten.

Symptomatik

Die lang anhaltende Symptomenarmut beim Wilms-Tumor ist bekannt. Schmerzen werden fast immer vermißt. In vielen Fällen führt erst der sicht- oder tastbare Tumor zum Arzt. Im eigenen Krankengut war in 24 Fällen (40%) der sichtbare Tumor Erstsymptom. Weitere Symptome sind Schmerzen, Makrohämaturie, Appetitlosigkeit, Erbrechen, Fieber und Gewichtsverlust.

Therapie

Die Therapie des Wilms-Tumors hat sich in den letzten 28 Jahren erheblich gewandelt. Bis 1953 wurden die Kinder ausschließlich einer operativen Behandlung unterzogen. Bis zu diesem Zeitpunkt waren von 9 Kindern 2 primär inoperabel. Ab 1953 wurde eine zusätzliche Bestrahlung des Tumorbettes vorgenommen, seit 1963 wird zusätzlich eine cytostatische Behandlung mit Actinomysin-D durchgeführt.

Actinomycin wurde erstmals von Waksman und Woodroff im Jahre 1940 isoliert. 1950 konnte Stock zeigen, daß das Actinomycin eine wachstumshemmende Wirkung auf experimentelle Tiertumoren hat. Waksman u. Mitarb. stellten erstmals 1954 das Actinomycin-D her. 1955 konnte Farber nachweisen, daß diese Substanz eine wachstumshemmende Wirkung auf Nephroblastome hat. Harbers u. Mitarb. wiesen 1961 nach, daß die Therapie mit Actinomycin-D die Strahlensensibilität des Tumors erhöht.

Wir verabreichen am Operationstag, bzw. am Tag vor dem Eingriff sowie in den 4 darauffolgenden postoperativen Tagen je 15μg/kg KG Actinomycin-D, eine Kur von insgesamt 75μg/kg KG. Zusätzlich wird möglichst früh, in den ersten 8 Tagen eine Nachbestrahlung des Tumorbettes eingeleitet. Insgesamt wird eine Telekobalt-Bestrahlung mit rund 4000 R vorgenommen. Eine Vorbestrahlung des Tumors lehnen wir ab, um die Tumorexstirpation nicht zu verzögern. Während früher in den meisten Fällen der Tumor von einem Flankenschnitt aus exstirpiert wurde, geben wir seit 1963 dem transperitonealen Zugang von einem queren Laparotomieschnitt im Mittel- und Oberbauch den Vorrang. Die Vorteile des Vorgehens bestehen in der primären Ligatur der Nierenvene, um eine intraoperative Metastasierung zu verhindern und um paraortale Lymphknotenmetastasen von der Bifurkation bis zum Zwerchfell auszuräumen.

Von 60 Kindern erwiesen sich 6 primär als inoperabel, weitere therapeutische Maßnahmen wurden nicht durchgeführt. Bei 8 Kindern wurde bei dem Eingriff die Inoperabilität festgestellt. Davon wurden 2 einer Bestrahlung unterzogen, 1 Patient erhielt eine Stickstofflostkur und anschließende Bestrahlung. Bei 11 Kindern wurde ausschließlich der Tumor exstirpiert, bei 6 Patienten wurde nach dem Eingriff eine Zusatzbestrahlung vorgenommen. In 27 Fällen wurde eine kombinierte Behandlung durchgeführt: Operation, Cytostatica-Therapie mit Actinomycin-D und hochdosierte Nachbestrahlung. 2 Patienten verstarben unter der Cytostatica-Behandlung an diffusen, nicht beherrschbaren Blutungen (Thrombocytopenie, Gerinnungsstörung), so daß eine Überdosierung, bzw. Unverträglichkeit diskutiert werden muß.

Behandlungsergebnisse

Von 60 Patienten waren, wie bereits erwähnt, 6 primär inoperabel. In diese Gruppe fällt auch ein Mädchen mit einem beidseitigen Wilms-Tumor. Diese Kinder verstarben alle innerhalb der ersten 12 Monate nach Diagnosestellung. Bei 8 sekundär inoperablen Patienten konnte nur in 3 Fällen eine weitere Therapie durchgeführt werden. 5 Patienten dieser Gruppe verstarben innerhalb $^1/_2$ Jahres nach Diagnosestellung, so auch 1 Junge mit einem beidseitigen Wilms-Tumor.

2 sekundär inoperable Patienten wurden bestrahlt und verstarben innerhalb 3 Monaten. 1 Junge erhielt eine Lostkur und wurde nachbestrahlt, er überlebte 12 Monate.

Die restlichen 46 Patienten lassen sich in 3 Gruppen entsprechend dem Ausmaß der Tumorerkrankung beim Zeitpunkt der Diagnosestellung aufteilen:

1. Radikale Entfernung bei der Operation
2. Tumorausbreitung auf das Abdomen beschränkt, eine radikale Entfernung kann nicht sicher angenommen werden.
3. Fernmetastasen.

Gruppe I: Radikale Tumorentfernung. Von 18 Patienten, bei denen eine radikale operative Tumorentfernung angenommen werden konnte, ist bis heute kein Todesfall eingetreten (Tab. 2, Abb. 1). Wie bereits erwähnt, verstarben 2 Kinder unter der Cytostatica-Therapie an unstillbaren Blutungen, d. h. nicht an den Tumorfolgen. Von den noch lebenden 16 Kindern beträgt bei 3 Kindern die Überlebenszeit weniger als 2 Jahre,

Tabelle 2. *Überlebenszeit in Abhängigkeit vom Stadium*

	lebt <2 Jahre	lebt >2 Jahre	lebt >5 Jahre	†	verschollen	insgesamt
Gruppe I	3	5	6	2	2	18
Gruppe II	5	1	—	19	—	25
Gruppe III	—	—	—	2	?	3

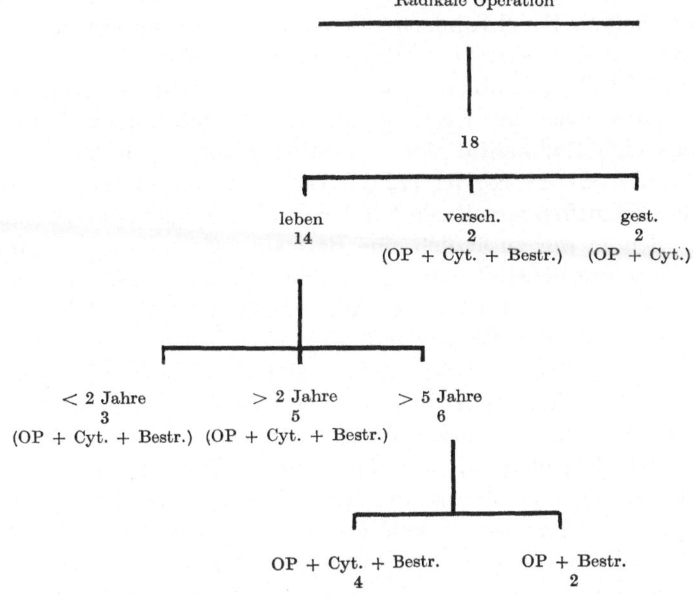

Abb. 1. Radikale Operation

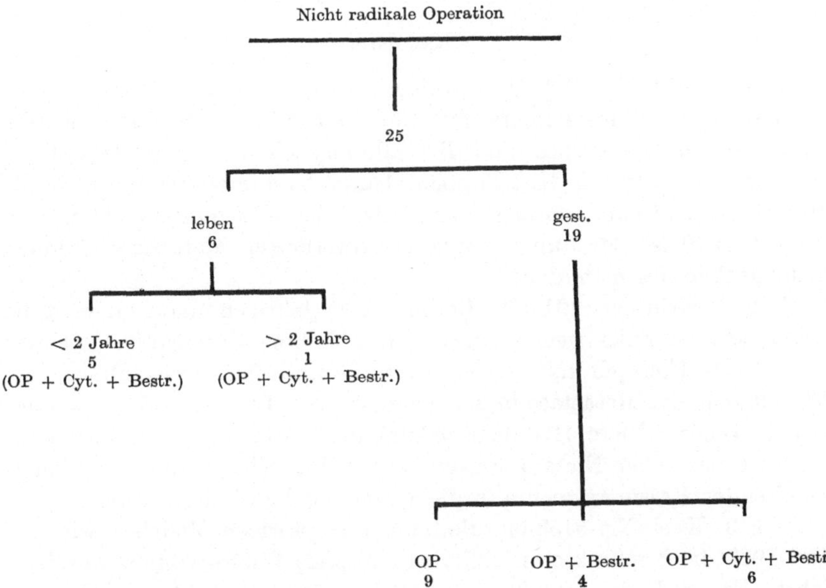

Abb. 2. Nicht radikale Operation

5 Kinder leben länger als 2 Jahre, 6 Kinder leben länger als 5 Jahre, 2 sind verschollen. Bei 2 Kindern, die operiert und nachbestrahlt wurden ohne Cytostatica, beträgt die Überlebenszeit 9 Jahre.

Gruppe II: Nicht radikale Operation. Bei 25 Patienten konnte wegen Tumorinfiltrationen ins Peritoneum, in die Nebenniere, Leber oder Pankreas eine Radikalität der Operation nicht angenommen werden (Tab. 2, Abb. 2). 18 Kinder (72%) starben in den ersten 20 Monaten nach dem Eingriff. 8 von diesen Kindern waren lediglich operiert worden, bei 4 Patienten war zusätzlich eine Bestrahlung vorgenommen worden, in 6 Fällen wurde neben der Operation eine cytostatische Behandlung und eine Radiatio vorgenommen. Bei einem Mädchen trat 1 Jahr nach der Operation ein lokales Rezidiv auf, das bestrahlt und cytostatisch behandelt wurde. Das Kind verstarb 48 Monate danach mit Leber- und Milzmetastasen. Von den 6 Überlebenden leben heute 5 Kinder weniger als 2 Jahre nach der Diagnosestellung, 1 Kind lebt heute länger als 3 Jahre nach dem Eingriff. In allen 6 Fällen wurde eine kombinierte Behandlung – Operation, Cytostatica und Radiatio – durchgeführt.

Gruppe III: Fernmetastasen. Bei 3 Kindern wurden während der stationären Behandlung Fernmetastasen festgestellt. 2 dieser Kinder wurden lediglich nephrektomiert, 1 Kind erhielt die volle Kombinationsbehandlung. Alle 3 Patienten verstarben innerhalb des 1. Jahres nach der Diagnosestellung (100%).

Kasuistik

Fall 1. Krbl.-Nr. 5931/64: 7jähriger Junge, bei dem 1959 wegen eines rechtsseitigen Wilms-Tumors die Nephrektomie durchgeführt wurde. Anschließend Cytostatica und Bestrahlungsbehandlung. 1964 Solitärmetastase im rechten Mittellappen. Unter Trenimon-Schutz wird die Mittellappenektomie durchgeführt. Bei der Nachuntersuchung im August 1970 ist der Junge völlig beschwerdefrei, Metastasen können nicht nachgewiesen werden.

Fall 2. Krbl.-Nr. 2917/69: Bei einem $3^1/_2$jährigen Mädchen wird die Nephrektomie links wegen eines Wilms-Tumors durchgeführt. Unter Cytostatica-Therapie mit Actinomycin-D und Nachbestrahlung entwickelt sich eine Metastase in der rechten Niere. Im Juni 1970 $^2/_3$-Resektion der rechten Niere. Histologisch kann der Verdacht einer Tumormetastase aus der linken Niere bestätigt werden. Das Kind wird mit suffizient arbeitender Restniere rechts in die Univ. Kinderklinik verlegt.

Fall 3. Krbl.-Nr. 6153/69: Bei einem $1^1/_4$jährigen Mädchen wird im Juli 1969 die Nephrektomie links wegen eines Wilms-Tumors durchgeführt. Es wird eine cytostatische Behandlung und Strahlentherapie angeschlossen. Im Mai 1970 Verdacht einer Solitärmetastase im linken

Mittelfeld. Die Kontrolle im Juli 1970 zeigt eine deutliche Größenzunahme bis Kirschgröße. Ende Juli 1970 Thorakotomie links unter Trenimon-Schutz und Exstirpation der Metastase durch atypische Segmentresektion (Abb. 3a u. b).

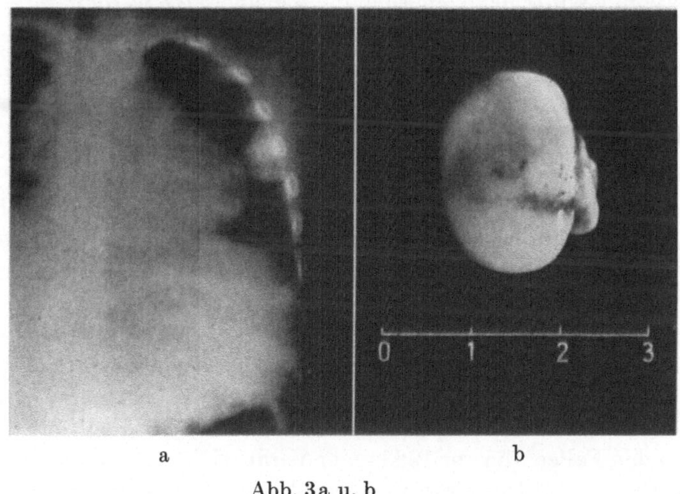

a b

Abb. 3a u. b

Zeitmaß für die Heilung beim Wilms-Tumor

Von 60 Patienten mit einem Wilms-Tumor verstarben 38. Die Analyse der Überlebenszeiten ergab, daß 37 Patienten innerhalb der ersten 20 Monate nach der Diagnosestellung verstarben (97%) (Abb. 4). 75% starben im 1. Jahr nach Stellung der Diagnose. 1 Patient verstarb, wie

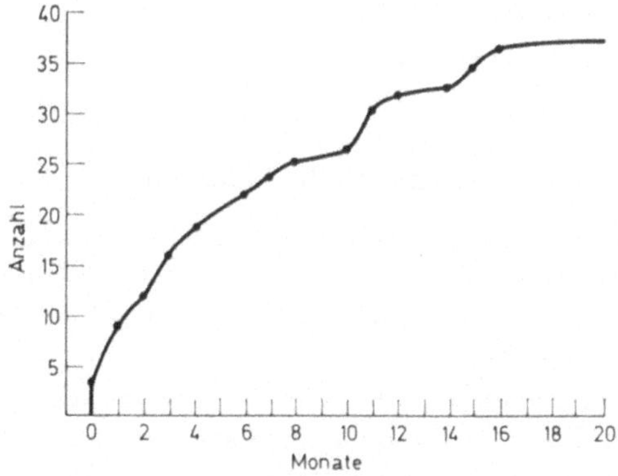

Abb. 4. Kumulationskurve der Überlebenszeiten der Verstorbenen vom Zeitpunkt der Diagnosestellung an

oben erwähnt, 48 Monate nach der operativen Behandlung. Wir gehen mit anderen Autoren konform (Schneider, 1970; Jerep, 1969), beim Wilms-Tumor die 2-Jahresüberlebenszeit als Maßstab für die „Heilung“ anzunehmen. Diese Zeit kann jedoch nicht, wie auch bei uns 1 Fall gezeigt hat, mit klinischer Dauerheilung gleichgesetzt werden.

2-Jahresüberlebenszeit

Für die Berechnung der 2-Jahresüberlebenszeit konnten wir 50 Fälle, die vor dem August 1968 in unsere Behandlung kamen, heranziehen. Von diesen Kindern sind inzwischen 34 verstorben, 2 Kinder verschollen, 14 Kinder leben länger als 2 Jahre. Danach ergibt sich eine wahrscheinliche Überlebenszeit von 29,1% (100 × Überlebende: Gesamtzahl – Verschollene).

Bei Herausnahme der 14 primär oder sekundär inoperablen Fälle ergibt sich bei den Patienten, die einer Operation zugeführt werden konnten (36 – 2 Verschollene), eine 2-Jahresüberlebensziffer von 41,1%.

Eine erhebliche Diskrepanz bezüglich der Überlebenszeit besteht zwischen den Fällen, die vor 1963 – vor Verabreichung des Cytostaticums Actinomycin-D und Durchführung einer kombinierten Behandlung – und denen, die ab 1963 behandelt wurden. Von 30 Kindern, die von 1943 bis 1963 behandelt wurden, starben 27 innerhalb der ersten 20 Monate nach Diagnosestellung, 1 Kind überlebte 48 Monate, lediglich 2 Kinder leben heute noch nach 9 Jahren. Die 2-Jahresüberlebensziffer beträgt in dieser Gruppe 10%. In der Zeit von 1963 bis August 1968 wurden insgesamt 20 Kinder mit einem Wilms-Tumor behandelt. Es starben 8 Patienten, davon 2 Kinder innerhalb der ersten postoperativen Tage an der Nebenwirkung des Cytostaticums. 10 Kinder leben heute noch länger als 2 Jahre, 2 Kinder sind verschollen. Die errechnete 2-Jahresheilziffer des letzten Kollektivs beträgt 55,5%.

Prognostische Faktoren

Die in der Literatur immer wieder vorgebrachte Meinung, daß eine Makrohämaturie in der Vorgeschichte als ein prognostisch ungünstiges Zeichen zu werten sei, fanden wir bei der Analyse des eigenen Krankengutes nicht bestätigt. Die Überlebenszeiten der Patienten, (10 Fälle = 16,6%), die in der Anamese eine Makrohämaturie hatten, wurden untersucht. Von diesen Patienten leben heute noch 6, davon 3 länger als 2 Jahre. Im Vergleich zur Gesamtüberlebenszeit konnte eine signifikante Verschlechterung der Prognose durch eine Makrohämaturie nicht festgestellt werden.

Als weiteres prognostisch relevantes Kriterium wird das Lebensalter bei Behandlungsbeginn genannt. Einige Autoren halten die Tumormanifestation im frühen Kindesalter für günstiger als zu einem späteren Zeitpunkt (JEREP, SIROLA, BACHMANN etc.). Im eigenen Krankengut läßt sich ein entscheidender Einfluß des Lebensalters auf die Überlebenszeit nicht feststellen.

Ebenfalls statistisch nicht signifikant ist der Einfluß anderer klinischer Faktoren auf die Überlebenszeit. Im eigenen Krankengut überlebten Mädchen etwas häufiger (21/6) als Jungen (29/7). Die Überlebenschance bei Patienten, bei denen der Tumor von der rechten Niere ausging, war etwas besser (rechts 29:9, links 19:4). Die beste Überlebenschance hatten männliche Patienten mit einem rechtsseitigen Nierentumor (12/6). Allerdings sind diese Daten mit dem Fehler der kleinen Zahl belastet.

Diskussion

Aufgrund der Analyse des eigenen Krankengutes lassen sich folgende Aussagen machen:

1. Die Überlebenszeit ist – wie erwartet – vor allem abhängig vom Stadium bei Behandlungsbeginn. Kein Kind, das im Stadium I operiert wurde, starb an der Tumorkrankheit.
2. Vorrangig in der Therapie ist die Radikaloperation. Alle überlebende Kinder sind operiert worden. Die Kinder, die nur Bestrahlung und/oder Cytostatica erhielten, lebten nicht länger als 1 Jahr nach Diagnosestellung.
3. Erst seit Einführung der kombinierten Behandlung – radikale Tumorentfernung, Cytostatica-Therapie mit Actinomycin-D und hochdosierter Strahlenbehandlung – konnte die Heilziffer von 10% auf 55,5% (2-Jahresüberlebenszeit) verbessert werden.
4. Für die Berechnung der Überlebenszeit beim Wilms-Tumor kann aufgrund unserer Untersuchungen die 2-Jahresgrenze herangezogen werden. Von 38 Kindern starben 37 (97%) innerhalb der ersten 20 Monate nach Diagnosestellung, 75% innerhalb des 1. Jahres.

Es kann kein Zweifel darüber bestehen, daß die besseren Ergebnisse auf die Kombinationsbehandlung – Operation, Bestrahlung und Cytostatica – zurückzuführen sind. Ob dabei dem Actinomycin-D (SCHNEIDER, NEIDHARDT) oder der Strahlenbehandlung (SCHUMANN) die entscheidende Rolle zukommt, läßt sich aufgrund der kleinen Zahlen nicht beantworten. Wir gehen mit OTT konform, daß die Vorrangigkeit der Operation in der Therapiefolge und im Therapieerfolg außer Frage steht, um so mehr, als durch die verbesserte Operationstechnik in den letzten Jahren immer die

Herausnahme des Tumors gelang. Ohne Operation keine Heilung! Da bezüglich der Zusatztherapie die Erfahrungen des Einzelnen zu gering sind, muß für die kindlichen Tumoren eine überregionale Tumordokumentation gefordert werden. Ebenso wichtig ist die Gründung eines Tumorarbeitskreises mit der Möglichkeit, eine verbindliche Stadienklassifizierung für den Wilms-Tumor auszuarbeiten und tumorspezifische Behandlungsrichtlinien festzulegen.

Zusammenfassung

Es wird über 60 Wilms-Tumoren berichtet, die in der Zeit von 1943 – August 1970 in der Chirurgischen Klinik behandelt wurden. Neben einer kurzen Darlegung der Symptomatik und Klinik wird im wesentlichen auf die Behandlungsergebnisse eingegangen. Von 60 Patienten waren 6 primär inoperabel, 8 weitere Patienten erwiesen sich bei dem Eingriff als inoperabel. Von 60 Patienten verstarben 38, 37 davon innerhalb der ersten 20 Monate. Für die Berechnung der 2-Jahresüberlebenszeit konnten 50 Fälle herangezogen werden. Unter Berücksichtigung zweier verschollener Kinder ergibt sich eine wahrscheinliche Überlebenszeit von 29,1%. Bei Herausnahme der inoperablen Fälle konnte eine 2-Jahresüberlebensziffer von 41,1% errechnet werden. Die günstigsten Ergebnisse erbrachte die kombinierte Behandlung – Operation, Cytostaticatherapie und Radiatio.

Literatur

BACHMANN, K. D.: Der Wilms-Tumor im 1. Lebensjahr. Dtsch. med. Wschr. **50**, 2598–2602 (1969).

BRÜSLER, H.: Wilmstumoren. Fortschr. Med. **88**, 255–258 (1970).

COERDT, I.: Wilmstumoren im Kindesalter. Bericht über 120 eigene Erfahrungen. Z. Kinderchir. Suppl. **6**, 201–207 (1970).

GUZEKI: Results of therapy of Wilmstumors after 10 years of follow up observations. Pediat. pol. **44**, 1275 (1969).

HECKER, W., DÖRR, D.: Maligne Tumoren im Kindes- und Jugendalter, Klinik und Prognose. Dtsch. med. J. **17**, 570–578 (1969).

JEREB, B.: Nephroblastoma. Results of treatment 1927–1967. Z. Kinderchir. Suppl. **6**, 165–171 (1969.)

JONSTON, J. H.: 10 years experience with Actinomycin-D in the treatment of Nephroblastoma. Z. Kinderchir. Suppl. **6**, 171–177 (1969).

KAFKA, V.: Beitrag zur Therapie der Wilms-Tumoren aufgrund eigener Erfahrungen. Z. Kinderchir. Suppl. **6**, 177–182 (1969).

LANDBECK, G.: Die cytostatische Behandlung maligner Tumoren im Kindesalter. Z. Kinderchir. Suppl. **6**, 30–44 (1969).

NEIDHARDT, M.: Maligne Tumoren im Kindesalter. Dtsch. med. Wschr. **95**, 153–158 (1970).

OTT, G.: Wilmstumoren. Med. Welt **49**, 2614–2618 (1964).

— Krebs im Kindes- und Jugendalter. Dtsch. med. J. **17**, 565–570 (1964).

RICKHAM, P. P.: Zur Behandlung und Prognose der Wilmstumoren. Z. Kinderchir. **1**, 105–112 (1964).

SCHNEIDER, B.: Wilmstumor: The evolution of a treatment program. Amer. J. Roentgenol. **108**, 92–97 (1970).

SCHUMANN, E.: Die Strahlentherapie im Kindesalter. Z. ärztl. Fortbild. 62, **10**, 521–528 (1968).

SIROLA, K.: Behandlungsresultate von Wilmstumoren mit besonderer Berücksichtigung der Lungenmetastasen und bilateraler Tumoren. Z. Kinderchir. Suppl. **6**, 183–189 (1969).

STEPHAN, H.: Malignant renal tumors in infancy and childhood. Rare incidence and long-time survival. Z. Kinderchir. Suppl. **6**, 189–195 (1969).

Die maligne Degeneration der Colitis ulcerosa

Von

H. U. DRÜNER, E. ROTH u. K.-H. GRÖZINGER

Das wesentliche Kriterium für die Therapie und die Prognose maligner Geschwulste ist die Frühdiagnose. Eine Aufschlüsselung der Rectumcarcinome nach dem TNM-System der UICC (BOCKELMANN et al., 1970) hat beispielweise für einen Tumor des Stadiums $T_1 N_0 M_0$ eine 5-Jahres-Überlebensrate von 53,1% ergeben, die aber, sind einmal regionäre oder Fernmetastasen vorhanden, unter 5% absinkt.

Den Frühformen des morphologisch faßbaren Geschwulstwachstums stehen Zustände gegenüber, die nicht-neoplastisch sind, jedoch eine Neigung zur malignen Entartung besitzen und die als Präcancerosen bezeichnet werden.

Im Dickdarm ist außer der familiären Polyposis besonders die Colitis ulcerosa (C. U.) mit dem Risiko der malignen Entartung behaftet. In zahlreichen Untersuchungsreihen konnte das Zusammenhängen von Colitis und Carcinom, das erstmals von YEOMANS (1927) und BARGEN (1928) angenommen wurde, bestätigt werden. Die statistische Sicherung des Zusammenhangs wird allerdings dadurch erschwert, daß leichtere Verlaufsformen der chronischen C. U. oder völlig symptomlose Fälle niemals hospitalisiert werden und so der Erfassung entgehen, daß also die genaue Zahl der Colitis-Kranken nicht präzisiert werden kann. Eine weitere Fehlerquelle muß darin gesehen werden, daß vielen Veröffentlichungen ein chirurgisches Krankengut zugrunde liegt, das im Durchschnitt schwerer verlaufende und länger bestehende Fälle enthält. Da außerdem die häufige Indikation zur Proktokolektomie bei der C. U. das bereits bestehende Colon- oder Rectumcarcinom ist, wundert es nicht, wenn in diesen Serien das Entartungsrisiko zu hoch eingeschätzt wird (EDWARDS u. TRUELOVE, 1964).

Die Literaturangaben schwanken entsprechend in weiten Grenzen. Eine von GOLDGRABER (1964) zusammengestellte Übersicht enthält Angaben, die von 0,6–14,2% reichen. Der daraus errechnete Durchschnittswert von 3,9% deckt sich jedoch mit den Angaben anderer Autoren und scheint so dem tatsächlichen Vorkommen von Carcinomen auf dem Boden einer C. U. zu entsprechen (Tabelle).

Tabelle

	Anzahl Colitis Ulcerosa	Carcinom %
Goldgraber	9570[a]	3,9
Welch u. Hedberg	750	3,3
Edwards u. Truelove	624	3,5
Slaney u. Brooke	222	6,7

[a] Sammelstatistik

Sorgfältige statistische Analysen konnten zeigen, daß das Krebsrisiko des Colitis-Kranken 8–10mal höher ist als das einer „Normalperson" (Goldgraber u. Kirsner, 1964; Welch u. Hedberg, 1965).

Pathologie

Die Verteilung der auf dem Boden einer C. U. entstandenen Carcinome über das Colon unterscheidet sich von dem Verteilungsmuster der nichtcolitischen Colontumoren deutlich.

Vor allem ist das Rectum weitaus weniger häufig betroffen; während in der Normalbevölkerung zwischen 36% und 40% aller Dickdarmcarcinome auf das Rectum entfallen, sind es nur etwa 10% bei der C. U. (Edwards u. Truelove, 1964). Um so größer ist der Anteil, der im Colon ascendens und transversum entsteht. In einer Zusammenstellung Langmanns (1966) ist das colitische Transversum in 35% betroffen, gegenüber 8,5% der Normalpopulation (Hinton, 1966).

Die Frage nach der Entstehungsweise der Tumoren ist noch nicht beantwortet. Die Häufigkeit des gleichzeitigen Auftretens mehrerer Carcinome weist darauf hin, daß das gesamte Colon bedroht ist. Der zahlenmäßige Anteil wird recht unterschiedlich angegeben: Goldgraber u. Kirsner (1963) fanden in 42%, Welch u. Hedberg (1965) in 8%, Edwards u. Truelove (1964) in 23% und Hinton (1966) in einer Serie des St. Mark's Hospital in 22% multiple Tumoren.

Während man früher annahm, daß die auf entzündlichem Boden entstandenen Pseudopolypen Präneoplasien darstellten (Bacon et al., 1956), ist man davon heute abgekommen (Edwards u. Truelove, 1964; Hinton, 1966). Pseudopolypen entstehen im Gefolge schwer verlaufender Colitiden meist mit Befall des ganzen Colon, in Fällen, in denen also das

Risiko der malignen Entartung ohnehin am größten ist, und es hat sich zeigen lassen, daß auch in Abwesenheit von Pseudopolypen Carcinome entstehen (HINTON, 1966).

Wenn auch eine morphologische Vorstufe zum Krebswachstum im colitischen Darm nicht identifiziert werden konnte, so scheint doch dystopen Epithelzellverbänden eine auslösende Funktion zuzukommen. Im Verlauf der Heil- und Regenerationsvorgänge werden gelegentlich Inseln von Drüsenepithel in die Submucosa verschleppt und wachsen dort ein. Dies geschieht offenbar besonders am Rande submucöser Abscesse, wo das Epithel in die Absceßhöhle einwandert. Gerade die submucöse Verschleppung von Epithelzellen könnte erklären, warum der erste Keim malignen Wachstums in der Submucosa, unter intakter Mucosa, gefunden werden kann (DUKES, 1954).

Klinik

Das Krebsrisiko bei C. U. beträgt gegenüber dem einer nach Alter und Geschlecht entsprechend ausgewählten Population von Normalpersonen das 7–10fache (GOLDGRABER u. KIRSNER, 1964; WELCH u. HEDBERG, 1965). Bedeutsam für Prophylaxe und Therapie ist jedoch weniger das kollektive Entartungspotential als vielmehr die Frage nach dem Ausmaß des Einzelrisikos. Die Analyse großer Serien von Fällen (EDWARDS u. TRUELOVE, 1964; GOLDGRABER u. KIRSNER, 1964; HINTON, 1966; SLANEY u. BROCKE, 1959; WELCH u. HEDBERG, 1965) hat 4 Kriterien hervortreten lassen, die schicksalbestimmend zu sein scheinen:

1. Alter bei Auftreten der Krankheit
2. Ausmaß des Befalls
3. Verlaufsform
4. Krankheitsdauer

Das Durchschnittsalter bei Auftreten der C. U. liegt nach Angaben von SLANEY u. BROOKE (1959) bei 27,3 Jahren, die Diagnose des Carcinoms wird nach einer durchschnittlichen Latenz von 13,8 Jahren im Alter von 41,1 Jahren gestellt. Eine Statistik McDOUGALLS (1964) zeigt, daß beim Vergleich zweier Gruppen von Patienten mit totaler Colitis und einer Krankheitsdauer von mehr als 10 Jahren diejenigen, bei denen die Krankheit vor dem 25. Lebensjahr eingesetzt hatte, den doppelten Carcinombefall hatten. Liegt der Krankheitsbeginn vor dem 10. Lebensjahr, so steigt die Carcinomrate sogar auf das vierfache an (EDWARDS u. TRUELOVE, 1964). Ein Grund hierfür ist sicher die relativ längere Exposition, zum anderen aber ist im Kindesalter in einem weit höheren Prozentsatz das gesamte Colon befallen als beim Erwachsenen (HINTON, 1966).

Das Maß der Ausbreitung der C. U. steht in direktem Zusammenhang mit der Krebsgefährdung: bei Erkrankung des gesamten Colon treten Carcinome vierfach häufiger auf als bei partiellem Befall, und 30mal häufiger als in einer nichtcolitischen Population. Ist jedoch nur das Rectum oder das distale Colon betroffen, so übersteigt das Malignitätsrisiko nicht das der Normalbevölkerung (McDougall, 1964).

Einen Einfluß auf die spätere maligne Entartung scheint auch die Verlaufsform der Krankheit zu haben: Edwards u. Truelove (1964) fanden bei der Analyse ihres umfangreichen Krankengutes, daß die chronisch-kontinuierliche Verlaufsform die höchste Carcinomrate aufwies. Der Unterschied zur Gruppe der chronisch-intermittierenden Colitis war statistisch signifikant.

Neben dem Grad der Ausbreitung über das Colon besitzt schließlich die Dauer des Bestehens der C. U. die entscheidenste Beziehung zur Carcinomentstehung, und es besteht weitgehende Übereinstimmung darüber, daß eine chronisch über 10 Jahre verlaufende C. U. in hohem Maße gefährdet (Dukes, 1954; Edwards u. Truelove, 1964; Hinton, 1966; Slaney u. Brooke, 1959). 63,8% der Carcinome im Krankenbestand Slaneys wiesen eine Krankheitsdauer von 10 oder mehr Jahren auf (1959). Von den Patienten Edwards u. Trueloves (1964), deren C. U. erst 0–4 Jahre bestand, erkrankten 0,33% an einem Carcinom, bei einer Dauer von 10–14 Jahren bereits 1,32%, und nach 20 oder mehr Jahren 5,51%. Insgesamt wird das Malignitätsrisiko nach 20 Jahren mit 12% beziffert (Edwards u. Truelove, 1964).

Die für die Prognose so bedeutsame Frühdiagnose der Carcinome ist bei der C. U. schwierig und in vielen Fällen unmöglich. Nicht selten besteht vor Auftreten der Geschwulst eine Periode der Beschwerdefreiheit, die dann auftretenden Schmerzen, Diarrhoen und Blutabgänge werden einem Wiederaufflammen der Colitis zugeschrieben. Der warnende Abdominalschmerz, der auf die pericolische oder perirectale Infiltration zurückzuführen ist, ist ein spätes Symptom.

Aber auch bei klinischem Verdacht ist die Diagnosesicherung problematisch. Die meisten Tumoren befinden sich im proximalen Colon und entziehen sich der endoskopischen und bioptischen Untersuchung. Auch die röntgenologische Suche nach dem Carcinom wird häufig durch das flach-infiltrierende Wachstum der Tumoren, nicht selten in der Submucosa ohne neoplastische Veränderung der darüber liegenden Mucosa, erschwert. Carcinomatöse Strikturen entziehen sich der sicheren Beurteilung, da die Kontur des Colon durch die Colitis häufig insgesamt verunstaltet ist. Goldgraber (1958) gibt an, daß in 42% seiner Fälle das Carcinom röntgenologisch nicht nachgewiesen werden konnte!

Ein Fall aus dem Krankengut der Chirurgischen Universitätsklinik Heidelberg zeigt, daß jedoch selbst bei bester Diagnosemöglichkeit, wertvolle Zeit durch die Indolenz des Patienten verloren werden kann.

(S. I. Krbl. Nr. 3/97/70) Die damals 40jährige Frau erkrankte 1935 an einer Colitis ulcerosa. Nach einer länger dauernden Remission kam es 1954 zu mehreren schweren Schüben einer hämorrhagischen Colitis, die sich röntgenologisch im Sigma, Colon descendens und in der distalen Hälfte des Transversum manifestierte. Nach

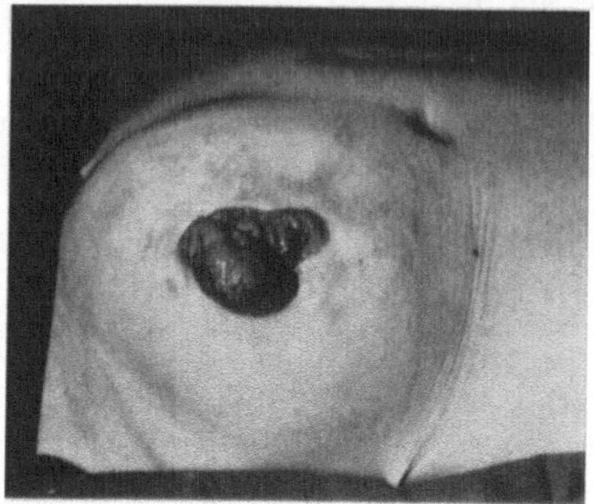

Abb. 1. Carcinomrezidiv am anus praeter

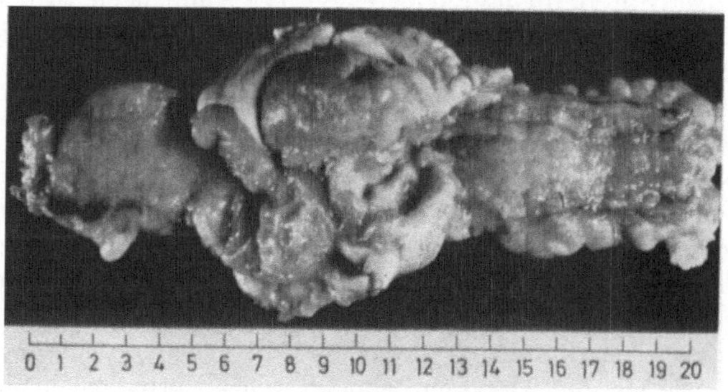

Abb. 2. Resektionspräparat

Erfolglosigkeit eines medikamentösen Therapieversuches wurde eine Coecalfistel angelegt. In der Folge bildeten sich recto-vaginale Fisteln aus, die operativ verschlossen werden mußten. 1955 wurde ein anus praeter sigmoidalis angelegt. Bei einer Nachuntersuchung 1956 waren die colitischen Erscheinungen weitgehend abgeklungen.

Nach einer langen Periode des Wohlbefindens und der Beschwerdefreiheit begann der Anus praeter im Sommer 1969 zu nässen, es bildete sich im Anusbereich ein kleiner, nicht schmerzender Knoten, der alsbald rasch zu wachsen, zu schmerzen und zu bluten begann.

Bei Aufnahme am 7. 1. 1970, also 5 Monate nach Auftreten der ersten Symptome, fand sich am anus praeter sigmoidalis ein tomatengroßer Tumor mit zerklüfteter Oberfläche (Abb. 1 und 2). Der Tumor wurde zusammen mit dem befallenen Sigmaabschnitt exstirpiert, es wurde ein endständiger anus praeter sigmoidalis angelegt. Metastasen waren nicht nachzuweisen; histologisch handelte es sich um ein Adeno-Carcinom.

Therapie

Über die Wertigkeit der Proctocolektomie bei festgestelltem Carcinom kann kein Zweifel bestehen. Die Gefahr der erneuten Tumorbildung im Rectumstumpf nach Colektomie und ileorectaler Anastomose ist beträchtlich: McDougall (1964) fand bei 237 colektomierten Patienten mit ileorectaler Anastomose 5 Rectumcarcinome.

Schwierig und im Einzelfall jedesmal neu zu entscheiden ist die Frage nach der Indikation zu einer präventiven Operation. Soll man einen Patienten, der u. U. niemals ein Carcinom bekommen wird, eine Operation mit einer nicht unbeträchtlichen Komplikationsrate, und ein Leben als Ileostomieträger zumuten?

Bei der Einschätzung des individuellen Risikos sind 4 Kriterien zu berücksichtigen:

1. Dauer der C. U. über 10 Jahre
2. Befall des gesamten Colon
3. Früher Krankheitsbeginn
4. Chronisch-kontinuierliche Verlaufsform

Ableitende Eingriffe zur Ruhigstellung des erkrankten Darmabschnitts gewähren keinen Schutz. Slaney (1959) gibt an, daß bei 34 von 304 Patienten mit C. U. Jahre vor Auftreten des Coloncarcinoms eine Ileostomie oder Coecoestomie angelegt worden war; bei 11 weiteren war eine subtotale Colectomie und Ileostomie durchgeführt worden.

Angesichts der Rezidivneigung und der düsteren Prognose, die das auf dem Boden einer C. U. entstandene Carcinom hat – die 5-Jahres-Überlebensrate wird mit 18,6% beziffert – (Slaney u. Brooke 1959), ist bei bestehendem hohem Risiko die Proctocolectomie die Therapie der Wahl.

Zusammenfassung

Zwischen Colitis ulcerosa und Coloncarcinom besteht ein eindeutiger Zusammenhang. Insgesamt beträgt das Krebsrisiko etwa 3,5%, kann jedoch bei langer Krankheitsdauer, Befall des gesamten Colon, frühem Erkrankungsalter und chronisch-kontinuierlicher Verlaufsform bis auf 30% ansteigen. Die Carcinome befallen vorwiegend das Colon ascendens und Transversum und können multipel auftreten. Die Diagnose der Carcinome ist schwierig; läßt sich ein hohes Risiko errechnen, so sollte selbst als Präventivmaßnahme die Proctocolectomie durchgeführt werden.

Literatur

BACON, H. E., LIN MIN OU YANG, CARROLL, P. T., CATES, B. A., VILLALBA, S., McGREGOR, R. A.: Non-specific ulcerative colitis, with reference to mortality, morbidity, complications and longterme survival following colectomy. Amer. J. Surg. **92**, 688 (1956).

BARGEN, J. A.: Chronic ulcerative colitis associated with malignant disease. Arch. Surg. **17**, 501 (1928).

BOKELMANN, D., DRÜNER, H. U., HÖNIG, H., RUDOLPH, H.: Das Rectum-Carcinom bis 7 cm Höhe, in diesem Band, S. 197.

DUKES, C.: The Surgical pathology of ulcerative colitis. Ann. roy. Coll. Surg. Engl. **14**, 389 (1954).

EDER, M., WIEBECKE, B., KLEIN, H. J.: Pathologisch-anatomische Aspekte der Krebsvorstufen des Gastrointestinaltrakts. Chirurg **3**, 97 (1970).

EDWARDS, F. C., TRUELOVE, S. C.: The course and prognosis of ulcerative colitis. Part IV: carcinoma of the colon. Gut vol. **5**, 1 (1964).

GALL, F.: Indikationen zur chirurgischen Behandlung der Colitis ulcerosa. Dtsch. med. Wschr. **13**, 511 (1960).

GOLDGRABER, M. B., HUMPHREYS, E. M., KIRSNER, J. B., PALMER, W. L.: Carcinoma and ulcerative colitis, clinical-pathologic study; II statistic analysis. Gastroenterology **34**, 809 (1958).

— KIRSNER, J. B.: Carcinoma of the colon in ulcerative colitis. Cancer (Amst.) **5**, 657 (1964).

HINTON, J. M.: Risk of malignant change in ulcerative colitis. Gut **7**, 427 (1966).

LANGMAN, J. M. S.: Epidemiology of Cancer of the large intestine. Proc. roy. Soc. Med. **59**, 132 (1966).

McDOUGALL, I. P. M.: The cancer risk in ulcerative colitis. Lancet **2**, 655 (1964).

SLANEY, G., BROOKE, B. N.: Cancer in ulcerative colitis. Lancet **2**, 694 (1959).

WELCH, C. E., HEDBERG, S. E.: Colonic cancer in ulcerative colitis and idopathic colonic cancer. J. Amer. med. Ass. **10**, 111 (1965).

YEOMANS, F. C.: Carcinomatous degeneration of rectal adenomas: Report of seven cases. J. Amer. med. Ass. **89**, 852 (1927).

Das Rectum-Carcinom bis 7 cm Höhe*

Von

D. Bokelmann, H. U. Drüner, H. Hönig u. H. Rudolph

Die Geschwülste des Rectum sind auch heute noch für den Chirurgen sehr bedeutungsvoll. Nach Schätzungen der American Cancer Society erkranken in den USA jährlich 75000 Menschen an Tumoren des Colon und Rectum. Dabei seien für 1970 46000 Todesopfer zu erwarten. In der Bundesrepublik stehen diese Tumoren in der Krebstodesursachen-Statistik nach Angaben des Statistischen Bundesamtes Wiesbaden für das Jahr 1967 bei Männern wie bei Frauen an 6. Stelle. Dabei gilt für die Prognose des Rectum-Carcinoms, daß diese um so ungünstiger wird, je weiter analwärts das Carcinom liegt (Guleke). Sie ist deswegen ungünstiger, weil mehr lymphogene Metastasierungswege zur Verfügung stehen.

Die Lymphbahnen des Rectum sind in 3 Abschnitte zu gliedern. Die intramuralen Lymphbahnen, die zunächst submucös und subserös verlaufen, drainieren im oberen Bereich entlang der A. rectalis superior und der A. mesenterica inferior. Im mittleren Bereich des Rectum folgen sie den Venae rectales inferiores und den Venae pudendi nach unten, gleichzeitig aber oberhalb des Musculus levator ani mit den Aa. rectales mediae zu den hypogastrischen und präsacralen Lymphknoten. Im unteren Bereich durchkreuzen die Lymphbahnen des Perineum, nehmen Kontakt zu den Lymphbahnen der Beckenorgane auf und gelangen schließlich zu den oberflächlichen inguinalen Lymphknoten. Dorsale Lymphbahnen existieren nicht (Stelzner). Zwischen allen Lymphbahnen finden sich intensiv ausgebildete Querverbindungen (Stirnemann u. Halter, 1970). Trotz dieser Ausbildung von Querverbindungen kommt es sehr selten zur Metastasierung in die Leistengegend. Diese retrograde Metastasierung soll erst dann eintreten, wenn die Hauptlymphbahnen durch Krebszell-Material verlegt worden sind (Gilchrist, Glober, Westhues). Große Bedeutung wurde früher der peritonealen Umschlagfalte als Anhaltspunkt für den Verlauf der Lymphbahnen nach oben und

---

* Diese Untersuchung wurde ermöglicht durch die Unterstützung des Verbandes der Lebensversicherungsunternehmen e. V., Bonn.

nach lateral beigemessen. Sie stellt jedoch keinen genauen Beziehungspunkt dar, da nach KIRKLIN, DOCKERTY u. WAUGH die Höhe der Umschlagfalte um 5–10 cm differieren kann. Aus der Reichhaltigkeit der Lymphbahnen im Bereich des distalen Rectum erklärt sich die schlechtere Prognose von Carcinomen, die in diesem Bereich liegen. Da auf der anderen Seite Carcinome hier besonders leicht zu diagnostizieren sind, interessierte uns die Prognose gerade dieser tiefsitzenden Rectum-Carcinome.

Tabelle 1. *Vorschlag der TNM-Klassifizierung für das tiefsitzende Rectum-Carcinom (bis 7 cm)*

T	*= Primärtumor*
T_0	Kein Primärtumor auffindbar
T_1	Tumor auf Schleimhaut beschränkt, verschieblich gegen Darmwand
T_2	Tumor auf Darmwand beschränkt, verschieblich gegenüber Mesorectum
T_3	Tumor mit Infiltration der umgebenden Weichteile, eingeschränkte Verschieblichkeit
T_4	Tumor in Blase, Vagina oder Prostata infiltriert oder Knochendestruktion
T_9	Fehlende Angaben
N	*= regionäre Metastasen*
N_0	Keine Lymphknoten
N_1	Lymphknoten pararectal, supraanal, periproktitisch bzw. Mesorectum
N_2	Paraaortal, parailiacal oder inguinale Lymphknoten
N_3	Netz-Metastasen bzw. intraperitoneale Aussaat
N_9	Fehlende Angaben
M	*= Fernmetastasen*
M_0	Keine Fernmetastasen
M_1	Fernmetastasen
M_9	Fehlende Angaben

Von 1943 bis einschließlich 1968 wurden an der Chirurgischen Universitätsklinik Heidelberg 1500 Rectum-Carcinome behandelt. Die Anal-Carcinome wurden außer acht gelassen. 561 dieser Carcinome hatten ihren Sitz bis 7 cm oberhalb des Sphincter ani. Entgegen der bisher üblichen Einteilung der Rectum-Carcinome nach DUKES, haben wir diese nach den TNM-Stadien der UICC (Union Internationale Contre le Cancer) eingeteilt. Da sich bei der Erhebung jedoch zeigte, daß diese Einteilung klinisch nicht in ausreichendem Maße anwendbar war, haben wir sie, entsprechend der Möglichkeit bis 1972 Verbesserungsvorschläge zu erarbeiten, modifiziert (Tab. 1). Die Krankenblätter dieser 561 Patienten mit einem tiefsitzenden Rectum-Carcinom wurden in einer retrospektiven Erhebung durchgesehen, die Spätschicksale eines jeden Patienten erhellt und die Ergebnisse mit elektronischen Doku-

Tabelle 2. *Überlebenshäufigkeit in Abhängigkeit vom Tumorstadium bei 561 Rectum-Carcinom-Patienten*

Tumorstadium	1943–1968 lebend (Stand 31. 12. 1968)	verstorben	verschollen	Überlebensrate in % 5 Jahre	10 Jahre
$T_1 N_0 M_0$	25	58	5	53,1	35,5
$T_2 N_0 M_0$	34	91	2	40,7	28,7
$T_{3/4} N_0 M_0$	9	55	2	9,2	5,6
Summe	68	204	9	28,0	18,5
$T_{1/2} N_1 M_0$	13	50	2	33,8	20,8
$T_{3/4} N_1 M_0$	7	29	2	14,8	4,1
$T_X N_X M_0$	3	25	1	7,9	4,5
Summe	23	104	5	18,8	9,8
$T_X N_X M_1$	1	70	1	9,5	4,8
$T_X N_X M_9$ (nicht klassifizierbar)	9	65	2	16,6	3,4
Gesamtzahl	101	443	17	27,6	15,9

mentations-Methoden ausgewertet. Es ergab sich bei einem Verhältnis zwischen Männern zu Frauen von 2:1 eine mittlere 5-Jahresüberlebensrate von 27,6%, für eine 10-Jahresüberlebenszeit 15,9% (Tab. 2). Dieser Wert täuscht jedoch, da die Prognose vom Tumor-Stadium abhängt und bei der Aufschlüsselung nach dem TNM-System ergab sich für einen kleinen Primärtumor nach dem Stadium $T_1 N_0 M_0$ eine 5-Jahresüberlebensrate von 53,1% und eine entsprechende 10-Jahresüberlebensrate von 35,5%. Je größer ein Tumor geworden ist, d. h. je länger die Wachstumszeit ist, umso geringer wird die Überlebensrate. Beim Auftreten von solitären regionären Metastasen findet sich bei kleinem Primärtumor immer noch eine gute Heilchance, während sich diese auch hier bei einem großen Primärtumor, der eine entsprechend lange Entstehungszeit gehabt hat, wesentlich vermindert. Beim Auftreten von Fernmetastasen ist die Überlebenszeit unabhängig von der Größe des Primärtumors und liegt unter 10%. Daß die Prognose jedoch nicht allein vom Tumorstadium sondern auch vom Alter abhängt, geht aus der Tabelle 3 hervor. Bei einer nahezu gleichen Verteilung der TNM-Stadien über die verschiedenen Altersgruppen hat ein 50jähriger eine etwa 3mal größere Chance die 5-Jahresgrenze zu erreichen als ein 70jähriger. Noch deutlicher zeigt sich dieses Verhältnis natürlich bei der 10-Jahresüberlebenszeit. Daraus ergibt sich infolge zunehmender Erkrankungshäufigkeit nach dem 60. Lebensjahr (Abb. 1), daß das Altersrisiko von großer Bedeutung ist. Im Einzelfall kann die tatsächliche Überlebenszeit natürlich wesentlich höher sein (Quan, 1970). Die in unserer Untersuchung gefundenen

Tabelle 3. *Überlebensrate in Abhängigkeit vom Alter bei 561 Rectum-Carcinom-Patienten ohne Berücksichtigung des Tumorstadiums*

Alter	1943–1963			1943–1958			Überlebensrate in %	
	lebend	verstorben	verschollen	lebend	verstorben	verschollen	5 Jahre	10 Jahre
< 50	35	52	3	16	48	3	40,2	25,0
51–60	50	87	4	24	76	2	36,4	24,0
61–70	35	120	5	12	104	5	22,5	10,3
> 70	12	84	2	3	60	2	12,5	4,7
Summe	132	343	14	55	288	12	27,6	16,0

Werte geben die absolute Überlebenschance an. Sie schließen also Nebenkrankheiten, Operationsletalität und Altersrisiko ein. Nur so ist ein Vergleich mit einer normalen Alterspopulation zu erstellen. Dabei stimmen wir mit den Ergebnissen aus den großen Zusammenstellungen von GRINNELL, sowie FLETCHER u. Mitarb. überein.

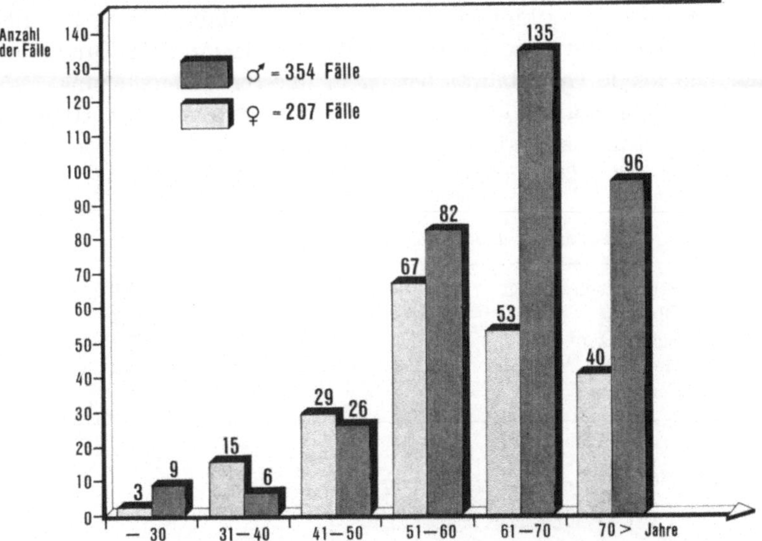

Abb. 1. Alters- und Geschlechtsverteilung bei 561 distalen Rectum-Carcinomen

Die Therapie der Wahl ist die Operation (Tab. 4). Dabei zeigt sich, daß die sacro-abdominelle Rectumexstirpation (K. H. BAUER, 1952) den anatomischen Eigentümlichkeiten des distalen Rectum-Carcinoms in

Tabelle 4. *Überlebens-Häufigkeit in Abhängigkeit von der Operations-Technik (561 Rectum-Carcinome ohne Berücksichtigung des Tumorstadiums)*

Operation	1943–1968 leben (Stand 31. 12. 1968)	verstorben	verschollen	Überlebensrate in % 5 Jahre	10 Jahre
Keine oder palliative Operation	4	134	4	7,3	0,9
Sacrale oder transanale Resektion mit/ohne Sacralafter	4	49	3	24,0	14,8
Sacro-abdominelle Rectum-Exstirpation	87	223	9	38,1	25,5
Sonstige Operationen	6	37	1	23,5	4,5

besonderem Maße genügt. Wir fanden einen Mittelwert ohne Berücksichtigung des Tumorstadiums von 38,1% für die 5-Jahresüberlebensrate und 25,5% für die 10-Jahresüberlebensrate. Während alle sphincter- und damit kontinenz- erhaltenden Resektionen oder Durchzugs-Amputationen die im Mesorectum verlaufenden Lymphgefäße eröffnen oder höher gelegene Lymphknotenmetastasen zurücklassen, bietet einzig die Totalexstirpation des krebstragenden Rectums samt seinem Lymphabflußgebiet die größtmögliche Sicherheit für eine radikale Tumorentfernung. Die lokale Operabilität betrug in unserer Untersuchung 74,5%. Die Operationsletalität liegt nach REIFERSCHEID bei der sacro-abdominellen Rectumexstirpation bei 9,78% und die Zahl der intrapelvinen Rezidive ist mit 2,26% extrem niedrig (K. H. BAUER).

Tabelle 5. *Leitsymptome des Rectum-Carcinoms*

Stuhlbeschwerden	38,9%
Blutung	31,4%
Schmerzen	22,4%
Ileus	5,6%
Sonstiges	1,7%

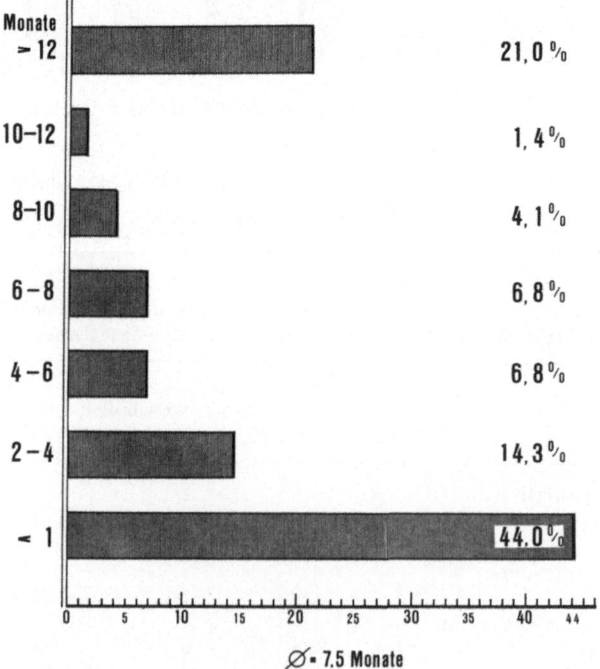

Abb. 2. Beschwerdedauer bis Therapiebeginn (fatale Pause), (n. FLETCHER)

Obwohl die Leitsymptome (Tab. 5) offenkundig sind, und das distale Rectum-Carcinom durch die digitale Untersuchung mühelos zu diagnostizieren ist, verwundert die lange Beschwerdedauer bis zum Therapiebeginn mit einer mittleren Verzögerungsquote (fatale Pause) von 7,5 Monaten (Abb. 2). Da die absolute 5-Jahresüberlebensrate der bösartigen Rectum-Tumoren in den letzten Jahrzehnten kontinuierlich angestiegen ist, kann man von Heilbarkeit sprechen (DEUCHER). Diese günstige Prognose hat aber nur dann Bedeutung, wenn eine Verbesserung in der Früherkennung eintritt. Regelmäßige Vorsorgeuntersuchungen, wie sie die Bundesärztekammer anstrebt, sind erforderlich, da man nach den Ergebnissen unserer Untersuchung nur bei im Wachstum regionär gebliebenen Tumoren von einer guten Heilchance sprechen kann.

Zusammenfassung

Von 1943-1968 wurden an der Chirurgischen Universitätsklinik Heidelberg 1500 Rectum-Carcinome behandelt. 561 dieser Carcinome hatten ihren Sitz bis 7 cm oberhalb des Sphincters ani. Die Krankenblätter dieser Patienten wurden in einer retrospektiven Studie durchgesehen und nach Erhellung der Spätschicksale wurden die Ergebnisse mit elektronischen Dokumentationsmethoden ausgewertet. Die Einteilung erfolgte nach den TNM-Stadien der UICC (Union Internationale Contre le Cancer). Für einen kleinen Primärtumor nach dem Stadium $T_1 N_0 M_0$ ergab sich eine 5-Jahresüberlebensrate von 53,1%, eine 10-Jahresüberlebensrate von 35,5%. Entscheidend für die Prognose ist die Größe des Tumors und das Alter des Patienten. Die Überlebenschance vermindert sich mit größer werdendem Tumor oder Metastasierung und steigendem Alter des Patienten. Regelmäßige Vorsorgeuntersuchungen, um die erkrankten Patienten einer frühzeitigen Behandlung zuzuführen, sind erforderlich.

Literatur

BAUER, K. H.: Über 200 Fälle sarco-abdomineller Rectum-Exstirpationen. Langenbecks Arch. klin. Chir. **279**, 350 (1954).

— Das Krebs-Problem. Berlin-Göttingen-Heidelberg: Springer 1963.

DEUCHER, F.: Chirurgische Gesichtspunkte bei der Diagnose und Therapie von 426 Dickdarm-Carcinomen. Schweiz. med. Wschr. **97**, 570 (1967).

DUKES, C. E.: The surgical pathology of rectal cancer. Amer. J. Surg. LXXVIX, 66 (1950).

— The classification of cancer of the rectum. J. Path. Bacteriol. **35**, 323 (1932).

FLETCHER, W. S., CRIPPAEHNE, W. W., DUNPHY, J. E.: Current considerations in surgery of cancer of the colon and rectum. Surg. Chir. N. Amer. **42**, 1719 (1962).

GILCHRIST, R. K., DAVID, V. C.: Prognosis in carcinoma of the bowel. Surg. Gyn. Obst. **86**, 359 (1948).

Grinnell, R. S.: Results in treatment of care of the colon and rectum. 2341 cases over a period of 35 years with five year result in 1667 patients. Surg. Gyn. Obst. **96**, 31 (1953).

Guleke, N.: Bösartige Geschwülste des Dickdarms und des Mastdarms. Stuttgart: Ferdinand Enke 1957.

Hönig, H.: Inaugural-Dissertation (in Vorbereitung).

Kirklin, J. W., Dockerty, M. B., Waugh, J. M.: Surg. Gyn. Obst. **88**, 326 (1949).

Quan, St. H. Q.: Cancer of the rectum ten to twenty years after treatment. Dis. Colon Rectum **13**, 26 (1970).

Reifferscheid, M.: Darmchirurgie. Stuttgart: Thieme 1962.

Stelzner, F.: Zur Individualpathologie des Mastdarm-Krebses. Arch. klin. Chir. **277**, 101 (1962).

Stirnemann, H., Halter, F.: Erkrankungen von Rectum und Analkanal. Bern-Stuttgart-Wien: Hans Gruber 1970.

UICC: International Union Against Cancer. TNM-Classification of malignant tumors. Geneva 1968.

Westhues, H.: Zur abdomino-sacralen Mastdarm-Resektion. Zbl. Chir. **79**, 257 (1954).

Weichteilsarkome*

Von

D. BOKELMANN, G. OTT, H. RUDOLPH, U. SCHÜTZE u. R. SCHULZ

Sarkome, die ihren Ausgang von den Weichteilen nehmen, also keinen direkten Organbezug haben, sind relativ seltene Geschwulstformen. Auch bei langen Beobachtungszeiten an größeren Kliniken sind die Berichte über klinische Erfahrungen wegen fehlender größerer Fallzahl nicht verbindlich, insbesondere sind Aussagen über die Prognose aufgrund einer unzulänglichen Klassifizierung und Stadieneinteilung meistens nicht vergleichbar. Diese Untersuchung soll zeigen, daß die Prognose von operierten Weichteilsarkomen durchaus günstig ist. LÜCKE zeigte 1869, daß Sarkome nur von mesenchymalen Zellen abstammen können und da sich die histologische Disposition des Ausgangsgewebes fast immer den Geschwulsten mitteilt, wird die Klassifizierung der mesenchymalen Tumoren nach der Systematik des normalen Körpergewebes durchgeführt (OTT u. FREY, 1961). Die Einteilung nach histologischen Gesichtspunkten allein genügt jedoch nicht, um die klinische Wertigkeit dieser Tumoren festzulegen. So wurden zahlreiche Versuche unternommen auch eine klinische *Klassifizierung der* unterschiedlichen *Tumorausbreitung* vorzunehmen. Die erste Tumorklassifizierung ist die 3-Stadien-Einteilung nach STEINTHAL (1905) beim Mammacarcinom. Es hat sich aber gezeigt, daß dieses Einteilungsprinzip zu ungenau war, um wirklich verläßliche Aussagen machen zu können. Ähnliches gilt für ein Einteilungssystem nach GOES (1953), der 4 Stadien der Weichteilsarkome unterschied und einem Einteilungssystem nach BETZLER (1960), wo 3 Stadien erfaßt wurden. Andere Einteilungssysteme nach ZEITLER (1959) und ZEITLER u. NEEF (1961), die 100 Sarkome erfaßten, bieten ebenfalls nicht ausreichende Kriterien für eine allgemeine international vergleichbare Tumoreinteilung. Das von SCHINZ seit 1931 entwickelte und 1953 der UICC (Union Internationale Contre le Cancer) in Kopenhagen vorgestellte *TNM-System* bietet dagegen ausreichende Kriterien für eine einheitliche Tumorerfassung. Seit 1954 wird dieses TNM-System von

* Diese Untersuchung wurde ermöglicht durch die Unterstützung der Stiftung für Krebs- und Scharlachforschung (Strebelstiftung), Mannheim.

der UICC unter Vorsitz von P. E. Denoix weiterentwickelt. Der 1967 vorgelegte Entwurf zur Klassifizierung der Weichteilsarkome nach dem TNM-System soll bis zum Jahre 1972 erprobt werden (Tab. 1).

Tabelle 1. *TNM-Stadien der UICC für die Einteilung von Weichteilsarkomen*

T = Primärtumor

T_0 = kein Tumor auffindbar
T_1 = Tumoren bis zu 2 cm Durchmesser, beweglich
T_2 = Tumoren über 2 cm unter 5 cm Durchmesser, sowie alle in umgebende Gewebe infiltrierende Geschwülste ohne Knochen-Infiltration bis 5 cm Durchmesser
T_3 = Tumoren von 5–10 cm Durchmesser, sowie alle knochendestruierende Weichteiltumoren ohne Einbruch in ein größeres Gefäß-Nervenbündel
T_4 = Tumoren über 10 cm Durchmesser, oder solche mit Einbruch in ein größeres Gefäß-Nervenbündel
T_9 = fehlende Angabe

N = Lymphknoten

N_0 = keine regionalen Lymphknoten tastbar
N_1 = regionale Lymphknoten tastbar
N_9 = fehlende Angabe

M = Fernmetastasen

M_0 = keine Fernmetastasen nachweisbar
M_1 = Fernmetastasen nachweisbar
M_9 = fehlende Angabe

Tabelle 2. *Die TNM-Gruppierung bei 320 Weichteilsarkomen und deren bisheriges Spätschicksal bei vorwiegend operativer Behandlung*
(außer Lymphosarkomen)
(Fälle der Chirurgischen Universitäts-Klinik Heidelberg 1943–1967)

Tumorstadium	Fälle von 1943–1967	davon verstorben	leben	verschollen
$T_1 N_0 M_0$	26	11	14	1
$T_2 N_0 M_0$	55	31	21	3
$T_3 N_0 M_0$	68	49	19	—
$T_4 N_0 M_0$	45	38	7	—
$T_9 N_0 M_0$	8	7	1	—
Summe	202	136	62	4
$T_X N_1 M_0$	69	52	16	1
$T_X N_X M_1$	44	44	—	—
$T_X N_X M_9$ (nicht klassifizierbar)	5	3	2	—
$T_X N_X M_X$ (Gesamtzahl)	320	235	80	5

Von 1943-1967 wurden in der Chirurgischen Universitäts-Klinik Heidelberg 320 Patienten mit Weichteilsarkomen behandelt. Die Krankenblätter dieser stationär behandelten Patienten wurden retrospektiv bearbeitet und mit Hilfe eines Erhebungsbogens mit modernen Dokumentationsmethoden ausgewertet. Die Ergebnisse wurden mit statistischen Methoden gesichert (Tab. 2). 48,5% dieser Sarkome nahmen ihren Ausgang vom Bindegewebe und 31% waren enddifferenzierte Sarkome. Alle übrigen Sarkome kamen in nur geringem Maße vor und zeigten eine gleichmäßige Verteilung über alle Altersgruppen. Es zeigte sich nun, daß 202 (63,1%) der Patienten an einem Tumor im Stadium I ($T_X N_0 M_0$) erkrankt waren und die Zahl der Patienten, die sich im Stadium II ($T_X N_X M_0$) befanden, lag mit 69 (21,6%) wesentlich niedriger. Fern-Metastasen ($T_X N_X M_1$) wurden bei 44 (13,7%) Patienten beobachtet. Nicht klassifizierbar war eine kleine Restgruppe mit 1,6%. 279 Patienten kamen vor 1963 in die Chirurgische Universitäts-Klinik Heidelberg zur Behandlung und bei der Berechnung der wahrscheinlichen 5-Jahresüberlebensrate konnte ein Wert von 36,8% ermittelt werden. 206 der Fälle wurden bereits vor 1958 behandelt und bei diesen betrug die wahrscheinliche 10-Jahresüberlebensrate 28,4%. Die gefundenen Überlebensraten stellen jedoch mittlere Werte aus der Summe aller TNM-Stadien dar, die Prognose ist aber entscheidend vom TNM-Stadium abhängig. So beträgt die 5-Jahresüberlebensrate bei Patienten, die mit einem kleinen, auf den Ursprungsort beschränkt gebliebenen Tumor zur Aufnahme kamen, sogar 69,6%. Sie verschlechtert sich mit zunehmendem Tumorwachstum (Tab. 3). Bei der Aussaat von Tumorzellen in das re-

Tabelle 3. *Die TNM-Gruppierung bei den vor 1963 beobachteten Weichteilsarkomen mit Angabe der 5-Jahresüberlebensrate in den verschiedenen Stadien*

Tumor-Stadium	Fälle von 1943 bis 1962	davon verstorben	leben	verschollen	wahrscheinliche 5-Jahresüberlebensrate in %
$T_1 N_0 M_0$	23	7	16	—	69,6
$T_2 N_0 M_0$	47	18	27	2	60,0
$T_3 N_0 M_0$	61	34	27	—	44,3
$T_4 N_0 M_0$	40	30	10	—	25,0
$T_9 N_0 M_0$	5	3	2	—	40,0
Summe	176	92	82	2	47,1
$T_X N_1 M_0$	60	42	18	—	30,0
$T_X N_X M_1$	38	38	—	—	0
$T_X N_X M_9$ (nicht klassifizierbar)	5	3	2	—	40,0
$T_X N_X M_X$ (Gesamtzahl)	279	175	102	2	36,8

gionäre Lymphgefäßsystem ($T_X N_1 M_0$) verschlechterte sich die Prognose erheblich. Von 69 Patienten erreichten 18 (30%) die 5-Jahresgrenze und 8 (20%) die 10-Jahresgrenze (Tab. 4). Für Tumorkranke, bei denen es bereits zu Metastasen gekommen ist, besteht keine meßbare Heilchance mehr. Keiner unserer Patienten erreichte die 5-Jahresgrenze. Hier kommt eine zusätzliche Behandlung in Form von Strahlen oder Chemotherapie in Frage. Je unreifer, d. h. je weniger ausdifferenziert eine Geschwulst ist, um so besser sprechen die Zellen auf Bestrahlung an (K. H. Bauer). Eine Übersicht über die durchgeführten Therapiemöglichkeiten ergibt sich aus der Tab. 5, bei der jedoch eine Aufteilung nach TNM-Stadien nicht berücksichtigt wurde. Es geht daraus hervor, daß die alleinige Strahlenbehandlung wenig aussichtsreich ist.

Tabelle 4. *Die TNM-Gruppierung bei den vor 1958 beobachteten Weichteilsarkomen mit Angabe der 10-Jahres-Überlebensrate in den verschiedenen Stadien*

Tumor-Stadium	Fälle von 1943 bis 1957	davon verstorben	leben	verschollen	wahrscheinliche 10-Jahresüberlebensrate in %
$T_1 N_0 M_0$	18	6	11	1	64,7
$T_2 N_0 M_0$	30	14	15	1	51,7
$T_3 N_0 M_0$	48	32	16	—	33,3
$T_4 N_0 M_0$	32	26	6	—	18,7
$T_9 N_0 M_0$	3	2	1	—	33,3
Summe	131	80	49	2	38,7
$T_X N_1 M_0$	40	32	8	—	20,0
$T_X N_X M_1$	31	31	—	—	0
$T_X N_X M_9$ (nicht klassifizierbar)	4	3	1	—	25,0
$T_X N_X M_X$ (Gesamtzahl)	206	146	58	2	28,4

Bei der Durchführung dieser Untersuchung wurde deutlich, daß die *Prognose* eines Weichteilsarkoms *entscheidend* von *dem Ausbreitungsgrad abhängt*. Die Wahrscheinlichkeit Metastasen gesetzt zu haben, ist einerseits abhängig von der Größe des Tumors und der steigenden Wahrscheinlichkeit infiltrativ in Gefäß und Lymphbahnen eingewachsen zu sein. Andererseits folgt daraus eine Abhängigkeit von der Wachstumszeit. Für die Prognose ist also entscheidend, daß der Tumor rechtzeitig erkannt wird und einer entsprechenden Therapie zugeführt werden kann, wobei sich zeigt, daß die optimale Therapie die radikale Operation ist, in einigen Fällen erweitert durch eine Strahlenbehandlung. Da die Weichteilsarkome sehr häufig eine strahlenkranzförmige Wuchsform haben, ist die histologische Grenze nur in seltenen Fällen scharf zu ziehen.

Tabelle 5. *Die wahrscheinlichen 5- und 10-Jahresüberlebensraten bei 320 Weichteilsarkomen in Abhängigkeit von der Therapie*

Therapieform	Patientenzahl von 1943–1967	Patientenzahl von 1943–1962	wahrscheinliche 5-Jahresüberlebensrate in %	Patientenzahl von 1943–1957	wahrscheinliche 10-Jahresüberlebensrate in %
Excision	62	52	46,1	38	36,8
Amputation	10	10	40,0	8	50,0
Excision oder Amputation mit Zusatztherapie	184	157	46,4	118	33,6
Nur Bestrahlung und/oder Cytostatica	49	48	4,2	36	2,8
keine Therapie	15	12	0	6	0
Gesamtzahl	320	279	36,8	206	28,4

Es muß daher bei der Operation streng auf eine Sicherheitszone geachtet werden, d. h. die Operation muß möglichst weit im Gesunden erfolgen (Hecker, Hollmann, Ott, 1969). Die Strahlenbehandlung sollte nur dann, evtl. zusätzlich erweitert durch eine chemotherapeutische Behandlung, angewandt werden, wenn der Tumor lokal nicht im Gesunden entfernt werden konnte oder regionäre Absiedlungen oder Fernmetastasen bestehen. Auf jeden Fall sollte am Anfang die *chirurgische Behandlung* stehen, da bei frühzeitiger und radikaler chirurgischer Therapie die Heilchance von Weichteilsarkomen sehr günstig ist, insbesondere dann, wenn man berücksichtigt, daß ein großer Teil der Patienten in einem Alter ist, das sich um oder gar jenseits der mittleren Lebenserwartung bewegt.

Zusammenfassung

In einem Berichtszeitraum von 25 Jahren wurden in der Chirurgischen Universitätsklinik Heidelberg 320 Patienten an Weichteilsarkomen behandelt. Diese Tumoren wurden entsprechend der Größe des Primärtumors nach dem TNM-System der UICC (Union Internationale Contre le Cancer) eingeteilt. Dabei zeigte sich, daß die 5- und 10-Jahresüberlebenschance bei einem isolierten Tumor sehr günstig ist, sprunghaft absinkt beim Auftreten von regionären Metastasen und auf 0% zurückgeht beim Auftreten von Fernmetastasen. Die Therapie sollte in der radikalen Operation bestehen, in einigen Fällen erweitert durch Radio- und Chemotherapie. Die Heilchance ist nach dieser klinischen Untersuchung abhängig von der TNM-Tumorformel.

Literatur

Bauer, K. H.: Das Krebsproblem. Berlin-Göttingen-Heidelberg: Springer 1963.

Betzler, H. J.: Zur Systematik der Weichteilsarkome der Extremitäten und des Stammes. Langenbecks Arch. klin. Chir. **295**, 457 (1960).

Goes, M.: Die Einteilung der Weichteilsarkome nach Krankheitsstadien. Brun's Beitr. klin. Chir. **186**, 44 (1953).

Hecker, W. Ch., Hollmann, G., Ott, G.: Heutige Prinzipien in der Behandlung maligner Tumoren des Kindesalters und deren Ergebnisse. Chirurg **40**, 8–13 (1969).

Lücke, A.: Die Lehre von den Geschwülsten in anatomischer und klinischer Beziehung. Handbuch d. allgem. und speziellen Chirurgie, Bd. II. Erlangen: Ferdinand Enke 1869.

Ott, G., Frey, R.: Klinik, Behandlung und Statistik der Sarkome. Ergebn. Chir. Orthop. **43**, 410 (1961).

Union Internationale Contre le Cancer: TNM-Classification of Malignant Tumours. Genf 1968.

Zeitler, E.: Prognose und Therapie der Weichteilsarkome. Strahlentherapie **110**, 595 (1959).

— Neef, H.: Die Bedeutung des Malignitätsindexes für Prognose und Therapie der Organsarkome. Bruns' Beitr. klin. Chir. **203**, 356 (1961).

Langjährige Krankheitsverläufe bei Patienten mit Weichteilsarkom

Von

G. Ott, H. Rudolph, D. Bokelmann u. R. Thiele

Eine Analyse der über viele Jahre, teilweise über Jahrzehnte reichenden Krankheitsverläufe von Patienten mit Weichteilsarkomen soll zeigen, von welchen Faktoren diese protrahierten Verläufe abhängen. Es interessierte besonders, ob sich Hinweise auf eine Verlängerung der Krankheitsverläufe durch die Anwendung von diätetischen, klimatischen, immunologischen oder anderen unspezifischen Krebsheilverfahren finden. Bei allen Patienten war das verzögerte Tumorwachstum und die späte Metastasierung erwiesen, welche sonst durch derartige Behandlungsverfahren angestrebt werden. Diese Tumoren sind feingeweblich maligne, klinisch aber relativ benigne oder „semimaligne". Sie bieten auch nach wiederholten Eingriffen gute Heilchancen. Anhand dieser seltenen Beobachtungen soll zudem untersucht werden, ob eine Behandlung mit Cytostatica oder Bestrahlungen eine verbesserte Prognose bringt.

1943–1960 wurden in der Chirurgischen Universitätsklinik Heidelberg 593 Patienten mit einem Sarkom behandelt. Von diesen Patienten lebten 50 (8,4%) länger als 5 Jahre nach der Erstbehandlung, bekamen aber nach dieser Zeitspanne noch ein Rezidiv oder eine Spätmetastasierung. Unter den 593 Sarkom-Patienten fanden sich 223 Fälle mit Weichteilsarkomen ohne Lymphosarkome, von denen 29 Fälle (13,0%) einen über mehr als 5 Jahre reichenden Krankheitsverlauf hatten.

Als Grundlage für einen standardisierten Erhebungsbogen dienten die Krankengeschichten und die Befunde bei den regelmäßigen Nachuntersuchungen. Bei Todesfällen wurden die Todesdaten und Todesursachen bei den zuständigen Behörden ermittelt. Die Diagnose war in jedem Fall histologisch gesichert[1].

---

[1] Pathologisches Institut der Universität Heidelberg (Direktor: Professor Dr. W. Doerr).

Die Klassifizierung des Ausbreitungsgrades dieser Weichteilsarkome erfolgte entsprechend einem bislang unverbindlichen Vorschlag der UICC von 1967 nach dem TNM-System (Tab. 1).

Tabelle 1. *Das TNM-System der Weichteilsarkome*

1. Die Bestimmung der Ausdehnung der Erkrankung soll auf klinischer und röntgenologischer Untersuchung (einschließlich Thoraxaufnahme) beruhen.
2. Der histologische Typ muß festgestellt werden, und die Fälle sind einzuteilen entsprechend:

T = Primärtumor

T_0 = Primärtumor nicht nachweisbar
T_1 = Tumor 2 cm oder weniger im größten Durchmesser und beweglich
T_2 = Tumor mehr als 2 cm aber nicht mehr als 5 cm im größten Durchmesser *oder* mit Infiltration des umgebenden Gewebes (unabhängig von der Größe), aber nicht auf den Knochen übergreifend
T_3 = Tumor mehr als 5 cm aber nicht mehr als 10 cm im größten Durchmesser *oder* auf den Knochen übergreifend, aber nicht auf einen größeren Gefäß-Nervenstamm
T_4 = Tumor über 10 cm im größten Durchmesser oder in einen größeren Gefäß-Nervenstamm einwachsend
T_9 = fehlende Angaben

N = Regionäre Lymphknoten

N_0 = Keine tastbaren regionären Lymphknoten
N_1 = tastbare regionäre Lymphknoten
N_9 = fehlende Angaben

M = Fernmetastasen

M_0 = keine Fernmetastasen feststellbar
M_1 = Fernmetastasen vorhanden
M_{1a} = Nur Solitärmetastase
M_{1b} = Multiple Metastasen

Die Stadienzuordnung bei unseren Patienten erfolgte unter Berücksichtigung der klinischen und pathologischen Befunde bei der Operation und der histologischen Untersuchung der Präparate, und nicht wie von der UICC vorgesehen allein in Kenntnis der präoperativen Befunde. Bei keinem unserer 29 Patienten konnten bei Behandlungsbeginn regionäre oder Fernmetastasen nachgewiesen werden (Tab. 2). Die Altersverteilung unserer 29 Patienten zeigt den Häufigkeitsgipfel bereits im 4. Lebensdezennium, während er bei allen Sarkomkranken insgesamt im 6. Lebensjahrzehnt liegt. Hinsichtlich der Geschlechtsverteilung zeigten sich keine Unterschiede. Es handelt sich um 17 Männer und 12 Frauen.

Beim Vergleich der Primärlokalisation der 29 Bindegewebssarkome mit über 5jährigem Krankheitsverlauf mit den anderen 223 Weichteilsarkomen fand sich eine weitgehende Übereinstimmung im Verteilungsmuster. Prädilektionsstellen der Primärtumoren konnten nicht festgestellt werden.

Tabelle 2. *Einteilung von 29 Patienten mit Weichteilsarkom und mehr als 5jähriger Überlebenszeit nach dem TNM-System*

n	Sarkom der Gruppe $T_{1-3}N_0M_0$	$T_4N_0M_0$	$T_{1-4}N_1M_{0-1}$
29	28	1	0

Die histologische Aufgliederung der 29 Bindegewebssarkome mit mehr als 5jähriger Verlaufsdauer zeigt, daß fast 90% dieser Fälle ausdifferenzierte Formen sind. Polymorphzellige und enddifferenzierte Geschwulsttypen sind bei diesen protrahierten Krankheitsverläufen selten.

Derartig lange Krankheitsverläufe bei Krebspatienten zeigen, daß der Begriff maligne nicht nur morphologisch, sondern auch klinisch fragwürdig ist. Es finden sich nicht selten Fälle, die histologisch und ebenso klinisch Stufen der Malignität erkennen lassen (Doerr, 1958). Damit ist eine weitgehende Differenzierung des Malignitätsbegriffes erforderlich. Für bestimmte morphologische Weichteiltumoren hat Zollinger (1960 u. 1968) den Begriff der „semimalignen Geschwülste" eingeführt. Er versteht hierunter Geschwulstformen, welche infiltrierend und destruierend wachsen, eine hohe Rezidivneigung haben, gleichzeitig jedoch nicht metastasieren wie beispielsweise Basaliome, Bronchusadenome, Cylindrome, Parotismischtumoren, Carcinoide und andere Tumoren. Der Kliniker geht dagegen bei „semimalignen Tumoren" von ganz anderen Gesichtspunkten aus (K. H. Bauer, 1963). Er erfaßt unter diesem Begriff Krankheitsverläufe bei Tumorpatienten, die sich über viele Jahre erstrecken und bei Rezidivneigung eine Spätmetastasierung zeigen, wie sie häufig bei proliferierenden Fibromen, Myxomen, Chondromen, Fibrosarkomen und ausdifferenzierten Knochensarkomen beobachtet werden. Diese Tumoren sind feingeweblich maligne, klinisch zeigen sie aber alle Übergänge zu den benignen Geschwülsten. In der Konfrontation von Morphologie und Klinik läßt sich die völlig unterschiedliche Auffassung des Begriffs „semimaligne" bei Pathologen und Klinikern erkennen. Dieser Begriff sollte entsprechend seiner ursprünglichen Bedeutung allein unter Berücksichtigung histologischer Kriterien gebraucht werden.

Bei unseren 29 Patienten wurden 159 Tumoroperationen durchgeführt, von denen 145 Eingriffe zunächst als Radikaloperationen zu werten waren. Daß diese Eingriffe nicht radikal waren, erhellt aus der hohen Rezidivquote. Bei 68 Operationen wurde postoperativ eine Strahlentherapie durchgeführt, bei 7 ein Behandlungsversuch mit Cytostatica unternommen. Für die Heilung entscheidend ist nach unseren Beobachtungen allein die Radikaloperation. Zwei Beobachtungen sollen dies darlegen.

Fall 1. (J.-Nr. 1968/59, 5822/60, 4844/61, 5816/62, G. F. 56 Jahre, ♂). 1951 Exstirpation eines Myxoms aus dem Oberschenkel, das in halbjährigen Abständen bis Oktober 1958 11mal rezidivierte. Röntgenbestrahlungen blieben ohne jeden Erfolg. Dezember 1958 erneutes Rezidiv, histologisch jetzt Myxosarkom. April und Juni 1959 weitere Rezidivoperationen. Histologisch: Fibromyxosarkom. Juni und August 1960, Juli und Dezember 1961 weitere Exstirpationen, z. T. kindskopfgroße Rezidive. Der Tumor wurde makroskopisch jeweils weit im Gesunden elektrochirurgisch exstirpiert. August 1962 23. Rezidivoperation, die nicht radikal sein konnte, da der Tumor die Beingefäße umwachsen hatte und hoch ins Retroperitoneum reichte. Cytostatische Behandlung ohne Erfolg, weiteres Tumorwachstum und auch Metastasen im ganzen Körper. Röntgenbestrahlung erfolglos. Exitus 13 Jahre nach der ersten Diagnosestellung. Weder durch die Strahlentherapie noch mit Cytostatica konnte eine Tumorrückbildung, eine verzögerte Rezidivbildung oder eine sonstige Besserung im Krankheitsverlauf erzielt werden.

Fall 2. (J.-Nr. 1227/54, F. H. 20 Jahre, ♀). November 1949 nichtradikale Resektion eines 25 cm langen Fibrosarkoms aus dem linken Oberschenkel. Januar 1950 Exstirpation eines wallnußgroßen Rezidivtumors aus dem linken Unterschenkel. April 1951 nichtradikale Exstirpation eines 20 cm langen Rezidivs am linken Oberschenkel. Februar und Mai 1954 erneute elektrochirurgische Rezidivoperation. August 1954 Röntgenbestrahlung des erneuten Rezidivs ohne Erfolg, Januar 1955 wiederum Exstirpation des Tumors. 1959 Rezidivoperation und Nachbestrahlung. Seither ist die Patientin rezidiv- und beschwerdefrei.

Die Therapie der Wahl besonders bei höher differenzierten Sarkomen ist immer die Radikaloperation. Undifferenzierte Sarkome mit einer für Radikaloperationen ungünstigen Primärlokalisation wie beispielsweise im Kopf-Halsbereich sollten dagegen unbedingt einer zusätzlichen Strahlentherapie zugeführt werden. Die bei unseren 29 Patienten durchgeführten Behandlungen sowie die Behandlungsergebnisse sind aus Abbildung 1 zu ersehen. Auch bei den übrigen Fällen zeigte sich immer wieder, daß weder Strahlentherapie noch Cytostatica bei den langsam wachsenden Tumoren einen erkennbaren Behandlungserfolg erzielen können. Die Heilchance bei diesen nur klinisch als Sondergruppe imponierenden „Sarkomen mit gezügelter Malignität" besteht allein in der Radikaloperation. Ist die Radikalität beim ersten oder zweiten Rezidiveingriff nicht gewährleistet, so müssen ausgedehnte Operationen bzw. Amputationen als Preis für die Heilung durchgeführt werden.

Für die Prognose ist neben der Therapie zweifelsohne der Ausbreitungsgrad zu Beginn der Behandlung von entscheidender Bedeutung. Die Heilchance sinkt mit steigender TNM-Formel. Entsprechendes gilt auch für die Rezidivoperationen. Bei einer nachgewiesenen Regional- oder Fernmetastasierung verschlechtert sich die Prognose erheblich. Ein weiterer wesentlicher Faktor für die Prognose ist die Primärlokalisation

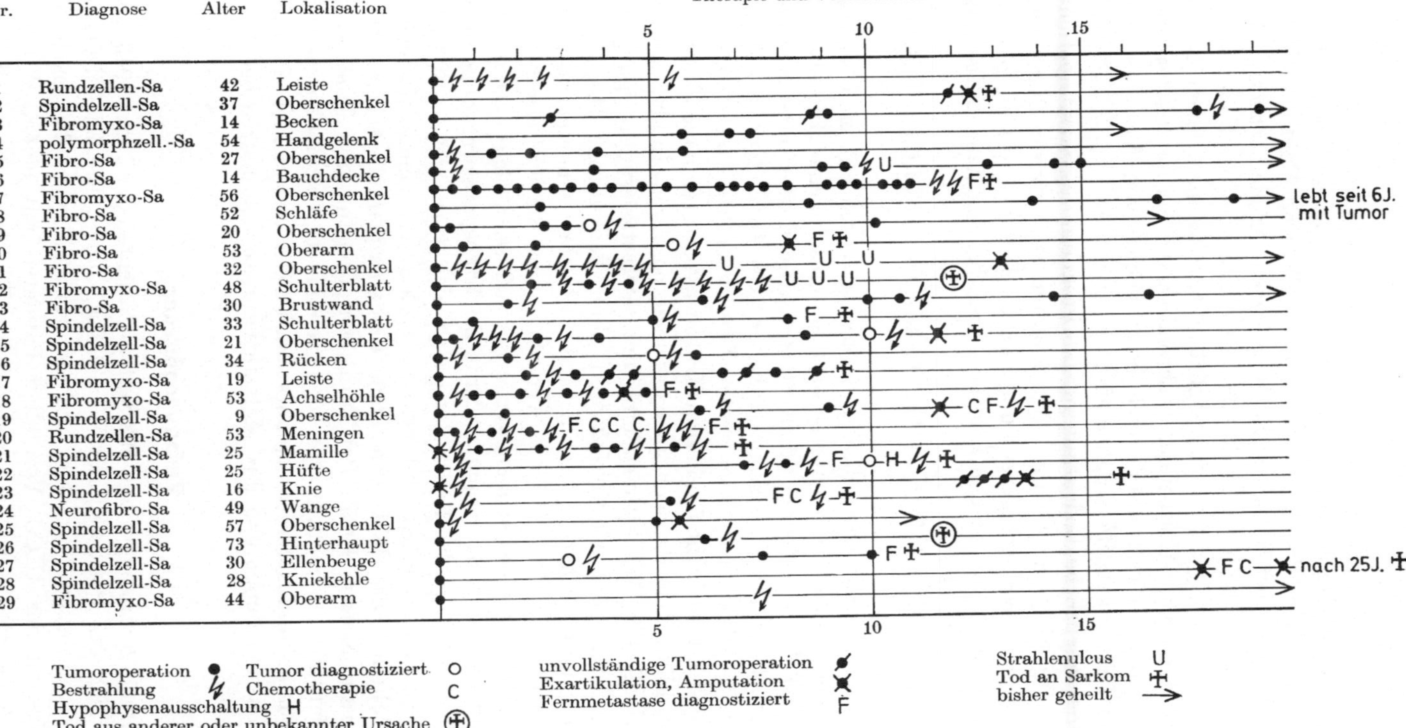

Abb. 1. Der Krankheitsverlauf von 29 Patienten mit einem Weichteil-Sarkom

der Geschwulst. Die Weichteilsarkome des Stammes und der Extremitäten bieten auch bei Rezidivoperationen gute Chancen. Deutlich schlechter ist die Prognose bei Rezidiven im Halsbereich, im Mediastinum, Retroperitoneum und bei Organsarkomen. Ursachen sind wohl eindeutig die technisch schwierigen oder unmöglichen Radikaloperationen der Sarkome z. B. im Kopf-Halsbereich, während bei der Sarkomlokalisation im Stamm- oder Extremitätenbereich beim Fehlen von Metastasen weit häufiger Rezidiveingriffe möglich sind.

Ohne wesentliche Bedeutung für die Prognose des Sarkompatienten ist die Geschlechtsverteilung. Wir konnten in unserem Krankengut bezüglich der Geschlechtsverteilung und im Hinblick auf die 5-Jahres-Überlebenszeit weder bei den Knochen- noch bei den Weichteilsarkomen Unterschiede errechnen.

Entsprechendes gilt für das Alter. Es hat keine wesentliche Bedeutung für die Prognose.

Bei den von uns beobachteten Sarkompatienten mit oft über Jahrzehnte reichendem Krankheitsverlauf konnten wir keine Hinweise dafür finden, daß Besonderheiten der Kost, klimatische oder immunologische Faktoren, besondere Lebensgewohnheiten oder Invalidisierung für den Krankheitsverlauf bedeutsam waren. Diese vielfältig diskutierten, wissenschaftlich aber nicht fundierten Krebsheilverfahren haben auch nach unseren klinischen Beobachtungen keinen positiven Einfluß auf den Heilverlauf. Für Wachstumstempo und Metastasierungsneigung sind Milieu-, Diät- und Umweltfaktoren ohne Bedeutung. Die für die Prognose wesentlichen Faktoren sind vielmehr tumorspezifisch und dürften in der Tumorzelle selbst verankert sein. Sie sind durch tumorfremde Faktoren nicht nennenswert zu beeinflussen. Gelegentlich beobachtete langjährige Krankheitsverläufe bei Krebspatienten ohne operative oder radiologische Behandlung sind also vorwiegend auf tumorspezifische Eigenschaften, und nicht auf spekulative Therapieformen zurückzuführen. Dies läßt sich auch tierexperimentell belegen (Ott, Vollmar u. Korte, 1965). Bei Transplantationstumoren behalten die Transplantate unabhängig von den genannten Umweltfaktoren bei Iso-, Homoio- und Heterotransplantationen meist über mehrere Passagen ihr Wachstumstempo und ihre Metastasierungseigenschaften bei.

Zusammenfassung

In einem Krankengut von 593 Sarkompatienten der Jahre 1943–1960 fanden sich 223 Patienten mit Weichteilsarkomen. Die Klassifizierung des Ausbreitungsgrades dieser Tumoren erfolgte nachträglich nach dem TNM-System der UICC. Von allen Patienten mit einem Weichteilsarkom lebten 29 (13,0%) länger als 5 Jahre. Fast 90% dieser Fälle waren ausdifferenzierte Sarkome und wurden durch Operation und Bestrahlung behandelt. Die Therapie der Wahl bei diesen gut differenzierten Formen ist die Radikaloperation, bei undifferenzierten Formen sollte zusätzlich eine Strahlenbehandlung erfolgen. Alters- und Geschlechtsverteilung, cytostatische Behandlung und die Anwendung unspezifischer Krebsheilverfahren haben keinen Einfluß auf die Dauer der Krankheitsverläufe. Für Wachstumstempo und Metastasierungsneigung der Sarkome sind allein tumorspezifische Faktoren ausschlaggebend.

Literatur

Bauer, K. H.: Das Krebsproblem. 2. Aufl. Berlin-Göttingen-Heidelberg: Springer 1963.

Doerr, W.: Grenzen der Geschwulstdiagnostik. Schles.-Holst. Ärzteblatt 1958 Heft 8.

Ott, G., Vollmar, J., Korte, A.: Transplantation und Chemotherapie von Fremdkörpertumoren bei Ratten. Z. Krebsforsch. **67**, 16 (1965).

Zollinger, H. U.: Semimaligne Tumoren. Schweiz. med. Wschr. **90**, 567 (1960).

— Pathologische Anatomie. Band I: Allgemeine Pathologie. Stuttgart: Thieme 1968.

Weichteil- und Organsarkome im Kindesalter

Ein Bericht über 53 Fälle in einem Beobachtungszeitraum von 1946–1970

Von

U. Schütze, M. Pieper, R. Daum, G. Ott u. D. Bokelmann

Während im Erwachsenenalter die epithelialen Geschwülste – die Carcinome – im Vordergrund stehen, dominieren im Kindesalter die Tumoren der mesenchymalen Gewebe – die Sarkome. So wurden in einem Beobachtungszeitraum von 1946-1970 an der Kinderchirurgischen Abteilung Heidelberg nur 19 Carcinome registriert, während im gleichen Zeitraum 110 Sarkome zur Beobachtung kamen. Dies bedeutet, daß sich die Carcinome zu den Sarkomen wie 1 : 6 verhalten. Ottenmeyer (1938) fand unter dem Einsendungsmaterial des Pathologischen Institutes in Rostock ein Carcinom – Sarkomverhältnis von 1 : 10.

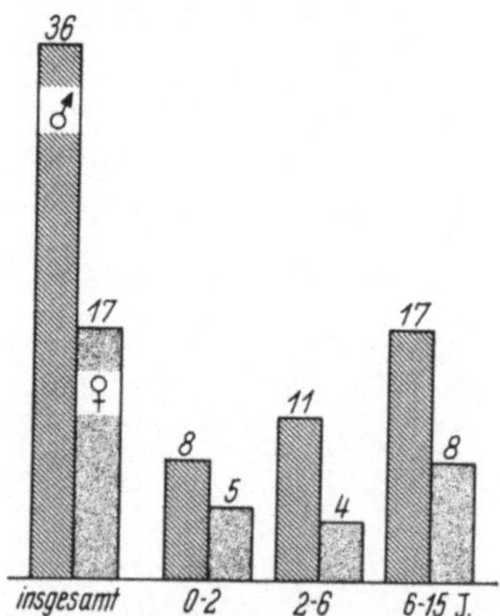

Abb. 1. Verteilung der Weichteilsarkome nach dem Geschlecht in den verschiedenen Altersgruppen

Von unseren 110 Sarkomen sollen nur die 53 Weichteil-Sarkome einer kritischen Betrachtung unterzogen werden, wobei man unter Weichteilsarkomen sämtliche mesenchymalen bösartigen Geschwülste versteht, die von den Bindegeweben, Muskeln, Fascien oder Bändern ihren

Ausgang nehmen. Ferner werden in unserem Material die Sarkome der inneren Organe, des Gefäß- und Lymphsystems zu den Weichteilsarkomen gerechnet.

Sämtliche Sarkome wurden histologisch entweder durch Probeexcision oder durch Untersuchung des Operationspräparates gesichert. Das männliche Geschlecht war mit 68% stärker betroffen als das weibliche (Abb. 1). Hingegen fanden ZEITLER u. BICKEL (1962) bei ihren Sarkompatienten eine gleichmäßige Verteilung auf Knaben und Mädchen. OTT u. FREY (1961) berichten über ein fast gleiches Geschlechtsverhältnis bei 760 Sarkompatienten aller Altersstufen.

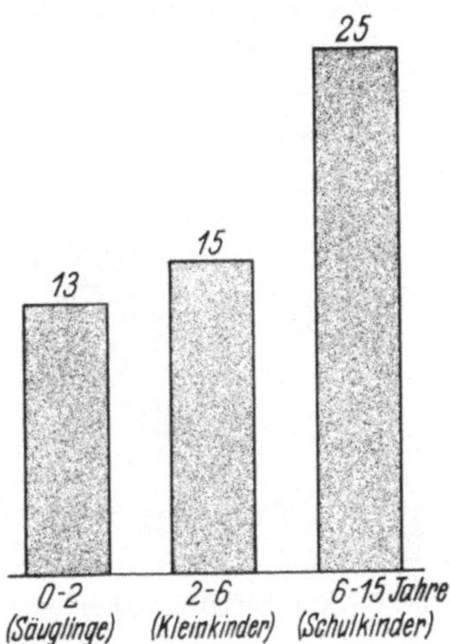

Abb. 2. Verteilung der Weichteilsarkome in den verschiedenen Altersabschnitten

Betrachtet man die Verteilung der Sarkome in den einzelnen Altersstufen, so fällt auf, daß das schulpflichtige Kind (6–14 Jahre) bevorzugt von der Erkrankung betroffen wird. In unserem Patientengut entfallen 47,1% auf das Schulalter, 28,3% auf das Kleinkindalter und 24,5% auf das Säuglingsalter. In allen 3 Altersabschnitten findet sich eine eindeutige Geschlechtsdisposition zugunsten des männlichen (Abb. 2).

Unterteilt man die Weichteilsarkome nach dem Befall verschiedener Gewebe, so ergeben sich 4 Gruppen:

1. Die Sarkome der Muskeln, Fascien, Bänder und Bindegewebe,
2. Die Sarkome der parenchymatösen Organe des Verdauungstraktes, Urogenitalsystems und der drüsigen Organe.
3. Die Lymphosarkome,
4. Die Angiosarkome (Abb. 3).

Zur Gruppe 1 werden ferner die Weichteilsarkome der Füllgewebe des Retroperitonealraumes und des Mediastinums gezählt. Bei 35 (66%) Kindern waren die Muskeln, Fascien, Bänder und das Bindegewebe der Ausgangsort der bösartigen Geschwulst. Dabei war in 5 Fällen (14,2%) das retroperitoneale und mediastinale Bindegewebe Sitz des Primärtumors. 12mal (34,2%) war der Stamm, 7mal (20,0%) Nacken, Hals und Kopf, 5mal (14,2%) die obere und 4mal (11,4%) die untere Extremität von der bösartigen Entartung befallen. Zwei Sarkome nahmen ihren Ursprung von der Tunica vaginalis des Hodens (5,7%).

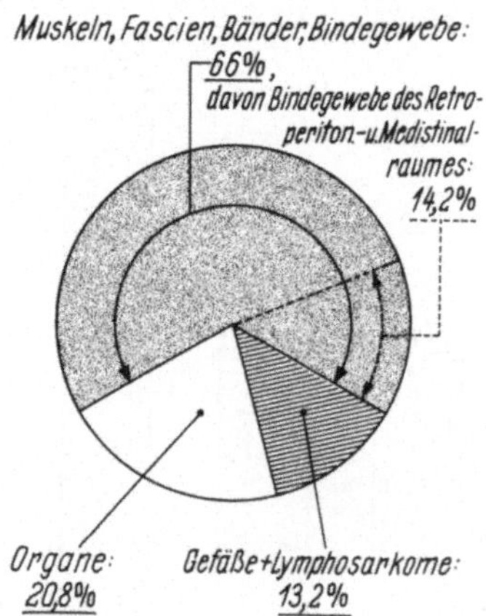

Abb. 3. Bevorzugter Sarkombefall verschiedener Gewebegruppen

An 2. Stelle stehen mit 20,8% in unserem Krankenkollektiv die Organsarkome.

Sie verteilen sich wie folgt:

Tabelle 1

Dünndarm	3
Dickdarm	3
Harnblase	2
Niere	1
Vagina	1
Lunge	1

Im Intestinaltrakt waren von den 11 Organsarkomen 6 lokalisiert. Sie verteilen sich gleichmäßig auf Dick- und Dünndarm.

Zeitler u. Neef (1961) berichten über 100 Organsarkome, wobei sie die Sarkome der Füllgewebe des retroperitonealen und mediastinalen Raumes hinzurechnen. In ihren Auswertungen standen die Geschwülste des Urogenitaltraktes an 1. Stelle, gefolgt von den Sarkomen des Magen-Darmtraktes. 4 Sarkome entfielen von unseren 11 Organsarkomen auf den Urogenitaltrakt. Sarkome der Harnblase kommen vornehmlich bei Kindern bis zum 2. Lebensjahr zur Beobachtung. Meist handelt es sich um congenitale Geschwülste (Fèvre u. Huguenin, 1954). Wir sahen unter unseren Kindern 2mal die Harnblase von der blastomatösen Entartung befallen. Das Alter der Kinder betrug bei der Diagnosestellung 8 Wochen bzw. 15 Monate. Nach v. Albertini (1955) gilt als häufigstes weibliches Sarkom im Kindesalter das Traubensarkom der Scheide.

Gabriela Z., 2 J. (Krbl. Nr. 8110/61). 6 Wochen vor der stationären Aufnahme bemerkte die Mutter eine aus der Scheide wachsende Geschwulst, verbunden mit Miktionsbeschwerden.

Lokalbefund. Im Bereich der rechten kleinen Labie breitbasiger Tumor, der bis zur hinteren Schambeincommissur reicht. Das papilläre Gewächs ließ die Harnröhrenöffnung frei und problabierte nach außen.

Bei der Operation wurde ein 220 g schwerer myxomatöser Tumor entfernt. Die Vagina blieb intakt.

Die histologische Diagnose lautet: Sarcoma botryoides. Das Kind starb 3 Monate nach der Operation.

Faßt man die 3. und 4. Gruppe zu einer zusammen, so ergibt sich eine Anzahl von 7 Lymphangiosarkomen (13,2%); wobei die Gefäßsarkome (2) den kleinsten Anteil in der Sarkomverteilung ausmachen.

Um einen Überblick über die feingewebliche Struktur der Weichteil- und Organsarkome unseres Krankengutes zu geben, sind in Abbildung 4 die histologischen Diagnosen aufgezeigt:

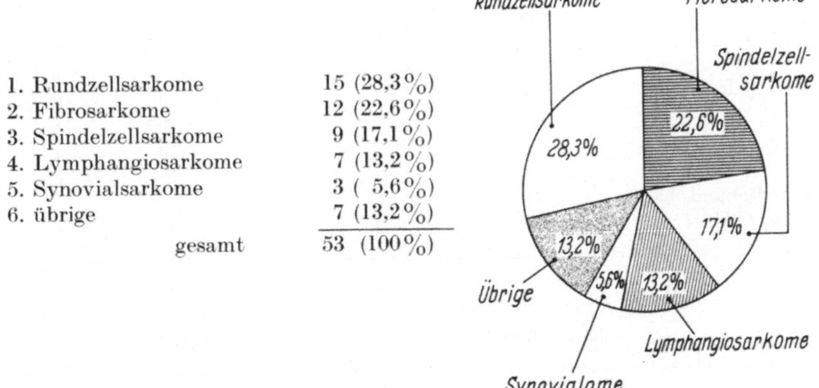

1. Rundzellsarkome	15 (28,3%)
2. Fibrosarkome	12 (22,6%)
3. Spindelzellsarkome	9 (17,1%)
4. Lymphangiosarkome	7 (13,2%)
5. Synovialsarkome	3 (5,6%)
6. übrige	7 (13,2%)
gesamt	53 (100%)

Abb. 4. Aufteilung der Weichteilsarkome nach dem histologischen Befund

Die Rundzellsarkome stehen zahlenmäßig an 1. Stelle. Den am zweithäufigsten vorkommenden Fibrosarkomen folgen die Spindelzellsarkome und Lymphangiosarkome. CRONE-MÜNZEBROCK u. POPPE (1954) sahen das Spindelzellsarkom als häufigste Form, HARE u. CERNY (1963) die Fibrosarkome (43,0% unter allen Altersstufen).

Prozentual sind die Synoviome mit 5,6% in unserem Beobachtungsgut recht selten. HARE u. CERNY sahen unter 200 Weichteilsarkompatienten aller Altersgruppen 5 (2,5%) Synovialsarkome. In der Restgruppe werden polymorphzellige und seltenere Sarkomarten zusammengefaßt.

Klinik und Therapie

Die geringen Symptome der peripheren Weichteilsarkome stehen oft im Gegensatz zu der Bösartigkeit des Sarkomleidens. Häufig macht eine an Größe langsam zunehmende schmerzlose Geschwulst die Eltern auf eine Erkrankung des Kindes aufmerksam. Die Angabe über Größe der Gewächse schwankt zwischen Pflaumen- bis zu Kindskopfgröße. Die Konsistenzangaben schwanken zwischen relativ weichen und sehr derben Tumoren.

Auch die Organsarkome bleiben klinisch lange Zeit stumm. Meist werden sie erst in einem fortgeschrittenen metastatischen Stadium entdeckt.

Tabelle 2. *Therapie bei 53 Weichteilsarkomen*

	Totalexstirpation	Teilexstirpation	Probethorakotomie bzw. -Laparotomie	PE	Gesamt
Op.	14	3			17
Op. + ↯	7	2	1		10
Op. + ⊙	1	2	2		5
Op. + ↯ + ⊙	7	1	1		9
↯				3	3
↯ + ⊙				2	2
⊙			1	2	3
Keine Behandlung (PE)			1	3	4
	29 (= 54,7%)	8 (= 15,1%)	6 (= 11,4%)	10 (18,8%)	53 (100%)
	37 (= 69,8%)		16 (= 30,2%)		

↯ = Bestrahlung
⊙ = Cytostatische Behandlung

Unter unserem Krankenkollektiv fand bei Diagnosestellung in 66,0% der Fälle bereits eine metastatische Aussaat statt. Von den 11 Organsarkomen wiesen 6 (54,5%) Fernmetastasen auf. BRINDLEY u. Mitarb. (1955) sahen unter 45 Fällen bei 35 Patienten Metastasen. Eine endgültige Heilchance verspricht in erster Linie die radikale Entfernung der Geschwulst. Die Totalexstirpation kam bei unseren Kranken 29mal (54,7%) zur Anwendung, 8mal (15,1%) konnte nur eine Teilexstirpation durchgeführt werden. In 6 Fällen (11,4%) bestätigte eine Probethorakotomie bzw. Laparotomie die Inoperabilität, 10mal (18,8%) wurde nur eine Probeexcision zur histologischen Sicherung der Diagnose entnommen (Tab. 2).

Obwohl die peripheren Weichteilsarkome häufig von einer Pseudokapsel abgegrenzt sind, ist die Grenzzone histologisch vielfältig von Tumorzellen durchdrungen. Bei der Operation sollte daher eine Enucleation vermieden werden und die Geschwulst unter Mitnahme einer Sicherheitszone entfernt werden (HECKER, HOLLMANN, OTT [1969]).

An 2. Stelle der therapeutischen Bemühungen steht die radiologische Behandlung. Sie wurde in Form der Nachbestrahlung oder bei desolaten Fällen, bei denen ein chirurgisches Vorgehen nicht mehr gegeben war, durchgeführt. Bei einem unserer Patienten sahen wir durch alleinige Bestrahlung eine 5-Jahresheilung.

Von 42 Sarkompatienten, von denen uns das Spätschicksal bekannt ist, überlebten 14 (33,3%). Sie können als geheilt betrachtet werden. PACK u. ARIEL (1954) geben bei 51 Fällen Überlebensziffern von 35–50% an.

Eine Aufschlüsselung der als geheilt zu betrachtenden Sarkompatienten zeigt Tabelle 3. Unter ihnen befinden sich 11 Knaben (78,5%) und 3 Mädchen (21,5%). Dies entspricht etwa der allgemeinen Geschlechtsdisposition in unserem Krankengut.

In 64,2% der Fälle führte die alleinige Operation zu einer Heilung; 4mal (28,5%) schien eine Zusatztherapie in Form der Bestrahlung und der cytostatischen Gabe erforderlich. Unter den 14 Überlebenden wiesen nur 2 Fernmetastasen auf (14,2%). Das histologische Ergebnis ergab 6mal (42,85%) ein Fibrosarkom, 4mal (28,2%) ein Spindelzellsarkom und je 1mal ein Synovialiom und ein Lymphoretothelsarkom.

Obwohl die Sarkome zu den bösartigen Tumoren zählen, sind die malignen Bindegewebsgeschwülste der Weichteile am Stamm und den Extremitäten prognostisch verhältnismäßig günstig zu beurteilen. So ist es nicht verwunderlich, daß unter den 14 Überlebenden 12mal (85,7%) der Sitz des Primärtumors in der Peripherie zu suchen war. Dies ist auf das rechtzeitige Aufmerksamwerden auf die Geschwulste und auf die Radikalität der Therapie zurückzuführen, da der Tumor lange Zeit ohne metastatische Streuung wächst.

Tabelle 3. *Aufschlüsselung der Patienten, die die 5-Jahresgrenze überlebten*

Alter	Lokalisation d. Primärtumors	Metastasen	Histologie	Op.	Operation u. Bestrahlung	Operation, Bestrahlung u. Cytostaticum	Bestrahlung u. Cytostaticum
6 J.	Op.-Narbe Abdomen		Fibrosarkom		+		
3 J.	Metacarpale I. II. u. Thenar	Verdacht auf Lungenm.	malignes Synovialiom	+			
2 J.	Ohrläppchen rechts	Rundzellsarkom		+			
5 Mon.	Nacken	Lunge	Spindelzellsarkom			+	
6 Mon.	Daumenballen links	Fibrosarkom			+		
13 J.	Hohlhand rechts II. III. Metacarp.		Liposarkom				
$1^1/_2$ J.	Axilla rechts		Fibroliposarkom	+			
4 J.	Oberarm rechts		Fibrosarkom	+			
3 Wo.	Dünndarmsarkom		Spindelzellsarkom	+			
1 J.	Wange links		Spindelzellsarkom	+			
9 J.	Axilla rechts		Spindelzellsarkom	+			
14 J.	vorderes Mediastinum	Lymphknoten	Lymphoretothel-sarkom				+
13 J.	Oberschenkel links	retroperitoneal	Fibrosarkom		+		
$4^1/_2$ J.	Wange links	Lymphknoten	Fibrosarkom	+			

Hingegen haben die Organ- und Gefäßsarkome eine relativ schlechte Prognose. Unter den 11 Organsarkomen sahen wir nur 1 Kind mit einem kongenitalen Dünndarmsarkom, welches die 5-Jahresgrenze überlebte.

Klaus M., 3 Wochen (Krbl. Nr. 120/55). Subileuserscheinungen, die seit dem 2. Lebenstag bestanden, führten zur Aufnahme.

Der Leib war stark aufgetrieben. Bei der Operation fand man das Darmlumen fast völlig verschlossen. Außerdem war der Tumor durch die Darmwand nach außen durchgebrochen und hatte zur Blutung in die Bauchhöhle geführt. Mit einem gesunden Darmabschnitt von je 2 cm auf beiden Seiten wurde der Tumor reseziert. Die Histologie ergab ein Spindelzellsarkom. Der Junge ist heute, im Alter von 15 Jahren, noch am Leben.

Zusammenfassung

Es wird über 53 Fälle von Weichteil- und Organsarkomen im Kindesalter von 1946–1970 berichtet. Auf Lokalisation, Klinik, Therapie und insbesondere auf die Prognose wird eingegangen. Die Analyse ergab, daß die zentralen Sarkome (Organsarkome) eine relativ schlechte Heilziffer aufweisen (1 Patient überlebte die 5-Jahresgrenze). Hingegen ist bei peripherer Lokalisation die Prognose wesentlich günstiger. Hier überlebten von 31 Patienten 13 (42%).

Literatur

Albertini, A. v.: Histologische Geschwulstdiagnostik. Stuttgart: Georg Thieme 1955.

Brindley, H. H., Phillips, C., Fernandez, J. N.: Fibrosarcoma of the extremities. J. Bone Jt. Surg. **37 A**, 602–608 (1955).

Crone-Münzebrock, A., Poppe, H.: Das Schicksal unserer Sarkompatienten. (Berichtzeit 1945–1953). Strahlentherapie **95**, 376 (1954).

Fèvre, M., Huguenin, R.: Malformations tumorales et tumeurs de l'enfant. Paris: Masson 1954.

Habermehl, K. A.: Mesenchymale maligne und benigne Tumoren im Kindesalter (0–15 Jahre). Inaug. Diss., Ruprecht-Karl-Univ. Heidelberg 1966.

Hare, H. F., Cerny, M. J.: Soft tissue sarcoma: A review of 200 cases, Cacer (Philad.) **16**, 1332–1337 (1963).

Hecker, W. Ch., Hollamnn, G., Ott, G.: Heutige Prinzipien in der Behandlung maligner Tumoren des Kindesalters und deren Ergebnisse. Der Chirurg **40**, 8–13 (1969).

Ott, G., Frey, R.: Klinik, Behandlung und Statistik der Sarkome. Ergebn. Chir. Orthop. **43**, 410 (1961).

Ottenmeyer, K.: Beitrag zur Statistik der Sarkome. Z. Krebsforsch. **47**, 147 (1938).

Pack, G. T., Ariel, J. M.: Sarcomas of the soft somatic tissue in infants and children. Surg. Gynec. Obstet. **98**, 657–686 (1954).

Zeitler, E., Neef, H.: Die Bedeutung des Malignitätsindexes für die Prognose und Therapie der Organsarkome. Bruns' Beitr. klin. Chir. **203**, 356 (1961).

Spätschicksale operierter Knochensarkom-Patienten*

Von

B. Frey, J. D. Gruss u. G. Ott

Knochensarkome sind selten und hinsichtlich Morphologie, Lokalisation und Tumorausbreitung mannigfaltig. Deshalb gibt es bis heute keine allgemein gültigen Richtlinien für ihre Therapie und ihre Klassifizierung nach Histologie und Ausbreitungsgrad. Anhand des Krankengutes der Chirurgischen Universitätsklinik Heidelberg soll aufgrund der Nachuntersuchungsbefunde, der vorwiegend operativ geheilten Patienten, zu den derzeitig empfohlenen fünf unterschiedlichen und *widersprüchlichen therapeutischen Behandlungsrichtlinien* Stellung genommen werden (Tab. 1).

Tabelle 1. *Die verschiedenen Behandlungsrichtlinien für Patienten mit Knochensarkomen*

1. Primäre Radikal-Operation
2. Strahlen-Therapie
3. Kombination von Operation und Bestrahlung
4. Verzögerte Operationsindikation, 3–12 Monate nach einer Strahlenbehandlung
5. Unterschiedliche Anwendung der verschiedenen Therapieformen in Abhängigkeit von Histologie und Tumorausbreitung

Als Unterlagen dieser Arbeit dienten die Krankenblätter von *171 Patienten,* die von 1943–1967 in der Chirurgischen Universitätsklinik Heidelberg, wegen Knochensarkomen stationär behandelt wurden. Von diesen kamen 159 Patienten bereits vor 1963, 112 Patienten vor 1958 zur ersten Behandlung und Diagnosestellung und konnten somit der Bestimmung der 5- bzw. 10-Jahresüberlebensziffer zugrunde gelegt werden. Zur Erhellung der Spätschicksale wurden die Patienten selbst, bzw. ihre Angehörigen, die Einwohnermeldeämter, Bürgermeisterämter und Gesundheitsämter angeschrieben. 2 Patienten blieben verschollen.

* Diese Untersuchung wurde ermöglicht durch die Unterstützung der Stiftung für Krebs- und Scharlachforschung (Strebelstiftung) Mannheim.

Alle überlebenden Patienten konnten mit Ausnahme einer Patientin einer Kontrolluntersuchung zugeführt werden. Um evtl. Fehldiagnosen bei diesen Patienten auszuschließen, haben wir bei diesen retrospektiv nochmals die Beurteilung der Röntgenbilder, der histologischen Präparate und der klinischen Angaben synoptisch überprüft. Von den vor 1962 diagnostizierten 159 Patienten *überlebten* insgesamt 46 die 3-Jahresgrenze und *41 die 5-Jahresgrenze*. Die Überprüfung der histologischen Diagnose führte nur vereinzelt zu einer differenzierteren Befundung, ohne daß die Zugehörigkeit zu den Gruppen der osteogenen, myelogenen, bzw. parostalen Geschwulstformen zu korrigieren war. Zur Klassifizierung der Tumorausbreitung wurde das TNM-Prinzip zugrunde gelegt. (Encke et al., 1970) Unter diesen Voraussetzungen sind bei unserem größeren klinischen Beobachtungsgut Aussagen zur Therapie der Knochensarkome möglich geworden mit einem Härtegrad der Diagnosesicherung und unter Berücksichtigung des unterschiedlichen Grades der Tumorausdehnung, wie sie bislang unseres Wissens nicht durchgeführt wurden. Darüberhinaus gaben die Untersuchungen Aufschluß über Rehabilitationsmöglichkeiten, Nachsorge und Spätkomplikationen bei operierten Patienten mit Knochensarkomen.

Knochentumoren stellen mit die ältesten palläopathologischen Befunde bösartiger Geschwülste dar. Der älteste Krebsfall der prähistorischen Zeit ist ein Knochentumor am Schwanzwirbel eines Ichthyosauriers vor 70 Millionen Jahren (Ruffer, 1927). Im Papyrus Edwin Smith, dem Papyrus Ebers und bei Herodot finden sich neben Beschreibungen von Mamma-Carcinomen auch wohl dokumentierte Funde von Knochentumoren. Weitere Fälle stammen aus den altägyptischen Grabkammern der Pharaonen (ca. 2300 v. Chr.). Ein Knochensarkom fand sich an einem altperuanischen Schädel (Maccurdy, 1923).

Die Seltenheit und der vielfältige histologische Aufbau der Knochensarkome führten zu einer ganzen Reihe unterschiedlicher histologischer *Klassifizierungsvorschläge* (Ewing, 1922 und 1939; Geschickter u. Copeland, 1949; Hellner, 1950 u. a.). Zur Vereinheitlichung und zur Vereinfachung wurde deshalb von der UICC (Union Internationale Contre le Cancer) erstmals 1965 und 1970 in 2. Auflage verbessert eine international verbindliche Nomenklatur empfohlen. Diese erscheint für die Knochengeschwülste für klinisch-statistische Untersuchungen ausreichend, wenn man die große Zahl mischzelliger Knochensarkome der Knochenmatrix einfach unter den osteogenen Sarkomen allgemein zusammenfaßt (Tab. 2). Im Dezember 1967 wurde von der UICC eine erste vorläufige Stadieneinteilung der Knochensarkome nach dem TNM-System vorgelegt. Dieses vorgeschlagene System soll zunächst klinisch erprobt und evtl. 1972 ergänzt, geändert und endgültig festgelegt werden. In einem Arbeitskreis wurde hierzu ein erster verbesserter Vorschlag ausgearbeitet, der klinisch praktikabel ist und sich prognostisch bewährt hat (Encke, Köhler, Ott, Röhl u. Willert, 1969) (Tab. 3). Es hat sich gezeigt, daß sich die Prognose mit zunehmender Tumorgröße nur unwesentlich verschlechtert.

Tabelle 2. *Klassifizierung von Knochensarkomen (Die Nomenklatur folgt den Empfehlungen der UICC von 1965)*

1. *Osteogene Sarkome*
   a) Osteoides Sarkom
   b) Alle Mischformen mit osteoiden Potenzen
2. *Chondrosarkome*
3. *Myelogene Sarkome*
   a) Ewing-Sarkom
   b) Retothelsarkom
4. *Parostale Sarkome*
   a) Fibrosarkom
   b) Alveoläres Weichteilsarkom, Myxosarkom
   c) Liposarkom
   d) Myxosarkom (Leiomyosarkom, Rhabdomyosarkom, bösartiges gekörnt-zelliges Myoblastenmyom)
   e) Hämangiome (Hämorrhagisches Sarkom Kaposi, bösartiges Hämangioendotheliom, bösartiges Hämangiopericytom)
5. *Restgruppe*
   Undifferenzierte und polymorphzellige Sarkome und andere

In der Behandlung der Knochensarkome herrscht keine Einigkeit. Operation, Bestrahlung und Cytostatica werden einzeln und in unterschiedlicher Kombination angewandt. Welche Therapie die besten Heilchancen hat, kann erst nach einer zuverlässigen klinischen Statistik an einem entsprechend großen Krankengut, wie es erst bei Zustandekommen eines überregionalen, nach einheitlichen detaillierten Richtlinien dokumentierenden Knochensarkom-Registers, wie es z. B. in der *„deutschsprachigen Arbeitsgemeinschaft für Knochentumoren"* angestrebt wird, entschieden werden. Im folgenden möchten wir aufgrund der Spätschicksalserhellungen bei den überlebenden Patienten unserer Klinik zu diesen unterschiedlichen Richtlinien Stellung nehmen.

Die am häufigsten empfohlene Behandlungsmethode ist die Operation (Geschickter u. Copeland, 1949; Coventry u. Dahlin, 1957; Ott u. Ehlers, 1963). Eine *lokale Resektion* des tumortragenden Knochenabschnittes muß am Kopf und Stamm durchgeführt werden und kann bei ausgereiften Geschwulstformen an den Extremitäten die makroskopisch nicht auf die Weichteile übergegriffen haben, versucht werden. (Troell, 1930; Albee, 1936; Phemister, 1951; Nissen, 1959; Platzgummer, 1960). Außer bei den flachen Knochen, wie Scapula, Clavicula

Tabelle 3. *Vorschläge einer TNM-Klassifizierung für das Knochensarkom*

UICC-Vorschlag	Vorschlag der deutschsprachigen Arbeitsgemeinschaft für Knochentumoren (ENCKE u.a., 1970)
T_0 = nicht zutreffend	T'_0 = Primärtumor nicht auffindbar
T_1 = Tumor unter 2 cm Größe, ohne erkennbare Periostveränderungen	T'_1 = Tumor ohne erkennbare Periostveränderungen
T_2 = Tumor unter 5 cm Größe, aber über 2 cm Größe, oder Tumoren mit Periostreaktion, aber ohne Infiltration der Weichteile	T'_2 = Tumor mit Periostreaktion ohne sichere Weichteilinfiltration
T_3 = Tumor unter 10 cm, aber über 5 cm Größe, oder Tumoren mit Infiltration der Weichteile	T'_3 = Tumor mit Periostreaktion und sicherer Weichteilinfiltration oder pathologischer Fraktur
T_4 = Tumoren über 10 cm Größe, oder Tumoren unterschiedlicher Größe mit pathologischer Fraktur	T'_4 = Exulcerierte und/oder benachbarte Knochen destruierende Tumoren
T_9 = fehlende Angabe	T'_9 = fehlende Angabe
N_0 = keine nachweisbaren regionalen Lymphknoten	N'_0 = keine nachweisbaren regionalen Lymphknoten
N_1 = tastbare regionale Lymphknoten	N'_1 = tastbare regionale Lymphknoten
N_9 = fehlende Angabe	N'_9 = fehlende Angabe
M_0 = keine nachweisbaren Fernmetastasen	M'_0 = keine nachweisbaren Fernmetastasen
M_1 = nachweisbare Fernmetastasen	M'_1 = nachweisbare Fernmetastasen
M_9 = fehlende Angabe	M'_9 = fehlende Angabe

und Darmbein, muß anschließend zur Wiederherstellung der Kontinuität meist eine Knochenplastik durchgeführt werden. Die große Rezidivgefahr bei diesem Vorgehen macht kurzfristige postoperative Kontrollen erforderlich. Im eigenen Krankengut kam es bei 18 von insgesamt 36 der so operierten Fälle zum Rezidiv. Diese Erfahrung zeigt, daß ein solches chirurgisches Vorgehen auf seltene Indikationen beschränkt bleiben muß. In 10 Fällen wurde die lokale Tumorresektion wiederholt, von diesen starben innerhalb der ersten 3 Jahre 4, 3 überlebten die 5-Jahresgrenze und 3 die 10-Jahresgrenze. 8 Patienten mußten wegen ihres Rezidivs nachträglich amputiert werden. 6 von diesen starben innerhalb der ersten 3 Jahre, 1 nach 3 Jahren, 1 nach 13 Jahren.

Bei Extremitäten-Sarkomen stellt unseres Erachtens die *Amputation oder* die *Exartikulation* immer noch das sicherste Behandlungsverfahren dar (Geschickter u. Copeland, 1949; Coventry u. Dahlin, 1957; Idelberger, 1960). Die Ablatio sollte mit einer Sicherheitszone von 5–10 cm im Gesunden erfolgen, da die Geschwulst im Markraum vielfach höher hinaufreicht, als das Röntgenbild vermuten läßt. Im Zweifelsfall sollte aus dem proximalen Stumpf eine Probeexcision entnommen werden, um ggf. nachamputieren zu können.

Diagnostische Fortschritte haben hier neue Methoden gebracht, dabei sind insbesondere die Angiographie evtl. ergänzt durch das Farbsubtraktionsverfahren, zu nennen.

Der große Eingriff einer *Hemipelvektomie* ist indiziert bei Knochensarkomen des proximalen Femur, wenn die Amputation oder Exartikulation des Femur keine genügende Radikalität verspricht, oder wenn primäre Beckensarkome auf diese Weise radikal entfernt werden können. Von den 9 Fällen unserer Klinik wurden 7 vor 1964 operiert, davon leben 2 heute noch rezidiv- und metastasenfrei. Hellner (1964) lehnt die Hemipelvektomie bei Ewing-Sarkom, sowie auch bei osteogenen Sarkomen des Beckens ab, da er auch mit dieser großen Operation keine höheren 5-Jahresüberlebensziffern als 20% erreichte, während Beck (1967) bei osteogenen Sarkomen durchaus günstige Heilungsaussichten beobachten konnte. Unsere nunmehr viele Jahre rezidivfrei geheilten Patienten bestärken uns, bei ausgewählten Fällen von osteogenen Sarkomen, die Hemipelvektomie zu wagen.

Nur wenige Knochensarkome sind strahlensensibel, es kann deshalb durch die *alleinige Bestrahlung* kaum je eine Dauerheilung erzielt werden. Am ehesten sprechen entdifferenzierte Sarkomformen auf eine Strahlenbehandlung an. Myelogene Sarkome sind relativ strahlensensibel. Von unseren 10 Fällen, die nur bestrahlt wurden, überlebte keiner die 5-Jahresgrenze; 2 operativ geheilte Fälle stehen dem gegenüber (Heiss u. Ott, 1970). Bei Magnusson 1931 überlebte keiner von 59 Fällen 5 Jahre, bei Coley 1935 einer von 70 Fällen. Geschickter u. Copeland

(1949) fanden bei alleiniger Bestrahlung von myelogenen Sarkomen eine 5-Jahresüberlebensziffer von 5%; allerdings überlebten 9% bei Vorbestrahlung mit anschließender Radikal-Operation die 5-Jahresgrenze.

Durch eine *Vorbestrahlung* wird eine Schädigung der rasch wachsenden Tumorzellen erhofft, Verkleinerungen des Sarkoms und Rückgang der infiltrativen Geschwulstausläufer werden angestrebt. Diese Behandlung wird von MAGNUSSON (1933), BLOODGOOD (1935), POPPE (1949), LEBRUN (1954), KOHLER (1956) und vielen anderen für sehr aussichtsreich gehalten. Der Nachweis, daß hierdurch die Heilchancen verbessert werden, ist bislang nicht erbracht worden. Sinn und Aufgabe der Nachbestrahlung ist es, postoperativ zurückgebliebene Tumorreste zum Rückgang zu bringen oder am Weiterwuchern zu hindern. Von 68 Patienten, die zusätzlich zur Operation bestrahlt wurden, überlebten 20% die 5- und 10-Jahresgrenze.

HELLNER berichtete 1965, daß nach seinen Erfahrungen die meisten Patienten mit malignen Knochentumoren kurz nach der primären Amputation an Lungenmetastasen verstarben. Er nimmt an, daß bereits präoperativ eine Verschleppung von Geschwulstzellen in die Lunge stattgefunden hat, die röntgenologisch noch nicht nachweisbar waren und daß es durch den operativen Eingriff zur Herabsetzung der spezifischen und unspezifischen Tumorresistenz kommt. Von manchen Autoren (HELLNER, 1964/65; UEHLINGER, 1966; POPPE, 1969 u.a.) wird deshalb zunächst eine hochdosierte Bestrahlung bis zur völligen Knochennekrose empfohlen. Wenn dann nach 3, 6 oder 12 Monaten keine Metastasen aufgetreten sind, wird der nekrotische Knochen genagelt oder amputiert. Durch dieses Vorgehen werden die Heilchancen zwar nicht verbessert, aber nach Auffassung dieser Autoren auch nicht verschlechtert. POPPE (1969) hat die Indikation hierfür inzwischen auf nur wenige histologische Geschwulstformen eingeschränkt. Dieses Vorgehen belastet in vielen Fällen Patienten und Arzt erheblich, ganz abgesehen davon, daß der vielleicht noch lokale Geschwulstherd belassen wird und durch die Hyperämie nach der Bestrahlung die Metastasierung vielleicht provoziert werden kann. Oft resultieren dann pathologische Frakturen, tumorbedingt oder als Strahlenfolge, zudem zwingen nicht selten Schmerzen, Exulcerationen und andere Komplikationen dennoch zur palliativen Amputation. Wir empfehlen daher, von besonderen Fällen abgesehen, die frühmögliche Radikaloperation. 3 Fälle aus den eigenen Beobachtungen mögen beispielhaft die Dauerheilchance primär operierter Knochensarkome darlegen.

Fall 1. (Krbl. Nr. 398/46) E. R., 16 Jahre alt: Seit 1 Jahr zunehmende Schwellung des rechten Oberarmes. Rö.: Wolkige Verschattung und Zerstörungsherde im proximalen Drittel des rechten Humerus. Histologie: Chondroosteoidsarkom.

Operation: Humerusteilresektion mit Fibulaimplantation, in zweiter Sitzung Tibiaspananlagerung zur Verstärkung. Nach 1 Jahr Rezidiv an der Transplantatgrenze, das ebenfalls lokal exstirpiert wird. Nachuntersuchungsbefund nach 21 Jahren: Rezidiv- und metastasenfrei. Voll arbeitsfähig. Seit 14 Jahren verheiratet, 6 Kinder. Dreschflegelpseudarthrose des rechten Oberarms, versorgt durch Prothese. Gute Beweglichkeit des Unterarms und der Hand, gleich starke Beschwielung beider Hohlhände. Keine Muskelminderung des rechten Unterarms. Keine vasculären und keine neurologischen Ausfälle.

Fall 2. (Krbl. Nr. 1518/44) I. A., 15 Jahre alt: Nach Sturz von der Treppe Schwellung und zunehmende Schmerzen unterhalb des rechten Kniegelenks. Kurzwellenbestrahlung erfolglos, deshalb PE außerhalb. 1 Monat danach stationäre Aufnahme in unserer Klinik. Rö.: Fibulakopf aufgetrieben und osteolytisch verändert. Histologie: Chondrosarkom. Operation: 2 Monate nach der lokalen Tumorresektion muß wegen bedrohlicher Nachblutungen die Oberschenkelamputation angeschlossen werden. Nach verzögerter Wundheilung beschwerdefrei.

Nachuntersuchungsbefund: Nach 21 Jahren rezidiv- und metastasenfrei. Reizloser Oberschenkelstumpf mit Prothese. Voll geh- und arbeitsfähig.

Fall 3. (Krbl. Nr. 3416/59) G. H., 6 Jahre alt: Seit Wochen zunehmende Schwellung der linken Brustwand. Rö.: Brustwandtumor der 10. Rippe links mit starker Auftreibung und Destruktion der Rippe im mittleren Anteil und Verschattung im linken Unterlappen. Operation: Faustgroßer Tumor mit dem vorderen Anteil des Zwerchfells der Pleura und dem Perikard verwachsen. Der Tumor wird makroskopisch im Gesunden entfernt. Histologie: Ewing-Sarkom.

Nachuntersuchungsbefund nach 10 Jahren: Kein Hinweis für Rezidiv oder Metastasen, reizlose Narbenverhältnisse. Altersentsprechender AZ und EZ. Keine Einschränkung der Atemfunktion.

Für *Cytostatica* ist bei Knochen-Sarkomen keine lebensverlängernde Wirkung nachweisbar. Sie kommen lediglich als zusätzliche Therapie zur Operation, bei Inoperabilität und bei nachgewiesenen Fernmetastasen in Frage.

In der Literatur wird die 5-Jahresüberlebensziffer bei Knochen-Sarkomen zwischen 5 und 30% angegeben:

Ewing (1922)	5,0%
Meyerding (1939)	21,2%
Coley (1949)	21,9%
Coventry u. Dahlin (1957)	19,3%
Ott u. Frey (1961)	31,4%
Hellner (1964/65)	15–20%
Price (1966)	15,0%
Dahlin u. Coventry (1967)	20,3%

Hierbei muß betont werden, daß diese Angaben nicht miteinander vergleichbar sind, weil die einzelnen Kollektive nicht einheitlich nach Histologie, Lokalisation, Therapie und Tumorstadium aufgeschlüsselt sind.

Von unseren 159 Patienten der Jahre 1943–1963 starben 115 an ihrer Geschwulstkrankheit. 41 überlebten mehr als 5 Jahre und von 3 Patienten konnte das Spätschicksal nicht ermittelt werden. Die *wahrscheinliche 5-Jahresüberlebensziffer* beträgt somit *26,3%* (Tab. 4 und 5).

Tabelle 4. *5-Jahresüberlebensziffer in Abhängigkeit von der Histologie*

Histologie	Fälle von 1943–1963	Lebende	Verschollene	5-Jahresüberlebensziffer in %
Osteogene Sarkome	65	20	1	30,8
Chondrosarkome	24	10	1	43,5
Myelogene Sarkome	27	3	—	11,1
Parostale Sarkome	26	2	1	8,0
Restgruppe	17	6	—	35,3
Summe	159	41	3	26,3

Tabelle 5. *5-Jahresüberlebensrate in Abhängigkeit von der Therapieform*

Therapieform	Fälle von 1943–1963	Lebende	Verschollene	5-Jahresüberlebensziffer in %
Lokale Tumorresektion	36	16	2	47,1
Lokale Tumorresektion mit Zusatztherapie	34	7	—	29,1
Amputation bzw. Exartikulation	40	12	—	30,0
Amputation bzw. Exartikulation mit Zusatztherapie	34	6	—	17,7
Bestrahlung und/oder Cytostatica	11	—	1	—
Keine Therapie	4	—	—	—
Summe	159	41	3	26,3

Weil die Prognose sicher vom Krankheitsstadium der Tumorlokalisation, der Histologie und der Therapie abhängt, sollen die eigenen Beobachtungen nachfolgend entsprechend aufgeschlüsselt und analysiert werden. Um die folgenden Aussagen zu erhärten, wurde wo es bei genügend großer Fallzahl möglich war, der χ^2-Test durchgeführt (Irrtumswahrscheinlichkeit $\alpha = 0{,}05$). Es ergab sich in keinem Fall eine verwertbare Signifikanz, hierfür sind unsere Beobachtungszahlen bislang zu klein. Für Patienten mit dem Tumorstadium I (T_1–T_4, N_0, M_0) konnten wir mit 31,7% eine um 5,4% bessere 5-Jahresüberlebensziffer erreichen,

Tabelle 6. *5-Jahresüberlebensziffer in Abhängigkeit vom Stadium bei rein chirurgischer Therapie*

Tumorformel	UICC-Vorschlag				Vorschlag der deutschsprachigen Arbeitsgemeinschaft für Knochentumoren			
	Fälle von 1943 bis 1963	Lebende	Verschollene	5-Jahresüberlebensziffer in %	Fälle von 1943 bis 1963	Lebende	Verschollene	5-Jahresüberlebensziffer in %
$T_1 N_0 M_0$	10	5	—	50,0	13	5	—	38,5
$T_2 N_0 M_0$	9	4	—	44,4	15	7	—	46,7
$T_3 N_0 M_0$	26	8	1	32,0	26	10	2	41,8
$T_4 N_0 M_0$	17	7	1	43,8	8	2	—	25,0
$T_g N_0 M_0$	—	—	—	—	—	—	—	—
$T_X N_0 M_0$	62	24	2	40,0	62	24	2	40,0
$T_X N_1 M_0$	5	2	—	—	5	2	—	—
$T_X N_X M_1$	2	1	—	—	2	1	—	—
$T_X N_g M_0$	4	3	—	—	4	3	—	—
$T_X N_X M_g$	2	—	—	—	2	—	—	—
$T_X N_X M_X$	75	29	2	39,7	75	29	2	39,7

als bei Einbeziehung aller Fälle. Bei Metastasen in den regionären Lymphknoten verschlechtert sich die Prognose markant auf 16,6%.

Bei Betrachtung der *Stadieneinteilung der UICC* zeigt sich, daß sehr kleine Tumoren eine günstigere Prognose haben ($T_1 N_0 M_0$: 43,8% 5-Jahresüberlebensziffer). Sobald die Tumoren eine Größe von 2 cm erreicht haben, ergibt sich keine Abhängigkeit der Prognose von der Tumorgröße mehr. Im Vergleich dazu zeigt die *neu vorgeschlagene Stadieneinteilung* keine wesentlichen Unterschiede im Stadium T_1–T_3 und eine deutlich verschlechterte Prognose bei exulceriertem Tumor oder Infiltration in benachbarte Knochen (T_4). Hier wäre nach einer Überprüfung größerer Fallzahlen evtl. eine Vereinfachung bzw. Konzentration der T-Gruppierung sinnvoll.

Die Tabelle 4 gibt einen Überblick über die *Prognose in Abhängigkeit von der Histologie*. Danach haben die Chondro-Sarkome mit 43,5% die besten Heilchancen. Es folgen die osteogenen Sarkome mit 30,8%. Eine ausgesprochen schlechte Prognose haben myelogene Sarkome. Von unseren 27 Patienten überlebten nur 3 die 5- und auch die 10-Jahresgrenze.

Die *Prognose in Abhängigkeit* der *verschiedenen Behandlungsmethoden* wurde in Tabelle 6 zusammengestellt. Die lokale Tumorexstirpation brachte eine hohe Heilchance von 47%. Bei Amputation und Exartikulation konnten wir eine Heilchance mit einer 30%igen 5-Jahresüberlebensziffer erreichen. Bei Patienten, die zusätzlich zur Operation bestrahlt wurden oder Cytostatica erhielten, erzielten wir nur in 20% eine 5-Jahresheilung. Das zeigt, daß diese Patienten in der Regel schon in fortgeschritteneren Stadium zur Behandlung kamen. Von allen Patienten, die chirurgisch behandelt wurden, überlebten 28,9% die 5-Jahresgrenze. Von den Patienten, die nicht operiert wurden, sondern nur bestrahlt oder mit Cytostatica behandelt wurden, überlebte keiner die 5-Jahresgrenze. Bei einer *rein operativen Behandlung* ohne Zusatz-Therapie wurde eine *5-Jahresüberlebensziffer von 38,7%* erzielt. Von unseren 150 Patienten mit Knochensarkomen, die zwischen 1943 und 1963 zur Behandlung kamen, überlebten bislang 46 3 Jahre, 41 5 Jahre und 31 10 Jahre und mehr. Die heute noch lebenden 28 Patienten konnten mit Ausnahme einer Patientin, die jetzt in Amerika lebt, nachuntersucht werden. Bei keinem der Nachuntersuchten fanden wir ein Rezidiv. 26 waren metastasenfrei. Bei einem Patienten waren noch 32 Jahre nach der 1. Operation Metastasen aufgetreten, die sicher von diesem Sarkom, das bereits 2mal rezidiviert hatte, ausgingen (Tab. 6 und 7).

Von 46 Patienten, welche die 3-Jahresgrenze überlebten, starben später noch 18, größtenteils an der Geschwulstkrankheit. Ein Drittel davon sogar noch nach über 10 Jahren. Das bedeutet, daß man zwar nach 3 Jahren bereits mit hoher Wahrscheinlichkeit von einer Heilung, aber nie

Tabelle 7. *5-Jahresüberlebensziffern bei rein chirurgischer Therapie in Abhängigkeit von der Histologie*

Histologie	Fälle von 1943–1958	Lebende	Ver-schollene	5-Jahres-überlebensziffer in %
Osteogene Sarkome	31	14	—	45,2
Chondrosarkome	15	9	1	64,3
Myelogene Sarkome	12	3	—	25,0
Parostale Sarkome	10	2	1	22,2
Restgruppe	7	1	—	14,3
Summe	75	29	2	38,7

Tabelle 8. *Todesursache bei den 18 Patienten mit Knochensarkomen, welche erst nach mehr als 3jährigem Krankheitsverlauf verstorben sind*

	Sarkom	andere Erkrankung	unbekannte Ursache	Summe
Tod nach 3–5 Jahren	4	1	—	5
Tod nach 5–10 Jahren	6	—	1	7
Tod nach über 10 Jahren	5	—	1	6
Summe	15	1	2	18

von einer Dauerheilung sprechen kann (Tab. 8). Bei 25 von insgesamt 28 heute noch lebenden Patienten wurde die Diagnose vor über 10 Jahren gestellt, bei 6 Patienten sogar vor über 20 Jahren. Von den 28 heute noch lebenden, litten 15 an osteogenen Sarkomen, 7 an Chondrosarkomen, 3 an myelogenen Sarkomen und 3 an polymorphzelligen Sarkomen.

Zusammenfassung

Nur etwa 1% aller bösartigen Geschwülste sind Knochensarkome. Bei der Seltenheit dieser Geschwulstformen gibt es keine verbindlichen Behandlungsrichtlinien und keine vergleichbaren prognostischen Aussagen. 171 Patienten mit solchen histologisch gesicherten Tumoren, welche zwischen 1943 und 1967 in der Chirurg. Univ.-Klinik Heidelberg stationär behandelt wurden, liegen den eigenen Untersuchungen zugrunde. Erstmals wurde unter Berücksichtigung von Klassifizierungsrichtlinien der UICC – Charakterisierung der Tumorausbreitung mit dem TNM-System, Einteilung der Histologie nach Vorschlag der UICC –, ein solch großes Beobachtungsgut analysiert. Die Behandlung bestand im eigenen Beobachtungsgut vorwiegend in der Radikal-Operation, bei einem Teil der Patienten kombiniert mit einer Strahlenbehandlung. Insgesamt betrug die 5-Jahresüberlebensziffer 26,3%, wobei die Chondro-Sarkome mit 34,5% und die osteogenen Sarkome mit 30,8% wesentlich günstiger zu beurteilen waren, als die myelogenen mit 11,1%. Eine Besserung der Prognose durch eine zusätzliche Strahlenbehandlung ließ sich nicht nachweisen. Von den 159 Patienten, die vor 1963 zur Erstbehandlung kamen, überlebten 41 bislang 5 Jahre. Eine Korrektur der histologischen Diagnose war nur in 3 Fällen erforderlich. Es gibt keine Geschwulstform unter den Knochensarkomen, welche bei operativer Behandlung keine Heilchance hätte. Zwei geheilte Patienten mit Ewing-Sarkom unterstreichen dieses Ergebnis. Die relativ hohen Heilziffern zeigen, daß es nicht gerechtfertigt ist, nach Sicherung der Diagnose durch monatelange Strahlenbehandlung vor der Operation kostbare Zeit zu verlieren. Bislang gibt es keine vergleichbaren strahlen-therapeutischen Ergebnisse bei diesen Geschwulstformen, insbesondere nicht bei gleichermaßen gesicherter Diagnosenstellung. Auch nach größeren Radikaloperationen bzw. Amputationen gelingt die berufliche und soziale Rehabilitation der oft jugendlichen Patienten.

Literatur

ALBEE, F. H.: The treatment of primary malignant changes of the bone by radical resection with bone graft replacement. Journ. Amer. Med. Ass. **107,** 1693 (1936).

BAUER, K. H.: Das Krebsproblem. 2. Aufl. Berlin-Göttingen-Heidelberg: Springer 1963.

BLOODGOOD, J. C.: Value of preoperative irradiation in bone tumors. Amer. J. Surg. **27,** 35 (1935).

CHAPCHAL, G.: Operative Treatment of Bone Tumors. 3rd. International Symposium Jan. 24th–26th 69 Basel/Switzerland. Stuttgart: Thieme 1970.

COLEY, B. L.: The treatment of osteogenic sarcoma by irradiation. Amer. J. Surg. **27,** 43 (1935).

— Neoplasms of Bone. New York: Paul B. Hoeber Inc. 1949.

COVENTRY, M. B., DAHLIN, D. C.: Osteogenic sarcomas. J. Bone Jt. Surg. **39 A,** 741–758 (1957).

DAHLIN, D. C., COVENTRY, M. B.: Osteogenic sarcoma. A study of six hundred cases. J. Bone Jt. Surg. **49 A,** 101–110 (1967).

ENCKE, A., KÖHLER, G., OTT, G., ROEHL, F., WILLERT, H.: TNM-Klassifizierung zur Beurteilung therapeutischer Ergebnisse und der Prognose bei Knochensarkomen. Vortrag auf dem 3. Internationalen Symposion über „Operative Behandlung von Knochentumoren" in Basel (1969).

EWING, J.: A review and classification of bone sarcomas. Arch. Surg. **4,** 485 (1922).

— Revised classification of bone tumors. Surg. Gynec. Obstet. **68,** 971 (1939).

GESCHICKTER, C. F., COPELAND, M. M.: Tumors of Bone. Philadelphia-London-Montreal: Lippincott 1949.

HAMZEI, H.: TNM-Klassifizierung bei Knochensarkomen. Diss.-Med., Heidelberg 1969.

Hellner, H.: Behandlung und Prognose der Knochensarkome. Langenbecks Arch. klin. Chir. **270**, 54 (1951).
— Indikation und Technik der Hemipelvektomie. Langenbecks Arch. klin. Chir. **308**, 113–117 (1964).
— Über Knochengeschwülste. Münchn. med. Wschr. **107**, 977 (1965).
Idelberger, K.: Die bösartigen Geschwülste des Skelettsystems. Ärztl. Sammelblätter **49**, Heft 5 (1960).
Kohler, A.: Über Knochensarkome und ihre Strahlenreaktionen. Strahlentherapie **100**, 496 (1965).
Lebrun, J.: Tendances actuelles du traitement des osteosarcomes (Aktuelle Fragen der Behandlung der Osteosarkome). Center des Tumeurs, Univ. Libre, et Serv. de Chir., Hôp. Saint-Pierre, Bruxelles. (Soc. Belge de Chir. Brucelles, 27. III. 1954.) Acta chir. belg. **53**, 246–254 (1954).
MacCurdy, G. G.: Human Skeletal Remains from the Highlands of Peru. Amer. J. of Physical. Anthropology, Bd. VI, Nr. 3, Tafel XXXIX (1923).
Magnusson, W.: The results of radiological treatment in cases of bone sarcoma at Radiumhemmet. Acta radiol. scand. **12**, 101 (1931).
Meyerding, H. W.: Prognosis in osteogenic sarcoma: The significance of graduation of degree of malignancy: The results of treatment. Liječn. Vjesn. **61**, 524–526 (1939).
Nissen, R.: Diaphyso-epiphysiale Resektion bei ausgedehnten Knochentumoren der unteren Extremitäten. Helv. chir. Acta **26**, 2 (1959).
Ott, G., Ehlers, P.: Zur Klinik und Ätiologie der Knochentumoren. Med. Welt **38**, 1907 (1963).
— Frey, R.: Klinik, Behandlung und Statistik der Sarkome. Ergebn. Chir. u. Orthop. **43**, 410 (1961).
Phemister, D. B.: Local Resection of Malignant Tumors of J. Bone Jt. Surg. **63**, 715 (1951).
Platzgummer, H.: Die Knochensarkome. Landarzt **36**, 840–843 (1960).
Poppe, H.: Osteogenic Sarcoma. Acta radiol. (Stockh.) **31**, 335 (1949).
— Indikation und Behandlungsergebnisse der Strahlentherapie von malignen Knochenprimärgeschwülsten. Vortrag auf dem 3. Internationalen Symposion über „Operative Behandlung von Knochentumoren“ in Basel 1969.
Smith, E., Dawson, W.: Egyptian Mummies. London: 1924.
Uehlinger, E.: Knochentumoren in pathologisch-anatomischer Sicht. Vortrag auf dem Bayerischen Chirurgenkongreß 1966.

Klinik, Therapie und Prognose der Neuroblastome im Kindesalter

Von

U. Schütze, M. Pieper, R. Daum u. G. Hoffmann

Aus einer Zusammenstellung in „Clinical Cancer Epidemiology" und einer Berechnung des statistischen Bundesamtes in Wiesbaden geht hervor, daß im Jahre 1967 in der Bundesrepublik Deutschland 173 Kinder unter 15 Jahren an einer bösartigen Geschwulst des zentralen und peripheren Nervensystems starben.

In der Reihenfolge der Häufigkeit (Tab. 1) stehen diese Tumoren hinter denen des lymphatischen und blutbildenden Systems an 2. Stelle. Die peripheren- neurogenen bösartigen Tumoren mit bevorzugter Lokalisation im retroperitonealen Raum und im Mediastinum stellen dabei einen relativ kleinen Geschwulstanteil dar. Sie werden heute im deutschsprachigen Raum nach Herxheimer (1914) als „Neuroblastoma sympathicum" oder im angloamerikanischen Sprachbereich als „Neuroblastoma" bezeichnet.

Tabelle 1. *Anteile der 1967 in der BRD an Krebs gestorbenen 0–14jährigen* (Nach der Lokalisation in der Reihenfolge der Häufigkeit)

	männlich	weiblich	Gesamt
Tumoren des lymphatischen und blutbildenden Systems	356	269	625
Zentrales und peripheres Nervensystem	106	67	173
Harnorgane	42	45	87
Bösartige Neubildungen der Knochen	29	27	56

Krankengut

Von 1948–1970 wurden 42 Neuroblastom-Erkrankungen im Kindesalter an der Chirurgischen Universitäts-Klinik Heidelberg und Universitäts-Kinderklinik registriert. Die Diagnose konnte in 37 Fällen histologisch gesichert werden. In 5 Fällen wurde die eindeutige klinische Diagnose unter anderem durch die Bestimmung der Vanelin-Mandelsäure

(VMS-Ausscheidung), durch charakteristische Brillenhämatome oder durch Knochenmarkspunktion verifiziert.

In Tabelle 2 wird eine Übersicht über die Verteilung des Krankengutes nach Alter und Geschlecht gegeben. Der Anteil von Kindern bis zu 4 Jahren (0–4 Jahre) am Krankengut ist erheblich. 33 Patienten (78,6%) fallen in diese Altersgruppe. Der Gipfel der Erkrankung liegt innerhalb der ersten beiden Lebensjahre. 22 Kinder = 52,4%, erkrankten im Verlauf der ersten 2 Jahre, davon 13 (31%) im 1. Lebensjahr. Das Durchschnittsalter der betroffenen Kinder beträgt 33 Monate.

Tabelle 2. *Alters- und Geschlechtsverteilung der Neuroblastome*

Alter in Jahren	männlich	weiblich	Gesamt	%	
0– 1	3	10	13	31	78,6%
1– 2	4	5	9	21,4	
2– 3	—	3	3	7,1	
3– 4	3	5	8	19,1	
4– 5	2	—	2	4,7	21,4%
5–15	6	1	7	16,7	
Gesamt	18	24	42		100%

Bachmann wertete 1962 von 1600 in der Literatur beschriebenen Neuroblastomen 1030 Fälle aus. Dabei zeigte sich bei etwa einem Drittel des Materials, daß die Träger jünger als 1 Jahr, bei einem weiteren Drittel 2–3 Jahre und nur wenige älter als 7 Jahre waren. Ähnliche Altersverteilungen werden von Grisword, Rice, Wittenborg u. a. angegeben.

In der von uns untersuchten Gruppe wurde das weibliche Geschlecht (24/18) etwas häufiger von der blastomatösen Wucherung betroffen (Tab. 2). Die meisten Autoren fanden jedoch bei einem größeren Krankenkollektiv keine Geschlechtsdispositionen (Weicker, Williams, Philipps) oder eine Bevorzugung des männlichen Geschlechts (Fortner, Virenque).

Seit Marchand (1891) und vor allem seit Wright (1910) wissen wir, daß sich die Neuroblastome von den embryonalen Sympathogonien herleiten. Darum ist es nicht verwunderlich, daß sich die Geschwulstzellen überall dort im Organismus entwickeln können, wo sich sympathische Elemente befinden. Der größte Anteil der neuroblastomatösen Wucherungen ist jedoch retroperitoneal gelegen und entsteht im Nebennierenmark und in dem entsprechenden Grenzstranggeflecht.

Die topographische Verteilung der Neuroblastome in unserem Krankengut zeigt die folgende Tabelle 3.

Tabelle 3. *Lokalisation der Neuroblastome*

Lokalisation	Fallzahl	Anteil in %	Seitenverteilung rechts	Seitenverteilung links
Retro-abdominalraum	28	66,7	13	15
Mediastinum	9	21,4	4	5
Hals	1	2,4		
Intraspinal	1	2,4		
Primärtumor unbekannt	3	7,1		
Gesamt	42	100		

Von 42 Neuroblastomen entfielen 28 entsprechend einem Anteil von 66,7% auf den retro-abdominalen Raum. WEICKER (1962) und ebenso WILLIAMS (1965) fanden in zwei Drittel aller Fälle den Tumor in einer Nebenniere oder klinisch nicht davon zu unterscheiden retro-peritoneal. Ähnliche Ausgangspunkte der Geschwülste gibt BACHMANN in seiner Statistik von 1030 Neuroblastomen an. Er fand in 67,1% die Nebennieren, in 19,8% Bauch- und Beckensympathicus und 13,1% Hals- und Brustsympathicus als Ort der blastomatösen Entartung.

Insgesamt gesehen machen die malignen neurogenen Tumoren 40% der retro-peritonealen Gewächse im Kindesalter aus. Am zweithäufigsten wurde in unserem Krankenkollektiv das Mittelfell befallen (21,4%). Hingegen fanden KOOP u. Mitarb. im Mediastinum 9%, BUSFIELD 10,2%, HEIKKINAN u. SULAMAA 24% mediastinale Neuroblastome. Während seltsamer Weise im Retroperitonealraum die linke Seite bevorzugt befallen ist (BUSCHMANN u. WILLICH), dominiert bei mediastinaler Lokalisation die rechte Seite (BUSCHMANN u. WILLICH, MAKKAS u. a.). Wir konnten in unserem Krankengut keine Seitenbevorzugung feststellen (Tab. 3).

Neuroblastome pflegen im allgemeinen sehr früh, manchmal bereits intrauterin zu metastasieren. In der amerikanischen Literatur werden 3 Metastasierungstypen unterschieden. Sie haben einen gewissen Aussagewert hinsichtlich der Prognose und Altersverteilung der Neuroblastome. 1. Typ Pepper, 2. Typ Hutchinson, 3. Typ Smith. Beim Typ Pepper (1901), der im Durchschnitt jüngere Individuen befällt und einen etwas günstigeren Verlauf zeigt, treten lymphogene Absiedlungen in der Leber und den benachbarten Lymphknoten auf. Bei dem etwas selteneren Typ Hutchinson (1907) wird bevorzugt das Skeletsystem, insbesondere die Schädelkalotte, betroffen. Der Typ Smith (1932) sendet seine Absiedlung in das Integument. HEIKKINAN u. SULAMAA (1970) gibt die primäre Metastasierung zum Zeitpunkt der Diagnose mit 54%, GRISWORD (1964) mit 70–80% an. In unserem

Patientengut hatten von den 42 Neuroblastomkranken bei Diagnosestellung bereits 29 Metastasen (= 69,1%). Sie verteilen sich wie folgt (Tab. 4).

Tabelle 4. *Primärmetastasierung der Neuroblastome*

Art der Metastasen	Fallzahl	%
Weichteilmetastasen (= Organ- und Lymphknoten)	22	52,3
Knochen- (u. Weichteil-) Metastasen	7	16,7
Gesamt	29	69,0
keine Metastasen	13	31,0
	42	100 %

Im Krankheitsverlauf kommt es meist zur multiplen Aussaat in Lymphknoten, Organe und in das Skeletsystem, wobei nach Bachmann bevorzugt der Schädel, die Extremitäten und erst an 3. Stelle die Lymphknoten befallen werden. Da nur in wenigen unserer tödlich verlaufenden Neuroblastomfälle eine Obduktion stattfand, ist eine genaue Lokalisation der Fernmetastasen nicht möglich.

Klinik

Der Symptomenkomplex der durch neuroblastomatöse Entartung verursacht wird, ist vielgestaltig und vieldeutig. Er hängt einerseits von der Lokalisation des Primärtumors, andererseits vom Metastasierungsweg und vom Alter des betroffenen Kindes ab.

Da in dem vorliegenden Krankengut über 30% der Patienten im 1. Lebensjahr erkrankten (Tab. 2), kann mit subjektiven Symptomen nicht gerechnet werden. Eine Aufschlüsselung der geklagten Beschwerden zeigt die Tabelle 5.

Der Tumor als Leitsymptom, der auf die Erkrankung aufmerksam macht, steht mit 33,3% der Fälle an 1. Stelle.

Von 28 retro-abdominal gelegenen Neuroblastomen, konnten durch Palpation, bzw. rectale Untersuchung 23 (= 82%) bei der klinischen Erstuntersuchung nachgewiesen werden.

Das Symptom des tastbaren Tumors wird häufig begleitet durch allgemeine Tumorzeichen wie Inappetenz, schlechtes Gedeihen, Gewichtsverlust, Müdigkeit und Abgeschlagenheit, Erbrechen und Diarrhoe. Sie rangieren neben den metastatisch bedingten Symptomen an 2. Stelle (Tab. 5).

Für den mediastinalen Sitz sind Zeichen von seiten des Respirationstraktes bestimmend. Sie äußern sich in Husten, Dyspnoe und Stridor.

Mit an 2. Stelle stehen die Symptome der generalisierten metastatischen Aussaat. Bei Metastasierung in die Schädelknochen kommt es zu dem fast pathognomonischen Bild des Exophthalmus mit Lidekchymose, subkonjunktivaler Blutung und Brillenhämatom. Gleichzeitige Absiedlungen der Tochtergeschwülste in die langen Röhrenknochen, Wirbel und Becken führen zu orthopädischen und rheumatischen Symptomen.

Tabelle 5. *Leitsymptome, die zur stationären Aufnahme Veranlassung gaben*

Symptome	Anzahl	%
Tumor	14	33,3
allgemeine Krankheitszeichen	8	19,1
Schmerzen	3	7,1
Symptome von seiten der Luftwege	7	16,7
neurologische Ausfälle	3	7,1
Symptome durch Metastasen	7	16,7
	42	100 %

Lenkt die Anamnese den Verdacht auf eine tumoröse Erkrankung, so ist die weitere Diagnostik unumgänglich, um möglichst zu einer Frühdiagnose zu gelangen. Zeitraubende Eingriffe wie Tomographie, mediastinaler Venographie, diagnostischer Pneumothorax und Pneumodiastinum sollten nicht am Anfang der Diagnostik stehen, da in vielen Fällen oft die einfache Röntgenübersichtsaufnahme des Thorax, des Abdomens, des Schädels in 2 Ebenen und der Extremitäten wertvolle Aussagen erteilen.

Während die einfachen Laboruntersuchungen nur wenig zur Diagnostik eines bestehenden Neuroblastoms beitragen, ergeben die Bestimmungen der Vanelin-Mandelsäure und Homo-Vanelin-Säure mit einer Trefferquote bis zu 98% wertvolle Hinweise. In unserem Patientengut trug die Bestimmung der Katecholamine in 4 Fällen zur klinischen Diagnostik bei. Andere Autoren geben in 95% der Fälle eine positive bio-chemische Reaktion an (Williams u. Greer).

Durch die Vielgestaltigkeit und Variationsbreite der Symptome des Neuroblastoms kommt es oft zu schwierigen differentialdiagnostischen Erwägungen, die einer Abklärung bedürfen. In Betracht kommt besonders bei retroperitonealer Lage des Tumors die Abgrenzung gegenüber dem Wilms-Tumor, bei Metastasen der langen Röhrenknochen stellt sich die Differentialdiagnose des Ewing-Sarkoms. Nach Geschickter u. Copeland tritt dieses jedoch im Gegensatz zum Neuroblastom in 95% der Fälle nach dem 5. Lebensjahr auf. Es metastasiert häufiger in die Lunge.

Der Wilms-Tumor bevorzugt das 3. Lebensjahr und metastasiert erst spät. Auch er bevorzugt die Lungen und das Brustfell.

Therapie

Die Pfeiler der therapeutischen Maßnahmen der Neuroblastom-Behandlung sind wie bei den meisten malignen Tumoren 1. die Operation, 2. die Bestrahlung und 3. die cytostatische Behandlung, wobei die Therapie der Wahl das chirurgische Vorgehen mit dem Ziel der radikalen Exstirpation des Tumors ist. In zahlreichen Fällen ist die Radikaloperation leider nicht mehr möglich. Da bei der Diagnosestellung bereits in 69% der Fälle eine metastatische Streuung stattgefunden hat, ist eine primäre Inoperabilität gegeben. In 6 unserer Fälle war ein operatives Vorgehen aufgrund des schlechten Allgemeinzustandes des Patienten und der generalisierten Metastasierung nicht mehr möglich. Bei 19 weiteren Neuroblastomkranken wurde intraoperationem die Inoperabilität festgestellt d.h., daß 25 von 42 Fällen (= 59,6%) inoperabel waren (Tab. 6).

Tabelle 6. *Aufschlüsselung des Krankengutes nach der durchgeführten Therapie*

	Gesamt	Total-exstirpation	subtotale Exstirpation	Probethorakotomie bzw. Laparotomie
nur Operation	6	2	2	2
Op. u. Bestrahlung	10	5	2	3
Op. u. Cytostatica	4	—	—	4
Op. u. Bestrahlung u. Cytostatica	16	4	2	10
primär inoperabel	6	—	—	—
Gesamt	42			

Obwohl häufig bei retroperitonealer Lage des Tumors die großen Gefäße ummauert sind, sollte solange die Mesenterialwurzel noch nicht infiltriert ist, der Versuch unternommen werden, den Tumor möglichst radikal zu entfernen (Hecker, Hollmann u. Ott). Von den 28 retroperitoneal gelegenen Tumoren in unserem Krankengut konnten nur 4 radikal entfernt werden. Bei weiteren 4 gelang eine subtotale Exstirpation. In 16 Fällen kam nur die Probelaparotomie zur Anwendung.

Oft gelingt es durch vorherige Vorbestrahlung, den Tumor in kurzer Zeit so zu verkleinern, daß er später einem chirurgischen Eingriff zugänglich wird. Dieses Vorgehen wurde an unserer Klinik 2mal angewandt.

An 2. Stelle der therapeutischen Bemühungen steht die radiologische Behandlung, da die Neuroblastome äußerst strahlensensibel sind. Eine radiologische Therapie wurde bei 26 Kranken durchgeführt. Sie wurde mit operativen Maßnahmen in Form der Vor- und Nachbestrahlung kombiniert.

Dominiert in der Therapie des Neuroblastoms die Exstirpation der Geschwulst und die Bestrahlung, so stellt die chemotherapeutische Behandlung eine Zusatztherapie dar. Die am häufigsten angewandten Cytostatica sind Cyclophosphamid (Endoxan) und Vincristinsulfat. In Zusammenarbeit mit der Universitäts-Kinderklinik Heidelberg wird mit der Gabe von Cytostatica möglichst schon präoperativ begonnen, unter der Vorstellung, ein Angehen der durch die Traumatisierung während der Operation ausgeschwemmten Tumorzellen zu verhindern.

Fassen wir die Therapieergebnisse unserer Patienten zusammen und legen der Auswertung die 2-Jahresgrenze zugrunde, so ergibt sich das aus Tabelle 7 ersichtliche Bild; dabei werden nur die 35 Kinder berücksichtigt, deren Behandlung 2 Jahre und länger zurückliegt.

Tabelle 7. *Aufschlüsselung der 35 Neuroblastome nach Therapie und Ergebnissen*

Behandlungsart	Überlebende	gestorben	Gesamt
keine Behandlung	—	1	1
Operation + Bestrahlung	3	6	9
Operation + cytostatische Behandlung	—	4	4
Operation + Bestrahlung + cytostatische Behandlung	5	5	10
Bestrahlung + Cytostatica	—	1	1
nur Cytostatica	—	4	4
nur Operation	3	3	6
	11	24	35

31,4% der behandelten Kinder überleben die 2-Jahresgrenze. Während früher die Diagnose eines Neuroblastoms einem Todesurteil gleichkam, so gilt heute die Prognose der Geschwulst als zweifelhaft. Sie hängt vom Alter des Kindes, von der Lokalisation des Primärtumors, von dem Metastasierungsweg, von der histologischen-biologischen Beschaffenheit des Tumors und von der Therapie ab. In den letzten Jahren hat sich gezeigt, daß durch radikaleres operatives Vorgehen, durch intensive Nachbestrahlung und Gaben von Cytostatica die Überlebensrate über die 2-Jahresgrenze hinaus angestiegen ist (Heikkinen und Sulamaa). In unserem Krankengut überlebten von 10 Kindern, bei denen alle 3 Behandlungsarten (Operation, Bestrahlung und cytostatische Therapie) angewandt wurden, 5 die 2-Jahresgrenze (= 50%), nach Johnston, Mainwaring

u. Rickham (46,6%). Bei den 7 unter der 2-Jahresgrenze liegenden Patienten leben 3 bereits über 17 Monate.

Im allgemeinen kann man sagen, daß die Überlebenschance um so günstiger ausfällt, je jünger das erkrankte Kind ist. In unserem Krankengut gehörten 8 der 11 Überlebenden in die Altersgruppe von 0–24 Monaten (= 73%). In einer Sammelstatistik von Bachmann waren 85% der geheilten Kinder jünger als 2 Jahre. Die Überlebensrate bei Kindern unter 1 Jahr betrug bei unseren Patienten 45,4%, bei Kindern bis zu 2 Jahren 33,3%, bei Kindern über 2 Jahren nur 17,7%. Wichtig erscheint auch für die Prognose der Sitz des Primärtumors zu sein. Die Prognose der Mediastinaltumoren ist günstiger zu beurteilen als die der retroperitoneal gelegenen.

Von unseren 8 Patienten, bei denen der Primärtumor im hinteren Mediastinum lokalisiert war, konnten 5 geheilt werden (= 62,5%). Koop u. Linglay sahen in ihrem Krankengut eine ähnliche Heilungsziffer bei intrathorakaler Tumorlage. Unter den retroperitoneal gelegenen Tumoren überlebten nur 3 Patienten die 2-Jahresgrenze.

Wichtig erscheint, daß von den 11 länger als 2 Jahre überlebenden Kindern 4 (= 36,3%) bei Behandlungsbeginn bereits Weichteilmetastasen aufwiesen. Hingegen waren in keinem Fall Knochenmetastasen, die prognostisch als infaust gelten, nachweisbar. Nach Koop (1959) hatten 49% der Überlebenden Metastasen bei der Diagnosestellung.

Von unseren 35 Patienten wiesen 26 Metastasen auf, davon überlebten 4. Keines der Kinder mit Knochenmetastasen überlebte die 1-Jahresgrenze. Von den 9 metastasenfreien Kindern lebten 7 länger als 2 Jahre (= 77,7%).

Obwohl das Neuroblastom eine relativ schlechte Prognose aufzeigt, ist in seltenen Fällen (1–2%) eine Spontanheilung zu beobachten (Hastings, Hoffmann, Everson u. Cole).

Zusammenfassung

Es wird über 42 Neuroblastome im Kindesalter berichtet, die in der Chirurgischen Univ. Klinik Heidelberg und der Univ. Kinderklinik von 1938–1970 behandelt wurden.

Auf Klinik, Therapie und insbesondere auf die Prognose der Neuroblastome wird eingegangen. Die Therapie besteht heute in der kombinierten Behandlung – Radikaloperation, Nachbestrahlung und cytostatische Behandlung. Die Prognose wird getrübt durch die Tatsache, daß in 69% (29 Fälle) bei Diagnosestellung bereits Metastasen vorlagen. Legt man die 2-Jahresüberlebenszeit als Heilziffer zugrunde, ergibt sich eine Überlebensziffer von 31,4% (11 Fälle).

Literatur

BACHMANN, K. D.: Das Neuroblastcma sympathicum: Klinik und Prognose in 1030 Fällen. Z. Kinderheilk. **86**, 710 (1962).

— Das Neuroblastoma sympathicum: Problematik und Klinik. Z. Kinderheilk. **77**, 391 (1955).

BAUER. K. H.: Das Krebsproblem. 2. Aufl. Berlin-Göttingen-Heidelberg: Springer 1963.

BUSFIELD, P. J.: Neuroblastoma in orthopaedic practice. J. Bone Jt. Surg. **40**, 47–57 (1958).

EVERSON, T. C., COLE, W. H.: Spontaneons Regression of Cancer. Philadelphia: W. B. Saunders & Co. 1966.

FORTNER, F., NICASTRI, A., MURPHY, L. L.: Natural history an results in treating 133 cases. Ann. Surg. **167**, 132–142 (1968).

GESCHICKTER, C. F., COPELAND, M. M.: Tumors of bone. Philadelphia-London-Montreal: J. B. Lippincott & Co. 1949.

GRISWORD, J. D.: Neuroblastoma in infancy and childhood. Med. Ann. D.C. **33**, 100–105 (1964).

HASTINGS, N., POLLIOK, W. F., SNYDER, W., Jr.: Retroperitoneal tumors in infants and children. Arch. Surg. **82**, 950–974 (1961).

HECKER, W. CH., HOLLMANN, G., OTT, G.: Heutige Prinzipien in der Behandlung maligner Tumoren des Kindesalters und deren Ergebnisse. Chirurg **40** I., 8–13 (1969).

HERXHEIMER, G.: Über Tumoren den NNM, insbesondere das Neuroblastoma sympathicum. Beitr. path. Anst. **57**, 112 (1914).

HEIKKINEN, E. S., SULAMAA, M.: Neuroblastoma und Ganglioneuroblastoma. Z. Kinderchir. **8**, 314–352 (1970).

HOFFMANN, G.: Neurogene Tumoren des Kindesalters im Mediastinum und Retroperitonealraum unter besonderer Berücksichtignug der malignen Tumoren des Sympathicus. Inaug. Diss. 1969.

HUTCHINSON, H.: On suprarenal sarcoma in children with metastases in skull. Ruart. J. Med. **1**, 33 (1907).

KOOP, C. E.: Factors affecting survival in neuroblastoma. J. pediat. Surg. **3**, 113–114 (1968).

LINGLEY, J. F., SAGERMAN, R. H., SANTULLI, T. V., WOLFF, J. A.: Neuroblastoma: Management and survival. New Engl. J. Med. **277**, 1227–1230 (1967).

MAKKAS, M. V.: Diagnose und Behandlung der intrathorakalen Tumoren neurogenen Ursprungs. Bruns Beitr. **159**, 276 (1934).

MARCHAND, F.: Beiträge zur Kenntnis der normalen und pathologischen Anatomie der Glandula Carotica und der Nebennieren. In: Beitr. z. Wiss. Medizin Vo. I. Berlin: Hirschwald 1891.

PEPPER, W.: Study of congenital sarcoma of liver and suprarenal. Amer. med. Sci. **121**, 287 (1901).

PHILIPPS, R.: Neuroblastoma. Ann. roy, Coll. Surg. Engl. **12**, 29–48 (1953).

RICE, M. S.: Neuroblastoma in childhood. Anst. Paed. **2**, 1 (1966).

SMITH, R.: A case of adrenal neuroblastoma. Lancet **II**, 214 (1932).

VIRENQUE, J., GAUBERT, J.: Remarques â propos de 15 observations des sympathoblastomes chez l'enfant. Ann. Chir. **18**, 1390–1401 (1964).

WEICKER, H.: Die bösartigen Tumoren in Sicht des Kinderarztes. Mschr. Kinderheilk. **110**, 173–179 (1962). In: Diagnostik der Geschwulstkrankheiten. BARTELHEIMER, H. u. MAURER, H. J. Stuttgart: Thieme 1962

WILLIAMS, J. G.: The treatment of malignant disease in childhood. Proc. roy. Soc. Med. **58**, 609–614 (1965).

Williams, J. G., Greer, M.: Homovanillic acid and vanilmandelic acid in diagnosis of neuroblastoma. JAMA **183**, 836–840 (1963).

Wittenborg, M. H.: Roentgen therapy in neuroblastomes. A review of 73 cases. Radiology **54**, 679–688 (1950).

Wright, J. H.: Neurocytoma or neuroblastoma, a kind of tumor not generally recognized. J. exp. Med. **12**, 536 (1910).

Postoperative Todesursachen Krebskranker

Von

W. HISSEN, U. SCHULZ, H. J. LANG u. W. LEGE

Unter den Behandlungsmethoden von Krebserkrankungen nimmt die kurative und palliative chirurgische Therapie von je her einen festen Platz ein. Die Untersuchung der postoperativen Todesursachen dieser Krankheitsgruppe soll besondere Faktoren aufdecken, welche die Operationserfolge beeinträchtigen, um so Ansatzpunkte zur Vermeidung von Komplikationen zu erhalten.

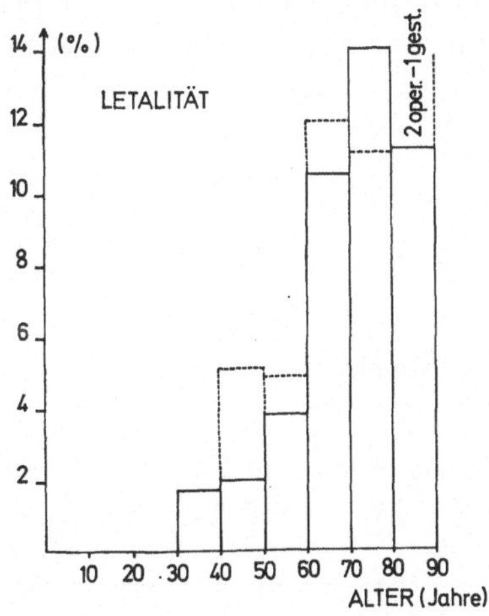

Abb. 1. Letalität nach Billroth-Operationen am Magen, aufgeschlüsselt in Operationen bei Malignom-Patienten (gestrichelte Linie) und Nicht-Malignom-Patienten (ausgezogene Linie) jeweils bezogen auf die Zahl der in den Altersgruppen durchgeführten Operationen (in %)

Schon im Jahre 1867 berichtete BILLROTH über Erfolg und Mißerfolg seiner chirurgischen Tätigkeit, ihm folgten HOCHENEGG (1919) und PETREN (1927), der eine Einteilung der postoperativen Todesursachen in 9 Gruppen vornahm, nach der sich fast alle nachfolgenden Autoren richteten. R. STICH veröffentlichte 1927 die postoperativen Todesfälle der Chirurgischen Universitätsklinik Göttingen. Seitdem hat die Schule R. STICH, K. H. BAUER, F. LINDER auch weiterhin den postoperativen

Todesursachen große Aufmerksamkeit gewidmet. Wenz u. Daum verglichen 1959 die Todesfälle an der Chirurgischen Universitäts-Klinik Heidelberg von 1927 mit denen von 1956. Hecker u. Schütz berichteten über die postoperativen Todesfälle der Berliner Chirurgischen Universitäts-Klinik. Diese von Billroth vor 100 Jahren begonnene kritische Einschätzung eigener chirurgischer Leistung zur Verbesserung von Behandlungsmethoden und -ergebnissen wurde von vielen Kliniken und Arbeitsgruppen fortgesetzt, von denen hier nur einige aufgeführt werden können (Beecher u. Todd, 1954; Domaning et al., 1965; Hellner, 1949; Haber, 1931; Kunz u. Domaning, 1962; Lang, 1968; Lege, 1969; Schellenbeck, 1964; Walker, 1967). Der Vergleich der Ergebnisse solcher Untersuchungen ist kaum möglich, da die Todesursache immer ein Komplex von Faktoren ist (Hellner, 1949), der die Konstanthaltung statistisch relevanter Variablen unmöglich macht.

Die vorliegende Arbeit beschränkt sich auf die Untersuchung postoperativer Todesursachen von Malignom-Patienten. Operationstechnik und allgemeine Behandlung bei Krebskranken sind ähnlich oder oft sogar identisch mit dem Vorgehen bei anderen Erkrankungen. Die Krebskrankheit ist aber als ein konsumptives, alle Strukturen und Funktionen des Organismus beeinträchtigendes Leiden aufzufassen, das zudem in großer Zahl ältere Patienten befällt und deshalb größere Risikofaktoren und mehr Komplikationsmöglichkeiten mit sich bringt. Als Beispiel kann die Gegenüberstellung der Letalitätsziffern magenresezierter Ulcus- und Malignom-Patienten in der Abbildung 1 dienen.

Material

Tabelle 1

Beobachteter Zeitraum		1. 3. 1962 bis 31. 12. 1969
Zahl der stationären Aufnahmen		73119
Zahl der Operationen		52930
Zahl der Todesfälle		4032
Zahl der postop. verstorbenen Patienten	3083	
Zahl der von einem Malignom betroffenen postop. verstorbenen Patienten	882	

Während des fast 7 Jahre umfassenden Zeitraumes wurden insgesamt 73119 stationäre Aufnahmen verzeichnet und 52930 operative Eingriffe durchgeführt. In dieser Periode verstarben 4032 Patienten während des Klinikaufenthaltes, davon 3083 Patienten postoperativ, 882 der operiert Verstorbenen waren von einem malignen Tumor befallen.

70% aller nach einer Operation verstorbenen Patienten wurden seziert, mehr als 50% waren über 50 Jahre alt. Es fanden sich in dieser Gruppe doppelt so viele (41%) Malignom-Patienten als in der Gruppe unter 50 Jahren. Diese Verteilung ist nicht nur auf eine Zunahme maligner Tumoren mit steigendem Alter zurückzuführen. Durch die Fortschritte in Anaesthesie und Chirurgie können zunehmend auch Menschen höheren Alters operativ behandelt werden. Während 1927 die 20- bis 29jährigen und 1956 die 40- bis 49jährigen die größte Altersgruppe darstellten (WENZ u. DAUM, 1959), waren es in dem von uns beobachteten Zeitraum die 50- bis 59jährigen, die mit 18% den größten Anteil der operativ behandelten Patienten ausmachten, gefolgt von der fast gleichgroßen Gruppe der 0- bis 9jährigen und der 13% umfassenden Gruppe der 60- bis 69jährigen. In einer Zusammenstellung der unmittelbaren Todesursachen postoperativ verstorbener und sezierter Patienten steht der maligne Tumor mit 13,8% an 3. Stelle (Tab. 2).

Tabelle 2. *Häufigkeit unmittelbarer postoperativer Todesursachen*

Todesursache		
Herz-Kreislaufversagen	27,3%	(1)
Pneumonie	15,0%	(2)
Maligner Tumor	13,8%	(3)
Cerebrale Todesursache	13,2%	(4)
Lungenembolie	7,6%	(5)
Peritonitis	6,9%	(6)
Verblutung	4,9%	(7)
Pyogene Infektion	2,5%	(8)
Herzinfarkt	2,4%	(9)
Uraemie	1,4%	(10)
Coma hepaticum	1,1%	(11)
Postoperativer Ileus	0,8%	(12)
Fettembolie	0,5%	(13)
Enterocolitis	0,5%	(14)
Hepatorenales Syndrom	0,4%	(15)
Andere Todesursachen	1,7%	(16)

Es wurden in dieser Tabelle unter „Maligner Tumor“ die Fälle zusammengefaßt, die ihren Grundleiden erlagen, ohne daß eine andere, zum Tode führende postoperative Komplikation zu erkennen war. Da aber bei fast 30% aller Verstorbenen des gesamten Krankengutes ein Tumorleiden bestand, sind Krebstodesfälle auch in den übrigen Positionen der Tab. 2 enthalten, ohne in den angegebenen Todesursachen erkennbar zu sein.

Um mögliche charakteristische Todesursachen von Malignom-Patienten zu finden, wurden in Tabelle 3 die postoperativ verstorbenen Malignom-Fälle zusammengefaßt und einer „Unfall“- und „Übrigen“-Gruppe gegenübergestellt unter gleichzeitiger Ausschaltung des Einflusses von Alter und Geschlecht. Die Gruppen erscheinen in einem Verhältnis von 2 : 1 : 2 ($n_2 = 478$). Die Auswahl geschah statistisch zufällig im Sinne einer Stichprobe (IMMICH, 1967).

Tabelle 3. *Vergleich der postoperativen Todesursachen von Malignom-, Unfall- und übrigen Patienten*

Gruppe	Malignom n = 478	Unfall n = 239	Übrige n = 478
Todesursachen			
Herz- und Kreislaufversagen	24,0%	17,6%	30,9%
Cerebrale Todesursache	20,1%	36,8%	6,7%
Pneumonie	11,7%	16,3%	11,9%
Lungenembolie	8,9%	7,9%	9,8%
Peritonitis	7,7%	0,4%	7,5%
Verblutung	2,4%	4,3%	2,6%
Uraemie	2,1%	0 %	2,4%
Pyogene Infektion	2,1%	2,1%	3,1%
Herzinfarkt	0,8%	0,8%	4,2%
Coma hepaticum	1,5%	0 %	2,4%
Kachexie	10,7%	0 %	0,8%
Technischer Fehler	6,5%	1,3%	6,5%
Andere Todesursachen	1,5%	12,5%	11,4%

In der Malignom-Gruppe stehen als Todesursache das Herz-Kreislaufversagen und die cerebrale Komplikation an der Spitze. Mit Abstand folgen Pneumonie, Kachexie und Lungenembolie. Die Todesursachen der „übrigen“ postoperativ verstorbenen Patienten werden ebenfalls vom Herz-Kreislaufversagen angeführt, dann folgen aber Pneumonie und Lungenembolie, bei der Unfall-Gruppe nimmt die cerebrale Todesursache die erste Stelle ein, gefolgt von Herz-Kreislaufversagen und Pneumonie.

Auffallend groß ist in allen 3 Gruppen der Anteil der an Herz-Kreislaufversagen verstorbenen Patienten. Nicht nur die Festlegung der klinischen Todesursache ist oft schwierig, sondern auch bei Stellung der Sektionsdiagnose bleibt in manchen Fällen nur die Zusammenfassung verschiedener Faktoren, die zudem oft nicht im Morphologischen, sondern im Funktionellen liegen. Unter Berücksichtigung zusätzlicher semantischer Schwierigkeiten ist so die Diagnose „Herz-Kreislaufversagen“ erklärt, die dann eben nur den Mechanismus, nicht aber die eigentliche Ursache zu beschreiben vermag (s. Lit. Verz. 1967; 1957).

Der hohe Anteil cerebraler Todesursachen in der Malignom-Gruppe ist durch die Häufigkeit der Hirntumoren bedingt, die 27% dieser Gruppe ausmachen. In der Unfallgruppe nimmt infolge der zumeist schweren Schädelhirntraumen die cerebrale Todesursache die erste Stelle ein.

Um den möglichen Einfluß des operativen Eingriffes auf die Todesursachen zu untersuchen, wurden dieselben von operierten denen von nicht-operierten verstorbenen Malignom-Patienten gegenübergestellt (Amundsen et al., 1963; Beecher u. Todd, 1954). Es wurden wieder statistisch zufällige Gruppen ausgewählt, die nach Alter und Geschlecht übereinstimmten. Da die „Nicht-Operierten"-Gruppe zahlenmäßig zu klein war, wurde ein Verhältnis 2 : 1 genommen ($n_2 = 322$). Die Ergebnisse der Gegenüberstellung enthält die Tabelle 4.

Tabelle 4. *Vergleich der Todesursachen operierter und nicht-operierter Malignom-Patienten*

Todesursache	operiert	
	ja	nein
	2 :	1
	n = 322	n = 161
Herz-Kreislaufversagen	26,5%	24,2%
Cerebrale Todesursache	13,4%	16,1%
Pneumonie	11,2/22,9%	11,1/13,0%
Lungenembolie	11,3%	8,1%
Peritonitis	6,6%	3,7%
Kachexie	11,3%	13,0%
Verblutung	2,9%	4,3%
Pyogene Infektion	1,9/10,5%	0,6/0,6%
Coma hepaticum	1,7%	2,4%
Uraemie	0,4%	6,8%
Herzinfarkt	0,9%	3,1%
Andere Todesursachen	11,9%	6,6%

(Die Zahlen hinter dem Schrägstrich geben die Häufigkeit zusätzlicher, nicht tödlicher Komplikationen an).

Reihenfolge und Häufigkeit der Todesursachen sind in der Gruppe der operierten und nicht-operierten Verstorbenen vergleichbar. Die Operation nimmt also keinen signifikanten Einfluß auf Häufigkeit und Spektrum von Todesursachen Krebskranker während des Klinikaufenthaltes, zumindest was die hauptsächlichen Todesursachen betrifft. Nach Operationen sind nicht-tödliche Komplikationen wie Pneumonie und pyogene Infektionen häufiger anzutreffen, die Peritonitis als tödliche Komplikation tritt ebenfalls nach Operationen häufiger auf.

In einem weiteren Vergleich wurde der unmittelbare Einfluß des Geschwulstleidens auf die Todesursachen untersucht. Eine Gruppe postoperativ verstorbener Malignom-Patienten wurde einer Gruppe postoperativ Verstorbener ohne Krebserkrankung gegenübergestellt. Außer Alter und Geschlecht waren noch Art und Lokalisation des operativen Eingriffes übereinstimmend. Weiterhin wurden die Vergleichsgruppen nur aus solchen Patienten gebildet, die einmal operiert waren, die an einer postoperativen Komplikation innerhalb eines Zeitraumes von 30 Tagen nach der Operation verstarben und die seziert worden waren. Es können so Todesursachen, die sich nur in einer Gruppe finden, ausgeschlossen und ein besserer Vergleich angestellt werden. Die Zahl der Eingriffe am Magen-Darm-Kanal, an den abführenden Gallenwegen, im Thorax, in der Schädelhöhle und die urologischen Operationen sind in beiden Gruppen gleich (Tab. 5).

Tabelle 5. *Häufigkeit der zum Tode führenden postoperativen Komplikationen in einer Malignom-Gruppe im Vergleich zu einer Nicht-Malignom-Gruppe*

Todesursache	Malignomgruppe n = 77	Nicht-Malignomgruppe n = 77
Lungenembolie	27,3%	13,0%
Pneumonie	23,4%	28,5%
Peritonitis	11,7%	3,9%
Verblutung	1,4%	5,3%
Pyogene Infektion	0 %	2,6%
Technische Fehler	18,1%	3,9%
Andere Todesursachen	18,1%	42,8%

Peritonitis, Lungenembolie und „technische Fehler" belasten als Todesursachen die Malignom-Patienten weitaus stärker. Für Eingriffe in der Bauchhöhle müssen die Todesursachen Peritonitis und „technische Fehler" zusammen gesehen werden. In den wenigsten Fällen wird bei Vorliegen dieser Komplikationen, die zumeist zusammen gefunden werden, definitiv die Aussage möglich sein, welche primär vorhanden war. Der Begriff des technischen Fehlers, der von Stich (1927) aus Gründen der Objektivität und Selbstkritik des Chirurgen benutzt wurde, ist hier besonders problematisch. Für Fehler, die allein auf Anwendung einer falschen Technik oder auf Versagen des Operateurs zurückzuführen sind, wäre die Wahrscheinlichkeit des Eintritts eines solchen Fehlers in beiden Gruppen gleich groß. Die vielen Fälle von Nahtinsuffizienz bei Krebskranken sind eben nicht Folge eines Fehlers in der chirurgischen Behandlung, sondern auf den reduzierten allgemeinen Gesundheitszustand mit Dysproteinämie, Anämie, verminderter Verklebungs- und Heilungstendenz Kachexie u. ä. zurückzuführen. Entsprechende präoperative Behandlungsmaßnahmen sollten zu einer Verminderung dieser Komplikationen führen (Graf, 1969).

Neben dem Problem der Peritonitis infolge Nahtinsuffizienz taucht als zweites das der Lungenembolie auf. Im Rahmen des paraneoplastischen Syndroms ist diese Komplikation besonders bei Magen- und Pankreascarcinomen sowie Lungentumoren bekannt (Allison, 1967;

ENCKE et al., 1966). In dem hier gebrachten Vergleich trat die Lungenembolie als Todesursache in der Malignom-Gruppe doppelt so häufig wie in der Nicht-Malignom-Gruppe auf. Die erhöhte Thrombose- und Emboliegefährdung Krebskranker wird durch eine latente Hyperkoagulabilität verursacht (AMUNDSEN et al., 1963; BLEYL et al., ENCKE et al., 1966; ENCKE u. SAGGAU; MARX, 1968; THIES, 1964). Sie ist möglicherweise auf eine Zunahme der Prokoagulantien und Aktivierung der Gerinnung durch Freisetzung von thromboplastischen Substanzen aus dem Tumorgewebe infolge invasiver Gefäßerosionen zurückzuführen (ENCKE u. SAGGAU). Entsprechende therapeutische Ansatzpunkte zur Vermeidung dieser Komplikationen sind auch hier gegeben.

Zusammenfassung

Während des fast 7jährigen Beobachtungszeitraumes vom 1. 3. 1962 bis 31. 12. 1969 verstarben bei 73119 stationären Aufnahmen und 52930 operativen Eingriffen an der Chirurgischen Universitäts-Klinik Heidelberg 3083 Patienten nach einer Operation, davon 882 Patienten mit einem malignen Tumor. 70% der Fälle wurden seziert. Nach Aufstellung der Todesursachen aller postoperativ Verstorbenen wurden anhand von 3 statistischen Vergleichen die Todesfälle bei Krebserkrankungen auf ihre Besonderheiten hin untersucht. Bei Malignom-Patienten stehen Herz- und Kreislaufversagen (24,0%) und cerebrale Komplikationen (20,2%) als unmittelbare Todesursache an der Spitze, gefolgt von Pneumonie (11,7%), Kachexie (10,7%) und Lungenembolie (8,9%). Zwischen operierten und nicht-operierten Malignom-Patienten bestehen keine statistisch signifikanten Unterschiede hinsichtlich der Häufung bestimmter Todesursachen. Operierte Malignom-Patienten sind im Vergleich zu anderen operierten Patienten viermal mehr durch Peritonitis und Nahtinsuffizienz und zweimal mehr durch Lungenembolie als postoperative tödliche Komplikationen belastet.

Literatur

Accuracy of mortality statistics. Brit. Med. J. **3**, 445 (1967).

ALLISON, P. R.: Pulmonary embolism and thrombophlebitis. Brit. J. Surg. **54**, 466 Suppl. (1967).

AMUNDSEN, M. A., SPITTEL, J. A., Jr., THOMPSON, J. H., Jr., OWEN, C. A.: Hypercoagulability associated with malignant disease and with the post-operative state. Ann. Intern. Med. **58**, 608 (1963).

BEECHER, H. K., TODD, D. P.: A study of the deaths associated with anesthesia and surgery. Ann. Surg. **140**, 2 (1954).

BILLROTH, T. H.: Chirurgische Klinik Zürich 1860–1867. Erfahrungen auf dem Gebiet der praktischen Medizin. Berlin: A. Hirschwald 1869.

BLEYL, U., ENCKE, A., HISSEN, W.: Thrombohaemorrhagische Phänomene bei Krebserkrankungen (in Vorbereitung).

DOMANING, E., Jr., HOWANIETZ, L., WEHRLE, W.: Die postoperativen Todesfälle und ihre Ursachen. Klin. Med. **20**, 445 (1965).

ENCKE, A., LINDER, F., SCHMITZ, W., STORCH, H. H., TREDE, M., SENFT, F.: 605 tödliche Lungenembolien an der Heidelberger Chirurg. Univ.-Klinik während der letzten 50 Jahre (1915–1964) mit einer Statistik erfolgreich durchgeführter Trendelenburgscher Operationen. Chirurg **37**, 145 (1966).

— SAGGAU, W.: Veränderungen der Blutgerinnung bei Krebskranken (in Vorbereitung).

GRAF, H.: Das Problem der körpereigenen Abwehr beim Krebswachstum (Habilitationsschrift 1969 Heidelberg). Heidelberg: Dr. Hüthig Verlag 1969.

HECKER, W. CH., SCHÜTZ, W.: Postoperative Todesursachen. Bruns Beitr. klin. Chir. **201**, 385 (1960).

HELLNER, H.: Der postoperative Frühtod. Bruns Beitr. klin. Chir. **179**, 161 (1949).

HOCHENEGG, J.: Kriegschirurgische Mitteilungen. Arbeiten der Chirurgengruppen der II. Chirurg. Klinik in Wien. Hrsg. v. HOCHENEGG, Wien (1919).

HUBER, P.: Über die Ursachen der postoperativen Todesfälle 1925–1929. Arch. klin. Chir. **165**, 600 (1931).

IMMICH, H.: Was muß der praktische Arzt von der Statistik wissen. Landarzt **25**, 1193 (1967).

KUNZ, H., DOMANING, E., Jr.: Die Ursachen postoperativer Todesfälle. Langenbecks Arch. klin. Chir. **299**, 441 (1962).

LANG, H. J.: Postoperative Todesursachen. Dissertation Heidelberg 1968.

LEGE, W.: Postoperative Todesursachen. Dissertation Heidelberg 1969.

Manual of the International Statistical Classification of Disease, Injuries and Causes of Death. Vol. **1**, 357 (1957) WHO Geneva.

MARX, R.: Über thrombophile und haemorrhagische Diathesen bei Krebs. Thrombos. Diathes. haemorrh. (Stuttg.) **28**, 101 (1968).

PETREN, G.: Postoperative Todesursachen. Zbl. Chir. **19–35**, 2179 (1927).

SCHELLENBECK, R.: Die Ursachen postoperativer Todesfälle. Dissertation, Bonn (1964).

STICH, R.: Postoperative Todesursachen. Bruns Beitr. klin. Chir. **141**, 406 (1927).

THIES, H.: Frequenz und Ätiologie der Venenthrombosen bei Karzinompatienten. Zbl. Phlebol. **3**, 146 (1964).

WALKER, R. M.: The morbidity and mortality of surgical operations. Brit. J. Surg. **54**, 428 Suppl. (1967).

WENZ, W., DAUM, R.: Die Mortalität an einer großen chirurgischen Klinik im Wandel der letzten 30 Jahre. Chirurg **30**, 57 (1959).

Sachverzeichnis

„f" bedeutet, daß das betr. Wort auch noch auf der folgenden Seite auftritt.
„ff" bedeutet, daß das Wort mindestens auf den beiden folgenden Seiten auftritt.